# 肝病
## 生活调养防治
# 800问

刘安祥◎编著

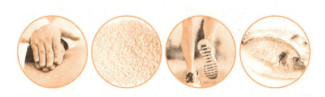

陕西出版传媒集团
陕西科学技术出版社

图书在版编目（CIP）数据

肝病生活调养防治800问/刘安祥编著. —西安：陕西科学技术出版社，2014.7
ISBN 978-7-5369-6136-4

Ⅰ．①肝… Ⅱ．①刘… Ⅲ．①肝疾病—防治—问题解答 Ⅳ．①R575-44

中国版本图书馆CIP数据核字（2014）第173031号

肝病生活调养防治800问

| | |
|---|---|
| 出 版 者 | 陕西出版传媒集团　陕西科学技术出版社 |
| | 西安北大街131号　邮编　710003 |
| | 电话（029）87211894　传真（029）87218236 |
| | http：//www.snstp.com |
| 发 行 者 | 陕西出版传媒集团　陕西科学技术出版社 |
| | 电话（029）87212206　87260001 |
| 印　　刷 | 北京建泰印刷有限公司 |
| 规　　格 | 710×1000毫米　　16开本 |
| 印　　张 | 20.5 |
| 字　　数 | 300千字 |
| 版　　次 | 2014年10月第1版 |
| | 2014年10月第1次印刷 |
| 书　　号 | ISBN 978-7-5369-6136-4 |
| 定　　价 | 26.80元 |

版权所有　翻印必究

# 前言

在人体所有器官中，肝脏可以说是最容易让人们忽略的脏器，因为它一直都在默默地辛勤工作，即使受到伤害，也不会轻易告诉主人；除了忍耐，肝脏还有惊人的再生能力，即使被切除2/3，依然能够担负繁重的工作，并且逐渐恢复原状。

正因为肝脏过于任劳任怨，从来不因为轻微的损伤就向主人发出信号，所以人们总是忽略它的健康，导致延迟就医。等到人们发现异常时，病情可能已经很严重了，以致于肝病逐渐成了危害人们健康的一种常见疾病。在每年的传染病报告中，病毒性肝炎的发病率和死亡率都占据首位。由于人们饮食习惯的不合理，脂肪肝和酒精肝的发病率也逐年升高，甚至连儿童患脂肪肝的比率也越来越大。

虽然肝病对人们的健康有着很大的影响，但是这种疾病也并不像人们想像中的那么可怕，有些人谈"肝炎"色变是没有必要的。得了肝病以后，最重要的就是进行科学的治疗和保养。在治疗方面要完全按照医生所说的去做，听从医生的嘱托，改掉不健康的生活方式和饮食习惯，这样肝病就可以得到很好的控制。肝病像糖尿病、高血压等疾病一样，只要控制得好，就不会对身体产生太大的影响，所以有"肝病三分在治、七分在养"的说法。

养肝，护肝，防治肝病，到底应该怎么做？《肝病生活调养防治800问》

收集了肝病患者最为关心的问题，给出了科学而详细的解答。从认识肝病出发，剖析肝病的诱发因素，了解肝病的诊断与防治，全面的日常生活细节解析，以保健、防治为主线，串联饮食、心理、运动等组成立体养肝护肝"防火墙"。

一书在手，解决您养肝护肝的困惑；防治结合，践行"无病养气血强身体，有病对症调治保健康"的防治原则。

编者

# 目录

## 第一章 话说肝脏
## ——揭开"将军之官"的谜底

### 第一节 肝脏，五脏中的"武官"

肝脏在人体的哪个部位 …… 001
肝脏的大小和结构特点是怎样的 …… 002
肝脏的血液循环是如何运行的 …… 002
肝脏是如何藏血的 …… 003
肝脏是如何疏泄的 …… 004
肝脏是如何为人体保暖的 …… 005
为什么说肝脏是蛋白质的合成场所 …… 005
为什么说肝脏是糖类的转换站 …… 006
肝脏有解毒和防御功能吗 …… 007
肝脏能再生吗 …… 007
肝脏生成的胆汁是如何排入肠道的 …… 007

胆汁含有哪些成分 ………………………………………… 008
肝胆相照——二者的功能是怎样的 ……………………… 008

### 第二节 常见肝病的分类

什么是肝炎 ………………………………………………… 009
什么是病毒性肝炎 ………………………………………… 010
什么是药物性肝病 ………………………………………… 010
什么是甲肝 ………………………………………………… 010
乙肝病毒是一种怎样的病毒 ……………………………… 011
什么是乙肝病毒携带者 …………………………………… 012
急性乙型肝炎有哪些类型 ………………………………… 012
什么是慢性迁延性肝炎 …………………………………… 013
什么是慢性活动型肝炎 …………………………………… 013
什么是丙型肝炎病毒 ……………………………………… 014
为何称丙肝是一个沉默的杀手 …………………………… 015
什么是丁型肝炎 …………………………………………… 015
戊型肝炎是肝炎的新家族吗 ……………………………… 016
什么是胆汁瘀积型肝炎 …………………………………… 017
什么是肝硬化 ……………………………………………… 017
什么是脂肪肝 ……………………………………………… 017
什么是自身免疫性肝病 …………………………………… 018
肝掌是怎么回事 …………………………………………… 019
什么是肝癌 ………………………………………………… 019

### 第三节 是谁惹的祸,剖析肝病的诱发因素

什么病毒可以引起肝炎 …………………………………… 020
无症状乙肝病毒携带者的原因有哪些 …………………… 021

| 慢性肝炎的常见病因是什么 | 022 |
| 劳累是肝脏崩溃的杀手吗 | 022 |
| 甲型肝炎是怎样引起的 | 023 |
| 乙型肝炎是怎样引起的 | 023 |
| 食毛蚶为什么易引起甲型肝炎 | 024 |
| 丙型肝炎是如何发病的 | 025 |
| 酒精性肝病发病的原因有哪些 | 025 |
| 脂肪肝病发的四大原因是什么 | 026 |
| 肝硬化是怎样引起的 | 028 |
| 肝癌的主要发病因素是什么 | 028 |
| 病毒性肝炎复发的因素有哪些 | 030 |

# 第二章
## 诊断与防治
——两手抓，两手都要硬

### 第一节 盘点肝病的临床表现
031

| 出现哪些症状应到医院就诊 | 031 |
| 急性肝炎有哪些症状 | 032 |
| 慢性肝炎有哪些症状 | 033 |
| 甲型肝炎有哪些症状特点 | 033 |
| 急性黄疸型肝炎的临床表现有哪些 | 034 |
| 丙型肝炎病毒感染后的临床表现有哪些 | 034 |

乙型病毒性肝炎的基本特征是什么 ········· 035
乙肝病毒与艾滋病共同感染的临床表现是怎样的 ········· 036
丁型肝炎有哪些临床特点 ········· 037
戊型肝炎有什么特点 ········· 038
脂肪肝的临床表现 ········· 039
代偿性肝硬化有什么表现 ········· 039
肝硬化的临床表现 ········· 040
酒精肝有哪些症状 ········· 041
庚型肝炎有哪些临床表现 ········· 042
肝昏迷有什么先兆 ········· 042
原发性肝癌的常见症状 ········· 042

## 第二节 来自身体的信号，肝病的自检

皮肤发黄是肝病的危险信号吗 ········· 045
什么是"肝病面容" ········· 046
出现黄疸就是肝炎吗 ········· 046
黄疸越深肝炎病情越严重吗 ········· 047
肝区痛就意味着肝炎吗 ········· 047
肝区痛的感觉为什么不一样 ········· 048
为什么手掌发红意味着肝病 ········· 049
黑便——消化道出血的报警信号 ········· 050
牙龈或鼻出血与肝炎有关吗 ········· 051
为什么肝炎患者大多疲倦乏力 ········· 051
为什么肝病患者常头晕、失眠、多梦 ········· 052
肝炎患者会出现脾大吗 ········· 052
患肝炎时心脏有什么变化 ········· 053
为什么肝炎患者多有腹胀 ········· 054

乏力和食欲差与哪些因素有关 ·············································· 054

右上腹疼痛是肝胆疾病的预兆吗 ·············································· 055

## 第三节　现代诊断手法，揭开肝病真面目
056

怎样早期发现肝炎 ······································································ 056

各类肝炎的潜伏期有多长 ····························································· 057

常见的肝功能检查有哪些 ····························································· 057

肝功能检查前应注意什么 ····························································· 058

为什么要空腹进行抽血检查 ·························································· 058

什么是乙肝两对半，有什么意义 ··················································· 059

什么是乙肝"大三阳""小三阳" ······················································ 059

检查眼球来判断肝病情况 ····························································· 060

单项转氨酶增高是患有肝炎吗 ······················································ 061

通过化验能确定是何种类型的肝炎吗 ············································ 062

检测血清胆红素有什么意义 ·························································· 062

如何看肝功能化验报告单 ····························································· 063

肝纤维化的检验意义 ··································································· 064

微量末梢血能查出 HBsAg 吗 ······················································· 065

丙氨酸氨基转移酶升高有什么意义 ··············································· 066

为什么要检查甲胎蛋白 ································································ 067

甲胎蛋白诊断有何意义 ································································ 067

血清 AST/ALT 比值有什么意义 ···················································· 067

为什么要做 DNA 检查 ································································· 068

什么情况下要做 B 超检查 ···························································· 069

B 超检查的正常值是多少 ····························································· 069

肝炎患者什么时候应做 CT 检查 ··················································· 070

肝病患者做胃镜检查有哪些意义 ………………………… 070
胃镜检查时应注意哪些问题 …………………………… 071
追求单纯 HBsAg 转阴有无必要 ………………………… 071
前 $S_2$ 抗原及抗体等四项检验的几个问题 ………………… 072
肝穿刺对肝病患者有何意义 …………………………… 072
甲型肝炎应做的检查有哪些 …………………………… 073
甲肝患者应做哪些辅助检查 …………………………… 075
丙型肝炎应做哪些检查项目 …………………………… 077
为什么丙型肝炎要查 HCVRNA …………………………… 079
测定丙型肝炎基因型有何意义 …………………………… 079
什么是丁肝的特异性诊断 ……………………………… 080
什么是戊肝的特异性诊断 ……………………………… 081
肝硬化的诊断有哪些内容 ……………………………… 082
如何诊断辨别肝癌 …………………………………… 082

## 第四节 肝病的传染性，谨防其危害 085

病毒性肝炎的易感人群有哪些 …………………………… 085
甲型肝炎的传播途径是怎样的 …………………………… 086
甲型肝炎患者如何防止传染给家属 ……………………… 086
甲型肝炎会母婴传播吗 ………………………………… 087
甲型肝炎的隔离期有多长 ……………………………… 087
乙型肝炎病毒的传染性强吗 …………………………… 088
眼泪有可能传播乙肝 …………………………………… 088
乙肝病毒的传播途径有哪些 …………………………… 089
乙型肝炎病毒感染后都会得肝炎吗 ……………………… 090
乙型肝炎的流行情况是怎样的 …………………………… 090

患上乙肝会引起哪些疾病 091
丙型肝炎的传播途径是怎样的 092
丙肝的危害在哪里 092
为什么丙肝疫苗难以问世 093
性生活能传播丙型肝炎吗 093
丙肝病毒抗体阳性患者的血有无传染性 094
丁肝的主要传染源是什么 095
丁型肝炎病毒是怎样传播的 095
戊型肝炎的传播途径有哪些 095
肝硬化会不会传染 096
肝癌会传染吗 097
如何预防药物性肝癌 097

# 第三章
## 日常生活保健
### ——小细节成就肝脏健康

### 第一节 规律起居，养出好肝脏
099

为什么说起居规律不伤肝 099
为什么说充足睡眠最养肝 100
为什么肝病患者易失眠 101
肝病患者如何改善睡眠 101

为什么勤梳头也能养肝 …………………………………… 102
肝炎患者的衣物如何清洗 ………………………………… 103
为什么肝病患者应养成定时排便的习惯 ………………… 104
为何也要让肝"双休" …………………………………… 104
肝病患者为什么要特别注意休息 ………………………… 105
肝炎患者休养时为何要限制脑力劳动 …………………… 106
为何不良居室装修有害肝脏 ……………………………… 106

## 第二节 不良习惯,让你同"肝"共苦
107

为什么说肝病患者必须戒烟 ……………………………… 107
肝病患者为什么要忌酒 …………………………………… 107
为何肝炎后肝硬化不能超负荷运动 ……………………… 108
肝病患者能长时间看电视吗 ……………………………… 108
为什么要注意电话机污染 ………………………………… 109
为什么忌文身、文眉 ……………………………………… 110
为什么宜经常洗手 ………………………………………… 110
肝病患者洗澡有什么讲究 ………………………………… 111
为何肝病患者应注意口腔卫生 …………………………… 111
为何应谨慎洗牙 …………………………………………… 112
为何餐具清洗不能马虎 …………………………………… 113
为何家属忌与患者共用生活用品 ………………………… 114
肝病患者为什么忌纵欲 …………………………………… 114

## 第四节 四季养肝,顺应时节肝健康
115

为什么肝病患者养生应顺应四季变化 …………………… 115
为什么说春季是养肝护肝的好时节 ……………………… 116

春季气候对肝病有什么影响 ………………………… 117
肝病患者春季如何进补 ……………………………… 117
夏季肝病患者如何做到饮食得当 …………………… 118
夏季肝病患者饮水有什么讲究 ……………………… 119
秋季气候对肝病有什么影响 ………………………… 119
肝病患者秋季有哪"四防" …………………………… 120
肝病患者秋季如何防秋燥 …………………………… 121
肝病患者秋季如何进补 ……………………………… 122
为何肝病患者冬季养生忌"盲目" …………………… 122
肝病患者冬季如何进行心理调适 …………………… 124

# 第四章 "食"全"食"美
## ——肝病的饮食调养

### 第一节 肝病患者的饮食原则及要点
125

食疗在肝病的调养中有什么作用 …………………… 125
肝病患者为什么要平衡膳食 ………………………… 126
肝病患者饮食应注意什么 …………………………… 127
有利于护肝的营养素及食物有哪些 ………………… 127
病毒性肝炎患者的饮食配膳原则是什么 …………… 128
肝炎患者一日和一周食谱如何配膳 ………………… 129

为何要理智使用营养品 …………………………………… 132
肝病患者饮食的烹调方式有什么讲究 …………………… 132
肝病患者补充蛋白质食品应注意什么 …………………… 133
甲型肝炎患者饮食应注意什么 …………………………… 134
乙肝患者应遵循怎样的饮食原则 ………………………… 135
肝硬化患者的饮食调养原则是什么 ……………………… 136
肝硬化腹水患者的饮食应注意什么 ……………………… 137
脂肪肝患者的饮食调养原则是什么 ……………………… 138
肝癌是吃出来的吗 ………………………………………… 140
肝昏迷患者每天应供给多少营养素 ……………………… 140
肝昏迷患者的一日食谱如何组配 ………………………… 141
儿童肝病患者的饮食原则是什么 ………………………… 142
老年肝病患者饮食原则是什么 …………………………… 143
酒精肝患者应遵循怎样的饮食原则 ……………………… 144
多吃动物肝脏可以补肝吗 ………………………………… 145

## 第二节 肝病并发症的饮食原则及要点
146

肝病患者合并糖尿病的饮食如何安排 …………………… 146
肝炎患者有溃疡病史如何安排饮食 ……………………… 147
肝炎并发冠心病患者的饮食原则是什么 ………………… 148
肝炎并发高血压患者的饮食原则是什么 ………………… 149
乙肝合并肠功能紊乱的饮食如何安排 …………………… 150
妊娠合并乙肝患者的饮食原则怎样的 …………………… 150
肝病并发胆管感染的饮食原则是什么 …………………… 152

## 第三节 保护肝脏,饮食有忌
153

肝炎患者为何不宜大量吃糖 ……………………………… 153

肝炎患者为何忌过多吃水果 ………………………………… 154
肝炎患者为何不宜吃蛋黄 …………………………………… 154
肝硬化患者为什么不宜"多粗少精" ………………………… 155
为什么肝病患者别吃碱馒头 ………………………………… 156
为什么上消化道出血的患者要禁食禁水 …………………… 156
为何忌长期饮用纯净水和矿泉水 …………………………… 157
为何忌饮含香精色素的饮料 ………………………………… 157
为何肝病患者要少吃蛋白质饮食 …………………………… 158
肝病患者在什么情况下要少吃鱼 …………………………… 159
肝炎合并胃溃疡患者不宜吃哪些食物 ……………………… 159
为何忌吃表皮有黑斑的烤红薯 ……………………………… 160
为了孩子,为何要少吃螃蟹 ………………………………… 160
肝病患者为何要忌吃油条 …………………………………… 161
肝病患者为何忌喝隔夜菜汤 ………………………………… 161
肝病患者为什么忌吃罐头食品及腌制食品 ………………… 162
肝病患者为何忌吃松花蛋 …………………………………… 162
肝病患者为什么忌吃臭豆腐 ………………………………… 163
防治肝病,为何不可吃田鸡 ………………………………… 163
防治肝病,为何要远离洋快餐 ……………………………… 163
肝病患者为何忌吃发物 ……………………………………… 164
肝病患者为什么不宜吃麻辣烫 ……………………………… 164
肝病患者为何不宜经常吃过烫食物 ………………………… 165
肝病患者为什么忌吃沙丁鱼 ………………………………… 165

### 第四节 明星食物,护肝就这么吃 166

为什么芝麻对护肝有益 ……………………………………… 166
为什么韭菜对护肝有益 ……………………………………… 167
为什么菠菜对护肝有益 ……………………………………… 168

为什么胡萝卜对护肝有益 …………………………………… 168
为什么番茄对护肝有益 …………………………………… 168
为什么菜花对护肝有益 …………………………………… 169
为什么萝卜对护肝有益 …………………………………… 169
为什么洋葱对护肝有益 …………………………………… 170
为什么荠菜对护肝有益 …………………………………… 170
为什么苦瓜对护肝有益 …………………………………… 171
为什么莴苣对护肝有益 …………………………………… 171
为什么冬瓜对护肝有益 …………………………………… 171
为什么香菇能防止癌症转移 ……………………………… 172
为什么山药对护肝有益 …………………………………… 172
为什么大豆及豆制品对护肝有益 ………………………… 173
为什么红枣对护肝有益 …………………………………… 173
为什么玉米对护肝有益 …………………………………… 174
为什么大米对护肝有益 …………………………………… 174
为什么葡萄对护肝有益 …………………………………… 175
为什么芒果对护肝有益 …………………………………… 175
为什么西瓜对护肝有益 …………………………………… 176
为什么李子对护肝有益 …………………………………… 176
为什么猕猴桃对护肝有益 ………………………………… 177
为什么梨对护肝有益 ……………………………………… 178
为什么蜂蜜对护肝有益 …………………………………… 178
为什么花粉对护肝有益 …………………………………… 179
为什么甘薯对护肝有益 …………………………………… 180
为什么花生对护肝有益 …………………………………… 180
为什么枸杞子对护肝有益 ………………………………… 180
为什么牡蛎对护肝有益 …………………………………… 181
为什么兔肉对护肝有益 …………………………………… 181
为什么鲤鱼对护肝有益 …………………………………… 182

为什么鲫鱼对护肝有益 ………………………………………… 182

为什么蛤蜊对护肝有益 ………………………………………… 183

为什么黄鱼对护肝有益 ………………………………………… 183

为什么酸奶对护肝有益 ………………………………………… 183

## 第五节　肝病患者的食疗方
184

肝炎患者的食疗方有哪些 ……………………………………… 184

肝硬化患者的食疗方有哪些 …………………………………… 188

肝硬化并发血小板的食疗方有哪些 …………………………… 189

肝硬化并发白细胞减少的食疗方有哪些 ……………………… 191

肝病患有糖尿病有哪些食疗方 ………………………………… 192

肝病患者风寒头痛应如何食疗 ………………………………… 193

各型黄疸型肝炎患者的食疗方有哪些 ………………………… 194

肝癌的食疗方有哪些 …………………………………………… 197

脂肪肝患者的食疗方有哪些 …………………………………… 200

原发性肝癌的食疗方有哪些 …………………………………… 202

女性肝病患者兼有闭经的食疗方有哪些 ……………………… 202

肝病出现鼻衄的食疗方有哪些 ………………………………… 203

## 第六节　肝病患者的营养美食推荐
205

有益护肝的五谷杂粮类美食有哪些 …………………………… 205

有益护肝的保健家常菜有哪些 ………………………………… 207

有益清肝的茶饮有哪些 ………………………………………… 211

有益护肝的蔬果汁有哪些 ……………………………………… 213

有益养肝的汤羹有哪些 ………………………………………… 215

有益护肝的肉类美食有哪些 …………………………………… 218

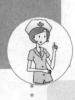

# 第五章 精神调理解心绪
## ——呵护你的心"肝"宝贝

### 第一节 心理调理对护肝的重要性

| | |
|---|---|
| 为什么说心理治疗胜似用药 | 221 |
| 肝病患者常见的心理问题有哪些 | 222 |
| 精神状态对免疫功能有什么影响 | 223 |
| 肝病患者为何不要自我歧视 | 223 |
| 肝病患者如何调整自己的心情 | 224 |
| 乙肝心理治疗的必要性 | 225 |
| 为何情绪会影响肝功能 | 226 |
| 乐观情绪为何对护肝很重要 | 227 |
| 为何快乐的心态是病情好转的前奏 | 227 |
| 肝病患者如何消除紧张情绪 | 228 |
| 肝病患者如何消除心理疲劳 | 229 |
| 发怒为何会伤肝 | 230 |
| 舒缓的音乐对肝病康复能起到什么作用 | 230 |
| 肝病患者为何要克服治疗中的盲目心理 | 230 |
| 为何说笑是治肝良药 | 231 |
| 为何说高尚的爱情观是肝病的良药 | 232 |
| 测量一下你的心理状态 | 233 |

肝病 生活调养防治 800 问

### 第二节 病情不同，调理有异
234

急性肝炎患者的心理表现有哪些 …………………………… 234
急性肝炎患者的心理调节 …………………………………… 234
慢性肝炎患者的心理表现有哪些 …………………………… 235
慢性肝病患者如何调畅情志 ………………………………… 236
重症肝病患者的心理特点及心理护理 ……………………… 236
乙肝心理治疗的具体方法有哪些 …………………………… 237
接种乙肝疫苗有哪些心理障碍 ……………………………… 238
丙型肝炎患者应具备哪些心理准备 ………………………… 239
肝癌患者有哪些心理特点 …………………………………… 240
肝癌患者如何进行心理调理 ………………………………… 241
肝硬化患者自我调节心理的方法 …………………………… 242
肝硬化代偿期患者的心理变化 ……………………………… 243
青年肝病患者需要怎样的心理支持 ………………………… 244
中年肝病患者需要怎样的心理支持 ………………………… 245
老年肝病患者需要怎样的心理支持 ………………………… 245

## 第六章
# 生命在于运动
### ——运动调理除顽疾

### 第一节 肝病患者的运动要点
247

肝病患者能否进行体育运动 ………………………………… 247

肝病患者运动须知有哪些 …………………………… 248
肝病患者运动为何忌盲目 …………………………… 248
为何肝病患者运动不宜剧烈 ………………………… 249
肝病患者运动前后的饮食应注意什么 ……………… 249
体育运动对肝炎患者有什么作用 …………………… 250
为何肝病患者运动要循序渐进 ……………………… 250
肝病患者运动时间如何限定 ………………………… 251
肝病患者为何要注意休息 …………………………… 251
肝病患者如何确定运动频度 ………………………… 252
肝病患者制订运动处方有何意义 …………………… 252
肝病患者运动应选择怎样的天气 …………………… 253
为何每天运动30分钟有利于降脂 …………………… 253
脂肪肝患者运动疗法前需做哪些检查 ……………… 254
为何肝炎患者饭后不宜百步走 ……………………… 255
为何肝病患者运动后忌吃冷饮 ……………………… 255

## 第二节 巧选运动,轻松调理好肝脏 256

为什么走步锻炼能驱肝疾 …………………………… 256
为什么慢跑有益护肝 ………………………………… 257
为什么说散步是肝病患者的最佳运动方式 ………… 258
坐位运动"十步走"对肝病患者有何意义 …………… 260
为什么春季常练"养肝功"对护肝有益 ……………… 261
卧位运动对肝病康复有何意义 ……………………… 262
强肝操为何对肝炎患者有益 ………………………… 263
立位运动为何对肝病患者有益 ……………………… 264
瑜伽强肝健身操对护肝有何意义 …………………… 265
瑜伽护肝养生操对护肝有何意义 …………………… 266
为何说气功最保肝 …………………………………… 269

为什么说太极拳有益护肝 ......................................... 269
为什么说八段锦养肝又健体 ..................................... 270

# 第七章 药物治病之道
## ——肝病患者的终极选择

### 第一节 肝病患者的用药要点
273

肝病患者如何正确看待新药 ..................................... 273
肝病患者服药为何不能干吞药片 ................................. 274
甲肝为何不需过多服药 ......................................... 274
为何不能用茶水果汁等饮品服药 ................................. 275
选药为何不能跟着广告走 ....................................... 275
为何站着服药效果好 ........................................... 276
为什么打针不能完全替代吃药 ................................... 277
肝病患者为何忌乱用保肝药 ..................................... 277
为何药和酒不可同服 ........................................... 278
肝病患者服药的水温有什么讲究 ................................. 278
为什么服保肝药不宜超过3种 ................................... 279
脂肪肝服药要遵从什么原则 ..................................... 280
为何要严格控制服药剂量 ....................................... 280
肝病患者购买非处方药应注意什么 ............................... 281

## 第二节 肝病患者的用药治疗

常用护肝药物的种类有哪些 …… 282
药物为什么能损伤肝脏 …… 284
什么是胸腺制剂 …… 285
什么是白细胞介素-2 …… 286
什么是门冬酸钾镁 …… 286
什么是苦黄注射液 …… 286
什么是茵栀黄注射液 …… 287
什么是苯巴比妥 …… 287
什么是干扰素抗病毒药 …… 288
长效干扰素与普通干扰素有什么区别 …… 288
降酶药有哪些 …… 289
甲型肝炎如何用药治疗 …… 290
抗乙肝病毒的中成药有哪些 …… 291
急性病毒肝炎如何用药治疗 …… 292
慢性肝炎如何用免疫调节剂治疗 …… 293
慢性肝炎如何用中药治疗 …… 293
肝病患者忌用的药物有哪些 …… 293
肝炎患者转氨酶长期不降怎么办 …… 294
应用降酶药后为何要逐步停药 …… 295
丙型肝炎怎样选择抗病毒药物 …… 295
药物性肝炎如何治疗 …… 296
哪些药物治疗酒精肝有效 …… 297
肝损害病因和程度及其药物代谢有什么影响 …… 297
治疗肝炎的民间偏方有哪些 …… 298
治疗肝硬化的民间偏方有哪些 …… 301
肝病患者出院后如何正确服药 …… 303

# 第一章 话说肝脏
## ——揭开"将军之官"的谜底

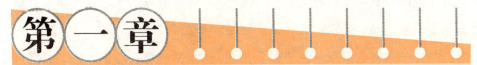

## 第一节 肝脏，五脏中的"武官"

### 肝脏在人体的哪个部位

  肝脏是人体最大的实质性脏器，位于人体的右上腹，占据了右季肋部和上腹部的大部分，仅小部分超越前正中线而达左季肋部。成年人肝脏重量约占体重的1/50，婴儿肝脏约占出生体重的1/16～1/20。

  肝脏的左面是胃，下面是胆囊和肾脏。除上腹部外，肝脏大部分被胸廓所遮盖，故在正常体检时，不能在肋弓下触及，但可在剑突下触及2～4厘米。如果肝脏因病发生肿大，则其下缘可能超出肋弓下缘，此时可以通过手指触诊大致判断肝大的程度。正常人仰卧时，肝脏上缘右前部位于第4～5肋水平，左前部位于第6肋水平。在某些情况下，肝脏的位置会有所变化，如出现腹水或右肺叶切除后，因膈肌升高，肝脏的位置可上移；而在胸腔积液或气胸引起膈肌下降时，肝脏的位置可下移。

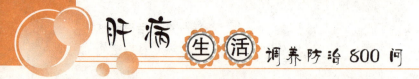

## 肝脏的大小和结构特点是怎样的

肝脏是我们人体最大的实质性器官，也是人体最重要的器官之一，正常成年人的肝脏重量约为1.1~1.5千克，最重的可达2千克。正常的肝脏呈红褐色，质地柔软，被肝镰状韧带和肝圆韧带分成了左右两个部分，肝脏的左邻右舍也都是一些"重要人物"，包括右肺、心脏、胃、结肠和右肾等。

肝脏和其他腹腔内的器官相比有一个很大的不同——它有两条血管来供应营养。一条叫肝动脉，一条叫门静脉。肝动脉的血液来自于心脏，含有丰富的氧气和营养物质，它占到肝脏总供血量的1/3，用于供应肝脏本身的代谢需要，可以看做是肝脏的营养性血管；而门静脉的供血量大，富含来自消化道及胰腺的营养物质，输送至肝脏加工以供利用和储存，因此门静脉是肝脏的功能性血管。两套血管丰富的血液供应确保了肝脏发挥其强大的功能，但是当肝脏出现某些问题（如肝硬化）时，门静脉的血流会受阻，和门静脉相吻合的一些侧支血管开放，将导致脾肿大、食管—胃底静脉曲张等并发症。

## 肝脏的血液循环是如何运行的

肝动脉供应肝脏所需的1/4血液，主要供给肝脏所需的氧气，另3/4来自由胃、肠、脾、胰等脏器静脉汇集而成的门静脉，它把来自消化道的各种营养和有害物质输入到肝脏，经肝脏加工处理后，进入全身循环。

肝动脉的入肝血流量每分钟约800毫升，含有丰富的氧，肝脏氧消耗量的一半由此供应。肝动脉的压力也明显高于门静脉，门静脉将从胃肠道吸收的营养物质运送到肝脏内进行加工、贮存或运转。正常情况每分钟由门静脉进入肝脏的血流量约为1 500毫升，占进入肝脏的总血流量2/3左右，但门静脉的压力远远低于肝动脉。

# 第一章 话说肝脏
## ——揭开"将军之官"的谜底

肝窦毛细血管壁不完整，内皮细胞之间有较大的间隙，故通透性较大，血浆中大分子物质如蛋白质等均可通过，肝窦起自肝小叶的周边部位，有门静脉和肝动脉的末梢分支流注其中，汇集到肝小叶的中心，进入中央静脉，最后汇合成肝静脉。肝静脉为肝血流出口，血流出肝后注入下腔静脉。肝硬化时，从肝脏进入肝静脉的血流受阻，形成门静脉高压，引起脾脏肿大、食管静脉曲张、腹水和肝性脑病等并发症。

## 肝脏是如何藏血的

所谓的藏血，是指肝有储藏血液和调节血量的生理功能。肝的藏血功能，不仅仅是单纯的储藏，还可以使阳气的升腾受到节制；同时，还可以有效地防止出血，也就是说，身体在因为受到侵袭发生"流血"事件的时候，使得身体有一定的血量可以应急。由于肝脏对血液有储藏和调节的功能，所以人体各部分的生理活动皆与肝有密切关系。

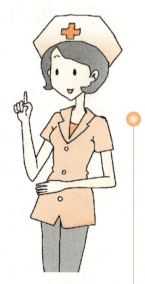

只有肝能藏住血，我们的身体才能正常运转。中医学认为："肝受血而能视，足受血而能步，掌受血而能握，指受血而能摄。"什么意思呢？首先，"肝受血而能视"，就是说我们的眼睛之所以能看见周围的东西是由于血的作用，所以肝提供了血给眼睛而能视；其次，"足受血而能步"，意思是说血只有到达我们的脚上，我们才能够走路，并且走路才有劲儿；然后，"掌受血而能握"，就是说血只有到达手上，人才能握起拳头，如果握不起来就跟血液不足有关；最后，"指受血而能摄"，意思是说血只有到达手指尖，人才能完成各种很精细的动作。

中医学还认为：肝中了风邪，就会头眼瞤动，两肋疼痛，行走时身体伛偻，好像患有恶阻病或妊娠呕吐一样嗜爱甜食；肝中了寒邪，患者瑟瑟怕寒，浑身发热，脸发红，有浆汗，胸中烦热，而且肝中了寒邪的人，两臂不能高举，舌根干燥，爱叹息，胸中疼痛不能转侧，时时盗汗、咳嗽，饭后就会吐汁水。因此，建议大家在睡觉时以及刚刚醒来之时，一定要注意避风，这样才能保障气血流畅。如果刚刚睡醒就立刻出去受风，就会使得血凝于肌肤之间，此血称为恶血，这种恶血对人体来说伤害巨大，会导致一些很严重的疾病；如果血凝固在血脉中就会形成血栓，导致血流不畅；如果血凝于手足，就会出现厥症，即四肢冰凉的症状。如果肝脏有病，藏血功能失常，不仅会引起血虚或出血，而且也能引起肝血不足，不能濡养于目，则两目干涩昏花或为夜盲；若不能濡养于筋，则肢体麻木、屈伸不利等。

另外，如果我们曾经从高处坠落而受伤，恶血滞留在体内而伤肝。因此，我们平时一定要注意防止肝受外界伤害。

## 肝脏是如何疏泄的

所谓的疏泄，疏，疏通；泄，升发。肝的疏泄功能反映了肝主升、主动的生理特点，是调畅全身气机，推动血液、津液运行，促进脾胃运化等的一个重要环节。肝的疏泄功能主要表现在三个方面：

一是对于气的升降平衡起着调节作用，如果疏泄不足，则可能出现胸胁、两乳或少腹等某些局部的胀痛不适等病理现象；如果升发过度则可能因为肝气上逆而出现头目胀痛、面红目赤、易怒等病理表现。

二是扶助血的运行和津液的输布代谢，气机郁结则会导致血行的障碍，形成血瘀、肿块，若妇女则可导致经行不畅、痛经、闭经等。

三是促进脾胃的运化功能，如肝的疏泄功能异常，则不仅肝气犯脾，影响脾的升清功能（在上则为眩晕，在下则为飧泄），而且肝气犯胃，还能影响到胃的降浊功能（在上则为呕逆嗳气，在中则为脘腹胀满疼痛，在下则为便

# 第一章 话说肝脏
## ——揭开"将军之官"的谜底

秘）。这就是一些医生经常提及的"木旺乘土"。此外，妇女的排卵和月经来潮、男子的排精，与肝的疏泄功能也有密切的关系。

| 肝主疏泄 | | |
|---|---|---|
| 疏泄不及 | 气机郁滞 | 会出现胸胁、少腹、两乳等局部的胀痛，严重可引起血瘀；如果影响津液的输布排泄，则可能聚而为痰，形成"梅核气"；或停而为水，形成臌胀。 |
| 疏泄不过 | 肝气上逆 | 会出现头目胀痛、面红耳赤。若气升太过，则血随气逆，还可导致血从上溢而出现吐血、呕血，严重的甚至会出现气厥而突然昏倒。 |

## 肝脏是如何为人体保暖的

　　肝脏担负着各种物质的中间代谢环节，而且肝脏在进行各种活动时，都会产生一定的热量，这些热量对维持人体体温的恒定有着重要的作用。据研究，肝脏可提供人体所需能量的15%。

　　白天时，由于人体的肌肉几乎都处于渗透压态，能产生大量的力量，因此足以维持人体所需，但到了晚上情况大不一样了，由于肌肉的活动非常少，此时维持体温所需的热量，大部分必须得靠肝脏来提供了。因此说，肝脏除了解毒之外，还有重要的保暖作用。

## 为什么说肝脏是蛋白质的合成场所

　　肝脏是人体血浆白蛋白唯一的合成器官。由消化道吸收的氨基酸在肝脏内进行蛋白质的合成、脱氨、转氨一系列加工后，合成的蛋白质进入血液循环满足全身及组织器官的需要。肝脏合成的蛋白质种类很多，除纤维蛋白原、

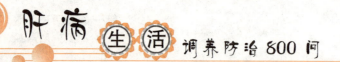

凝血酶原外，球蛋白和白蛋白也是在肝脏内合成的。血浆蛋白可作为体内各种组织蛋白的更新之用，所以其对维持机体蛋白质代谢起重要作用。氨基酸代谢的脱氨基反应及蛋白质代谢中不断产生的废物——氨的处理均在肝内进行。氨是机体内有严重毒性的物质，肝脏可以把它造成无毒的尿素，从肾脏经尿中排出，达到解毒目的。肝功能出现障碍时血浆白蛋白合成就会减少，同时血氨会升高。

如果当肝病到了晚期，肝功能发生了衰竭，丧失了处理氨的能力，即可产生"氨中毒"，病人会发生肝性昏迷，医学上称为"肝性脑病"，随时有死亡的可能。肝脏功能受损时，白蛋白的合成明显减少，血浆渗透压降低，经常会出现双下肢可凹陷性浮肿，并形成腹水。

## 为什么说肝脏是糖类的转换站

血液中的血糖浓度发生变化时，肝脏会自动调节，以保持血糖浓度正常。

食物中的糖类转变成葡萄糖后，部分在肝内转变成糖原。葡萄糖经小肠黏膜吸收后，由门静脉到达肝脏，在肝内转变为肝糖原而被贮存。一般成人肝内约含100克肝糖原，当身体需要时，肝糖原又可分解为葡萄糖而释放入血，其分解与合成保持平衡。但这100克肝糖原仅够禁食24小时之用。肝糖原是调节血糖浓度以维持其稳定中的决定因素。肝脏能将葡萄糖合成肝糖原并储存于肝脏内，当劳动、饥饿、发热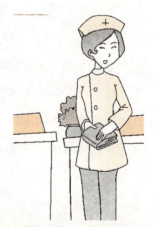时，血糖被大量消耗，肝细胞就把肝糖原分解为葡萄糖进入血液循环，维持人体的体温，供给人体活动所需要的能量。

肝脏还是一个储存器官，可以把合成为糖原的葡萄糖、维生素和蛋白质等加以储藏。饮食中的淀粉和糖类经消化变成葡萄糖由肠道吸收后，肝脏就会将其合成肝糖原并贮存起来，当机体需要时，肝细胞又可以将肝糖原分解为葡萄糖以供给机体利用。

## 肝脏有解毒和防御功能吗

肝脏是处理人体内各种代谢终末产物及毒物的器官，各种内源性或外源性有毒物质，如农药、食品添加剂、药物及肠道吸收来的腐败产物等，大多经肝细胞的作用使其毒性消失、减弱，或结合、转化为可溶性物质，随尿液或胆汁排出体外。

肝脏还可将氨基酸代谢产生的大量有毒的氨形成无毒的尿素，经肾脏排出体外。

肝血窦的星状细胞是吞噬系统的重要组成部分。经过肠道吸收的微生物、异物等有害物质，多被星状细胞吞噬消化而被清除。

## 肝脏能再生吗

肝脏有两条输入血管和一条输出血管，流经肝脏的血液量每分钟可达1000毫升以上，因此肝脏具有旺盛的再生和恢复能力。

实验证明，经手术切除肝脏的75%，老鼠于3周后便恢复原状，而狗需要8周，人则需要4个月左右。在临床实践中，因患肝癌切除肝脏的患者生存10年以上者已不乏其人，个别人可存活20年。

## 肝脏生成的胆汁是如何排入肠道的

没有医学常识的人常错误地认为胆汁是由胆囊制造的，其实不然。胆囊不过是储存胆汁的"仓库"，"胆汁制造商"应该是肝脏。胆管系统是肝脏向十二指肠内排泄胆汁及其他代谢产物的特殊管道结构系统，它分为肝内胆管系统和肝外胆管系统两部分。

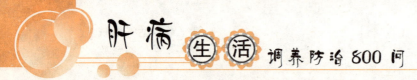

肝内胆管系统是起源于肝细胞的毛细胆管至肝门出肝的左右肝胆管之间的胆管系统，由毛细胆管、细胆管、小叶间胆管和左右肝胆管组成。

肝外胆管是指左右肝胆管开口以下的肝外部分的胆管，包括肝总管、胆囊管、胆总管。胆汁就是从毛细胆管、细胆管、小叶间胆管流向左右肝胆管，然后流入肝总管、胆总管，再排到十二指肠。胆囊通过胆囊管与肝总管汇合。肝脏形成的胆汁流入胆囊，并在其中浓缩。胆汁是重要的消化液，当进食油腻食物时，胆囊收缩，将胆汁排入肠道，帮助食物消化和吸收。所以，正常情况下，粪便是黄色的。肝脏发炎时，破坏了肝小叶的正常结构，新生的肝细胞排列不整齐，阻塞小胆管，使胆红素不能通过正常渠道运行，而大量返流入血。血液中增高的胆红素把眼巩膜和全身皮肤染成黄色，尿色深如浓茶，医学上称为"黄疸"。

## 胆汁含有哪些成分

胆汁中大部分为水分。胆汁酸是胆汁的主要成分，由胆固醇转变而来。胆固醇在多种酶的作用下，经过一系列的分解代谢，先形成初级胆汁酸（胆酸和去氧胆酸）。初级胆汁酸在细菌和酶的催化下，进一步生成脱氧胆酸、石胆酸、熊去氧胆酸等次级胆汁酸。再与甘氨酸或牛磺酸结合，形成结合型胆汁酸，分泌入胆道。普通饮食时，胆汁的排泄量每天600～1 200毫升。

## 肝胆相照——二者的功能是怎样的

肝细胞在一天内能不间断地分泌胆汁，并将其储存在肝脏下面的胆囊中，人体进食后，胆囊中储存的胆汁从胆囊分泌出来，再经胆总管流入十二指肠，促进小肠对脂肪性食物的消化和吸收。人体内如果没有了胆汁，食入的40%脂肪将会从粪便中白白流失，还会引起脂溶性维生素的吸收不良。此外，胆汁还能将人体内多余的激素和其他有害物质排出体外，防止它们危害人体健康。

　　人在剧烈呕吐的时候，呕吐物中除了食物、胃液以外，还有一些黄绿色带苦味的液体，这就是胆汁。胆汁呈黄色是因为胆红素的缘故。衰老红细胞中的血红蛋白被破坏后，生成一种黄色的色素，即胆红素。进入肠道中的胆红素，一部分被再吸收，作为生成红细胞的原料而被再利用，同时将肝脏解毒后的代谢废物经肠道排泄至体外，这也是大便呈黄褐色的原因。因此，一旦胆汁流出的通路即各级胆管被堵塞时，胆汁将不能流出，大便的颜色也就会变白，这是肝脏疾病的一个重要特征。当进入肠道内的胆管被结石或肿瘤阻塞时，胆汁就不能顺利流入肠道，于是胆汁中的胆红素返流入血，皮肤和巩膜就会出现黄染，这就是"黄疸"。胆汁酸因胆管的阻塞而返流入血，除影响脂肪的消化和吸收，还会引起皮肤瘙痒，这是梗阻性黄疸的重要特征。

　　胆汁的成分除了胆红素外，还有胆汁酸、胆固醇等。胆汁因胆汁酸而具有苦味。在肠道中，胆汁酸能乳化食糜，有帮助消化和吸收脂肪的功能。正如成语"肝胆相照"所形容的，肝和胆的功能密不可分。

## 第二节　常见肝病的分类

### 什么是肝炎

　　肝炎也就是肝脏炎症。能够引起肝脏炎症的原因有很多，许多病原微生物如病毒、细菌、真菌和寄生虫等的感染都可引起肝脏炎症；各种毒物（如砒霜）、毒素（细菌的内、外毒素）和某些药物（如治疗结核病的异烟肼、解热镇痛药消炎痛等）也可引起中毒性肝炎。由药物中毒引起的称为药物性肝炎；由长期大量饮酒引起的叫酒精中毒性肝炎；由细菌引起的肝炎可称为

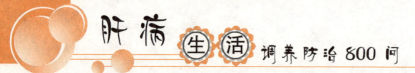

细菌性肝炎；由自身免疫紊乱造成的肝炎称为自身免疫性肝炎；由病毒引起的肝炎，称为病毒性肝炎。

## 什么是病毒性肝炎

病毒性肝炎是由多种肝炎病毒引起的常见传染疾病，具有传染性强、传播途径复杂、流行面广、发病率高等特点。症状主要表现为乏力、食欲减退、恶心、呕吐、肝肿大及肝功能损害，部分患者还可出现黄疸和发热症状，有些患者还会出现荨麻疹、关节疼痛或上呼吸道不畅等症状。常见病毒性肝炎分为甲型、乙型、丙型和戊型肝炎5种，常见的有甲、乙两型。急性病毒性肝炎患者大多可在6个月内康复，乙型、丙型和丁型易转为慢性，少数会发展为肝硬化，极少数还可能呈重症状态（如肝昏迷等）。一般来说，慢性乙型、丙型肝炎与原发性肝细胞癌的发生有密切关系。

## 什么是药物性肝病

由于使用了对肝组织有害的药物，导致肝脏的损害而引发的一类肝脏疾病，叫做药物性肝病。习惯上人们认为中草药不会引起肝损害，事实上有些中草药也能引起肝损害，如蟾蜍、苦杏仁、山豆根、黄药子、木薯、北豆根、艾叶、川楝子、鱼苦胆、天花粉等均可引起肝损害，必须引起重视。

## 什么是甲肝

甲型肝炎由甲型肝炎病毒（简称HAV）引起，以其传染性强、发病率高的特点，居各型病毒性肝炎之首。其流行情况与当地的卫生状况具有密切的关系。

甲型肝炎一年四季均可发病，但常有明显的季节性，夏、秋及早春季节发病率高。一般情况下呈周期性暴发流行，传染源是急性期病人和亚临床感染者，多为生活接触传播。甲型肝炎病毒通常随粪便排出体外，故粪—口途径是甲型肝炎的主要传播途径，即通过消化道感染甲型肝炎病毒而患病。当人们饮用或食用被甲肝病毒污染的水或食物、蔬菜时就可能被感染。夏、秋季时大量水产品上市，食用未煮熟的毛蚶等会引起发病率上升，这说明甲型肝炎病毒的流行与它的环境有很大关系。

甲型肝炎病毒在水生贝类里能存活 3 个月左右，在流行季节里对本病扩散具有重要意义。潜伏期内的饮食、保育、卫生人员和爱喝生水、吃生贝类者，都是引起非季节性广泛流行的重要条件。可见甲型肝炎与生食有关。在甲型肝炎流行期间，要严防病从口入，养成良好的卫生习惯，严格消毒生食，尽量少吃生食，可避免患上甲型肝炎，但大多数情况下是分散的小规模流行。

## 乙肝病毒是一种怎样的病毒

乙型肝炎病毒（HBV）是嗜肝脱氧核糖核酸（DNA）病毒。完整的乙型肝炎病毒颗粒又称为丹氏颗粒，是成熟的病毒，有很强的感染性。HBV 具有双层核壳结构，外壳相当于包膜，含有乙型肝炎病毒表面抗原（HBsAg），俗称"澳抗"。剥去外膜则为 HBV 的核心部分，核心内含有核心抗原（HBcAg）和 e 抗原（HBeAg），颗粒内部有 HBV 的脱氧核糖核酸（HBV-DNA）。除丹氏颗粒外，还有直径为 22 纳米的小球形颗粒和长度不一的管形颗粒，这两种颗粒是不完整的 HBV，不含核酸，不能复制，当然也就没有传染性。

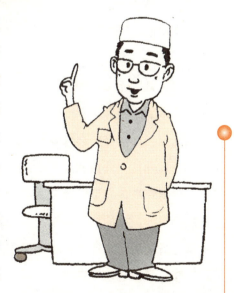

HBV 的抵抗力较强，在血清中 30～32℃可保存 6 个月，零下 20℃中可保存 15 年。但煮沸 10 分钟、高压蒸汽消毒或 65℃10 小时可灭活。环氧乙烷、戊二醛、过氧乙酸、碘伏都有较好的灭活效果。

## 什么是乙肝病毒携带者

乙肝病毒携带者，多指无症状乙肝病毒携带者（AsC），就是指血液检测只有乙型肝炎表面抗原一项阳性，但无肝炎症状和体征，各项肝功能检查正常，经半年观察无变化者。一般认为，乙肝病毒携带者可正常工作和学习。据统计，我国约 1/10 的人可能携带乙肝病毒。

## 急性乙型肝炎有哪些类型

急性乙型肝炎有以下四种类型：

**(1) 急性黄疸型**

在黄疸出现前往往有低热、厌食、恶心等症状。尿如浓茶，病程 2～6 个月。

**(2) 急性无黄疸型**

临床上比较常见。一些没有明显临床症状及人群中无症状的单项氨基转移酶升高者，一定要进行病毒学指标检测。

**(3) 急性胆汁瘀积型**

除有急性黄疸型肝炎症状外，还出现一过性粪便色浅或灰白，可伴有皮肤瘙痒等。黄疸持续时间较一般急性肝炎明显延长，可达数月之久。皮肤色泽常为橘黄色，虽然黄疸深，但全身情况良好，无明显乏力现象。

**(4) 暴发性乙型肝炎**

约占不到 1% 的急性患者，病情发展迅速，在 10 日内黄疸迅速加深，出现肝性脑病，并逐渐出现其他肝衰竭症状。

# 第一章 话说肝脏
——揭开"将军之官"的谜底

## 什么是慢性迁延性肝炎

其症状比较轻微,约66.7%的乙型慢迁肝有急性肝炎病史,病程迁延半年以上。不少患者否认有肝炎病史,偶尔在体检时或因其他疾病就医时发现HBsAg阳性,继续追查发现肝功能异常才被诊断为慢迁肝。输血后HCV感染所致肝炎的症状更为隐匿。所以,临床及时诊断慢性迁延性肝炎并非容易的事。慢性迁延性肝炎患者常见的症状有间歇性全身乏力、食欲不振、腹胀、肝区不适或隐痛等。多数患者一般状况良好,多无黄疸。少数病例有恶心、厌油、便溏、失眠、多梦,男性在生殖期可能有频繁遗精现象。

体征方面,可有轻度肝肿大,脾亦可肿大,但非进行性的。肝功能检查,谷丙转氨酶(GPT)呈轻至中度升高,且常有波动,时而正常,时而增高,持续数年。有的患者ALT升高可能是唯一的肝功能损害指标,也有的患者表现为单项γ-谷氨酰转移酶(GGT)持续损害,浊度试验多为正常或轻度至中度异常,白/球蛋白比

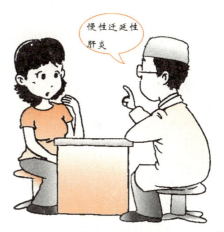

例和蛋白电泳大致正常,血清中一般测不出自身抗体。若为乙型慢性迁延性肝炎,患者血清HBsAg可持续阳性,亦可伴有HBsAg阳性、抗-HBclgG阳性或HBV-DNA、HBV-DNP(乙型肝炎病毒脱氧核糖核蛋白)阳性。提示部分慢性迁延性肝炎患者体内乙肝病毒复制活跃。

## 什么是慢性活动型肝炎

与慢性迁延性肝炎相比,慢性活动型肝炎的临床表现比较复杂,有些慢性活动型肝炎患者可无临床症状,而只是由于体格检查时偶尔发现肝功能异

常、HBsAg 阳性和肝肿大，进一步检查，才被确认为慢活肝。

多数乙型慢性活动型肝炎患者一般健康水平下降，自觉乏力，劳动力减退，偶有低热，午后体温波动于 37.3～37.5℃。常有食欲减退、厌油、恶心、呕吐、腹胀、肝区疼、肠鸣活跃、嗳气、便溏等。有些患者可有头晕、头痛、失眠、多梦、出汗、情绪烦躁易怒或对战胜疾病缺乏信心而精神抑郁、沉默寡言等。体征方面：病情活动时，常出现黄疸，轻者经过适当休息与治疗，黄疸迅速消退；有些病例黄疸深，自觉皮肤瘙痒，大便灰白色似陶土样，表现为肝内胆汁瘀积，黄疸持续多时且难以消退。慢活肝患者面色晦暗，在面、颈及上胸部常见毛细血管扩张或有蜘蛛痣。有的病例有肝掌、肝脏肿大、质地中等，且有叩压痛，但也有少数患者无肝肿大和叩压痛，脾脏常呈进行性肿大。女性患者则表现为闭经或月经周期紊乱、痤疮、多毛、紫纹、满月脸等。男性可出现乳房发育、睾丸萎缩、性欲减退、阳痿等内分泌障碍。慢性活动型肝炎部分患者除了肝脏病变以外，还可出现其他系统的脏器的损害。已有报告在乙型慢性活动型肝炎宿主体内各组织和脏器中发现 HBV 标志物。如在胆道和胆囊黏膜、胰腺、胃肠道、骨髓、外周血白细胞内等均可找到 HBV 抗原及其 DNA。

## 什么是丙型肝炎病毒

20 世纪 70 年代初，一种与输血有关的特殊致肝损伤因子在临床上被发现，因为它通过血液而非消化道传播，并且那时已经对献血者进行了 HBV 的常规筛选检查，这意味着此特殊致肝损伤因子不是 HBV，因此提出了"非甲非乙型肝炎"的新命名。1989 年美国研究人员应用分子克隆技术，获得珍贵的病毒基因克隆，使输血相关的这种特殊致肝损伤因子研究获得突破，并被命名为"丙型肝炎病毒"（HCV）。其流行病学、临床特点与乙型肝炎相似。HCV 为含脂质外壳的球形病毒，具有囊膜和刺突结构，主要在肝细胞内复制。研究还发现，HCV 有一个多变异性特点，在同型各株间，甚至同一患者不同时期病毒亦有差异。但由于HCV在血液中数量极少，故目前还不能用电镜观察到此病毒颗粒。

## 为何称丙肝是一个沉默的杀手

据了解，丙肝病毒发现得比较晚，20世纪90年代左右才有丙肝检测手段。同时，丙肝症状隐匿，可在肝脏中"潜伏"20年左右，"悄无声息"地吞噬肝脏的健康，很容易被患者忽略。多数患者常在疾病发展到晚期时才发现，以致错过了最佳治疗时机，甚至已经进展为肝硬化或肝癌。这也是为什么丙肝被称为"沉默的杀手"的原因。

随着乙肝疫苗接种的普及，抗病毒药物的推陈出新以及慢性乙肝的防治知识的普及，乙肝的防治正逐渐被大众所熟悉；而其"同门师弟"慢性丙型肝炎，一直以来未获得充分的认识和重视。20年前，丙肝病毒被发现；20年后，这个沉默的杀手"伏击"了全球1.8亿人，每年有300万~400万的新感染者，30万人因为丙肝而失去生命。中国疾病预防控制中心传染病疫情报告数据显示，近年来，我国丙肝发病人数逐年上升，最近5年内报告人数增加了约5倍，2008年报告的发病人数达到约11万人，比2003年增长了约6倍。

丙肝和乙肝一样，病毒慢性感染可导致肝脏慢性炎症及纤维化，对健康和生命危害极大。未经治疗的丙肝慢性化率为50%~85%；感染后20年，一般人群肝硬化发生率为10%~15%；感染30年后，肝癌发生率为1%~3%；肝硬化患者中，肝癌每年发生率为1%~7%。

## 什么是丁型肝炎

丁型肝炎要在感染乙型肝炎的基础上才能感染，可以说丁型肝炎病毒是乙肝病毒不折不扣的帮凶。原因是丁型肝炎病毒（HDV）是一种缺陷病毒，需要在乙肝病毒辅助下才能复制，所以，丁型肝炎不会单独为

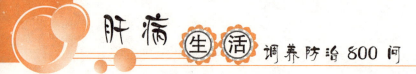

"害",却能助纣为虐。

丁肝和乙肝同时感染或重叠感染（先感染乙肝，后感染丁肝），可呈急性或慢性病程，在乙肝基础上感染丁肝，往往导致病情加重，易发展为肝硬化。因为丁肝也是通过血液传播，而且乙肝疫苗也能预防丁肝，所以预防措施同乙肝一样。

传染途径主要有：

1）经血或血制品传播，此为主要传播途径。

2）日常生活密切接触传播。通过隐性经皮肤或黏膜暴露含有 HDV 的体液传播。可开放性伤口，性交，针刺及胃肠道传播。在卫生条件较差的农村，HDV 传播较迅速。

此外，发生围生期 HBV 传播时，有可能发生 HDV 围生期传播。

## 戊型肝炎是肝炎的新家族吗

戊型肝炎（E 型肝炎）是新近才确认的一种病毒性肝炎，由戊型肝炎病毒引起，有典型的肠道传播特点。引起该病的戊型肝炎病毒通常喜欢隐藏在河水、食物或贝类水产品中，误饮误食这些被污染的水或食物后就会发病。

本病在东南亚发病率最高，我国和非洲某些地区也有流行。

戊型肝炎的潜伏期和症状酷似甲型肝炎，常见症状为发热、厌食、头痛、关节痛、呕吐、腹痛及腹泻。一般检查谷丙转氨酶升高。其症状虽与甲型肝炎难于区分，但也有以下特征：戊型肝炎以青壮年发病为多，15～45 岁的病人占 75%，15 岁以下极少发现，且男性明显多于女性；一般预后较好，不会转成慢性；但孕妇患病病程较重，死亡率可高达 10%～20%；血液中戊型肝炎病毒抗体阳性。

戊型肝炎的防治与甲肝相同，注意饮食卫生，做到饭前便后勤洗手，不饮生水或不吃半生熟的贝类水产品，对病者进行隔离及治疗，这些均是有效的预防方法，注射血清免疫球蛋白是不能有效地预防戊型肝炎的，切勿滥用。

## 什么是胆汁瘀积型肝炎

胆汁瘀积型肝炎（肝内胆汁瘀积）系指由多种原因所致的肝细胞分泌胆汁在细胞器水平上发生障碍，包括毛细胆管、细胞骨架和高尔基体的功能异常，使胆汁分泌减少，导致正常数量的胆汁不能下达十二指肠，并使胆汁成分如结合胆红素、胆汁酸、胆固醇和碱性磷酸酶等返流至血液。临床上常可出现黄疸、皮肤瘙痒、大便灰白等证。常见的疾病有病毒性胆汁瘀积型肝炎、药物性胆汁瘀积型肝炎和原发性胆汁性肝硬变等。胆汁瘀积型肝炎的病理学改变，在光学显微镜下可见毛细胆管内形成胆栓，肝细胞内有胆色素沉着。电子显微镜下可见毛细胆管管腔扩张、微绒毛减少、变钝和变形，毛细胆管周围出现含有胆汁的小泡等病变。

## 什么是肝硬化

肝硬化是一种常见的由多种原因引起而影响全身的慢性疾病，病理特点为肝细胞变性、坏死与再生，纤维组织增生，使肝脏逐渐变形、变硬，故名肝硬化。

肝硬化以20～50岁男性多见，发病多与病毒性肝炎、嗜酒、某些寄生虫感染有关。按病因分类，肝硬化可分为7类，即：肝炎后肝硬化、血吸虫病肝硬化、酒精性肝硬化、胆汁性肝硬化、循环障碍性肝硬化、代谢障碍性肝硬化以及原因不明的肝硬化等。

据临床研究发现，在肝硬化的病例中，有肝炎或黄疸病史者占4%～12%，在非血吸虫病流行地区，传染性肝炎是形成肝硬化的重要原因之一。

## 什么是脂肪肝

脂肪肝是因脂质在肝内的堆积所致，根据肝细胞内脂滴大小不同又可分为大泡型脂肪肝和小泡型脂肪肝两大类。造成脂肪肝的原因很多，肥胖是一个重要原因，营养素摄入不足也会引起脂肪肝。酗酒、糖尿病、肝炎患者吃糖过多等原因都会引起脂肪肝。临床许多药物都可影响肝内合成运输脂肪的载脂蛋白，以致中性脂肪在肝内聚集形成脂肪肝。

脂肪肝通常无症状，往往在体检时因无触痛性肝肿大而被发现，但也可因右上腹痛、触痛及黄疸而被发现。常有肝区疼痛或不适、食欲减退、脘腹痞胀、溏便等，少数可有轻度黄疸。

## 什么是自身免疫性肝病

病原微生物入侵时，身体会产生一种自身保护性的蛋白类免疫物质，医学上称之为"抗体"。这种抗体专门对付病原微生物，有特殊的识别功能；当病原微生物再次入侵时，特异性的抗体就立即冲上去中和它，使病原微生物立即失去致病性，这就是神奇的"人体自身免疫功能"。

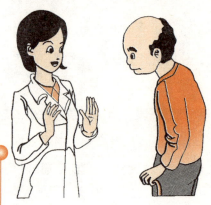

在特定情况下，这种带有记忆功能的抗体，也会发生识别错误，把自己身体中的某些组织误认为对机体有害的病原微生物发动攻击，造成身体的伤害。若这种因自身识别错误而发生的攻击目标是肝细胞，就会造成各种各样的肝功能损伤，如转氨酶增高、血清胆红素升高。这种不是由于肝炎病毒引起的，而是由于自身免疫系统发生紊乱造成的肝损伤，医学上称之为"自身免疫性肝病"。

临床上常见的自身免疫性肝病，包括自身免疫性肝炎、原发性胆汁性肝硬化、原发性硬化性胆管炎、重叠综合征。这几种疾病在病理组织学变化、临床表现、血液生化及自身抗体方面均有各自的特点，前者主要表现为肝细胞炎症坏死，后两者主要表现为肝内胆汁瘀积。但它们的表现有时不典型或相互重叠，给临床诊断和治疗带来困难。本组疾病并不包括那些因肝炎病毒感染所导致的一些自身免疫现象。

## 肝掌是怎么回事

当患了慢性肝炎特别是肝硬变后，在大拇指和小指根部的大小鱼际处，皮肤会出现片状充血，或是红色斑点、斑块，加压后变成苍白色，这种与正常人不同的手掌就称为肝掌。肝硬变患者中，大部分都会出现肝掌。

出现肝掌的原因是：正常人的两肾上方各有一个略呈三角形的分泌人体激素的腺体，称为肾上腺。这个腺体不断地产生雌性激素，与机体产生的雄性激素保持相对平衡，从而保证机体正常的生理生化代谢功能，另外，女性卵巢也产生此种激素。这些激素随着血液流遍全身，最后要在肝脏分解灭活。然而，当肝硬变时，由于肝功能减退，雌激素的代谢灭活功能发生不同程度的障碍，久而久之，雌激素在体内不断积累，便刺激毛细动脉充血、扩张，形成肝掌。

出现肝掌的人不一定都有肝病。在临床上，有许多人虽然有肝掌，但经过多年观察，肝脏功能一直正常，从未出现过肝脏病变。因此，出现肝掌应结合病史以及肝功能、乙肝病毒表面抗原、B超、扫描等多项检查结果，再经过综合分析判断，才能确诊是否患有肝病。

## 什么是肝癌

肝癌，是生长在肝脏里的恶性肿瘤，号称"癌中之王"。它是由于肝细胞或肝内小胆管上皮细胞受到致癌因子的长期作用发生质变，并异常增殖而形成癌变。肝癌是我国常见的恶性肿瘤之一，死亡率在恶性肿瘤中高居第3位，仅次于胃癌和食管癌。根据世界卫生组织的统计，肝癌死亡率在世界范围内列居第5位。本病可发生于任何年龄，但以40~49岁为多见，男性多于女性。

肝癌有两种：一种是身体其他脏器的癌肿转移到肝脏上的癌肿，叫转移性肝癌，也叫继发性肝癌；另一种是原发于肝脏的癌肿，叫原发性肝癌。肝癌的病因是多因素的，真正的原因迄今尚不完全清楚。

目前认为，肝炎、肝硬化、黄曲霉素、饮水污染等与肝癌的发生关系密切。其他如酗酒、亚硝胺、性激素、吸烟等也与肝癌的发病有较为密切的关系。

多数专家认为，积极治疗慢性肝炎和肝硬化，对于预防肝癌十分重要。急性肝炎（尤其是乙型肝炎）治疗不及时，可以演变成慢性肝炎。慢性肝炎治疗效果不佳，容易引起肝硬化。而部分肝硬化病人经过5～10年，甚至20年后，有可能发生肝癌。有的医院调查肝癌病史发现，原发性肝癌病人曾患过肝炎者占35.6%，而肝癌患者澳抗（HBsAg）阳性者占48.3%。因此，积极治疗慢性肝炎，特别是乙型肝炎是至关重要的。近年来，在肝癌高发区和有条件的城市，已将新生儿普遍接种乙肝疫苗列入计划免疫之中。在肝癌低发区，对澳抗阳性母亲的新生儿应接种乙肝疫苗，对易感人群应积极采取防治肝炎的措施。

## 第三节 是谁惹的祸，剖析肝病的诱发因素

### 什么病毒可以引起肝炎

病毒是一种没有细胞形态的微生物，非常微小，它的基本结构由核酸（基因组）和蛋白质组成。病毒只能在活的细胞中繁殖，只有寄生在人体细胞中才能存活。

多种病毒可以引起肝炎，常见的为嗜肝病毒，嗜肝病毒专指能在肝细胞里面复制、定居的病毒，病毒性肝炎常指嗜肝病毒引起的肝炎。目前公认的病毒性肝炎指嗜肝病毒如甲型肝炎病毒、乙型肝炎病毒、丙型肝炎病毒、丁型肝炎病毒、戊型肝炎病毒引起的肝炎。还有一些非嗜肝病毒（不在肝细胞定居、复制）也可以引起肝炎，如巨细胞病毒、EB病毒、柯萨奇病毒、麻疹病毒等。

## 无症状乙肝病毒携带者的原因有哪些

无症状乙肝病毒携带者的形成主要与人体免疫功能低下有关，还与性别、年龄及遗传等因素密切相关。

### （1）首先是母婴传播

母亲对子女的垂直传播是出生后携带者最主要的感染来源。在没有预防措施的情况下，乙肝表面抗原、乙肝e抗原双阳性的母亲，引起母婴乙肝病毒传播率几乎是100%。婴儿对大量入侵的乙肝病毒感染缺乏免疫清除能力，呈现"免疫耐受状态"。入侵乙肝病毒的脱氧核糖核酸可与婴儿肝细胞的染色体基因组合，利用婴儿肝细胞复制繁殖，并逃避机体免疫系统的攻击，从而表现为长期乙肝病毒携带状态而并不出现症状。

### （2）婴儿期感染

幼婴如长期与乙肝表面抗原、乙肝e抗原阳性母亲、保姆、亲属密切生活接触，如哺乳、喂食、亲吻等可导致感染；也可通过预防接种和注射途径感染。婴幼儿期在易感的环境中比成人的感染并携带的概率约高8倍。

### （3）抵抗力较弱

免疫功能低下或不全的青少年、成人接触乙型肝炎病毒后，可表现为不发病，但又不能清除病毒，使病毒与机体处于共存状态，成为无症状乙肝病毒携带者。

## 慢性肝炎的常见病因是什么

临床上把肝炎急性期过后、病程超过6个月而肝脏炎症仍持续存在者,称为慢性肝炎。

慢性肝炎多是从急性病毒性肝炎转变而来的。机体自身免疫功能紊乱、长期应用损害肝脏的药物、机体对药物过敏、酗酒及缺乏某种酶、代谢紊乱等均能导致本病发生。

而由不同肝炎病毒急性感染引起的急性病毒性肝炎,其转变为慢性肝炎的可能性是不同的。其中,以急性乙型肝炎转变为慢性乙型肝炎的比例最高。约15%的急性乙型肝炎转变为慢性乙型肝炎,这之中约有20%可发展为肝硬化,约有0.6%发展为肝癌。在所有各种病因所致的慢性肝炎中,乙型肝炎病毒引起的慢性乙型肝炎占80%~90%,因此,乙型肝炎病毒感染是引起慢性肝炎最常见的病因。

## 劳累是肝脏崩溃的杀手吗

过劳本身不是肝病的原因,但却常成为肝病的诱因。例如,感染同样的肝炎病毒,健壮的人不发病,而疲惫的人就容易发病,这是因为过劳导致机体对病毒的抵抗力下降的缘故。

工作繁忙、深感疲惫之际去出差,回来后染上肝病的病例特别多。此外,连续加班过度劳累导致肝炎发病的例子也很常见。

肝炎患者中,有很多是在过劳状态中发病的。为了保护肝脏,充足的睡眠和避免劳累非常重要。

现在中青年人的工作压力加大,患了肝病后也无法得到很好的休息;再加上饮食不科学、过度劳累、精神压力过大等因素,导致患有慢性肝炎、肝硬化乃至肝癌的中青年人在不断增多。

肝病患者要"三分治七分养",最大限度地减少对肝脏的刺激,在生活上尤其要注意不能太劳累，不能疲于奔命，生活节奏不可过于紧张，经常熬夜、加班、出差，都对肝炎患者的健康不利。同时我们也可以吃一些保健药物来保护肝脏，不过最重要的是千万不要让自己太过于劳累了，这样只会加重肝脏的负担。

## 甲型肝炎是怎样引起的

甲型肝炎（简称甲肝）是由于感染了甲肝病毒（HAV）所致。典型的甲肝病毒感染早期，病毒能随感染者的粪便排出体外，在干燥的粪便中能存活30天并具有传染性。甲肝患者和隐性感染者（无症状出现或不发病）是甲肝主要的传染源。

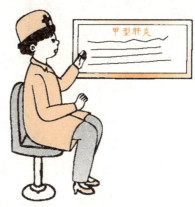

甲肝病毒常见的传播方式为粪—口传播。人感染甲肝病毒后，首先在消化道中增殖。在短暂的病毒血症中，病毒又可继续在血液里的白细胞中增殖，然后进入肝脏，在肝细胞内复制。在起病前1~2周，甲肝病毒由肝细胞排向毛细血管，再通过胆管进入肠道，从粪便排出。在甲肝潜伏期和黄疸出现前数日，病毒排放达到高峰。处在这个时期的患者，尤其是无症状的亚临床感染者，是最危险的传染源。易感者一旦吃了含有甲肝病毒的食品，或喝了被污染的饮用水，或生食用粪便浇灌过的蔬菜、瓜果等，均可引起甲肝暴发或散发感染。

## 乙型肝炎是怎样引起的

乙型肝炎（简称乙肝）是感染了乙型肝炎病毒（HBV）而引起的肝炎。乙型肝炎患者和无症状乙肝病毒携带者是其传染源。

乙肝主要的发病机制为人体对侵入的乙肝病毒发生免疫反应，包括细胞免疫、体液免疫及可能出现的自身免疫。具体则表现为不同疾病类型以不同的免疫反应为主。

(1) 急性肝炎

HBV 在肝细胞内复制，不损伤肝细胞，肝细胞病变主要取决于宿主的免疫应答，其确切机制尚待阐明。

(2) 慢性肝炎

乙肝的病变主要由细胞免疫异常所致。免疫反应低下者，其产生的抗体（抗-HBs）不足以清除体内的乙肝病毒，病毒大量复制，持续不断地导致部分细胞病变，即为慢性迁延性肝炎。如宿主为免疫耐受状态，大量的乙肝病毒在体内复制，已整合的乙肝病毒主要表达为表面抗原（HBsAg），核心抗原（HBcAg）较少表达，不引起宿主的免疫反应，肝细胞不受累，即为慢性HBsAg携带状态。

(3) 重型肝炎

宿主的免疫反应亢进，产生抗体（抗-HBs）过早、过多，与HBsAg形成过多复合物，导致局部过敏，肝细胞大块、亚大块坏死；或过多的HBsAg、抗-HBs复合物在肝窦内沉积，造成微循环障碍，导致缺血、坏死并波及全肝。

## 食毛蚶为什么易引起甲型肝炎

我国是甲型肝炎高发地区，甲型肝炎病毒感染率很高。30 岁以上正常人群中，体内查到抗甲型肝炎病毒抗体者接近90%，也就是说，30 岁以上的人几乎都有了免疫力，不容易再患甲型肝炎，而多数 15 岁以下儿童和青少年由于体内没有抗甲型肝炎病毒抗体，因而对甲型肝炎病毒没有免疫力，所以在有甲型肝炎流行时，这一年龄组的人群容易被感染（易感人群）而发病。对于这类人群，应注射甲型肝炎疫苗，刺激机体产生抗体来预防甲型肝炎的发生。

## 丙型肝炎是如何发病的

目前认为，丙肝病毒的直接致病作用可参与急性丙型肝炎的肝脏损害过程，而机体免疫功能紊乱则可能是造成肝脏损害特别是慢性损害的重要原因。

**(1) 丙肝病毒的直接致病作用**

丙型肝炎患者血清中 HCV RNA 含量和丙肝病毒抗原（HCAg）的出现与血清丙氨酸氨基转移酶（ALT）水平呈正相关；丙肝病毒的复制常伴有肝损伤；使用干扰素治疗后，随着 HCV RNA 含量的减少，其血清中 ALT 水平也逐渐降低。从急性丙型肝炎患者肝组织病理切片上观察到广泛的肝细胞嗜酸性变，但邻近区域却相对缺乏淋巴细胞，因而推测病毒本身具有杀细胞作用。

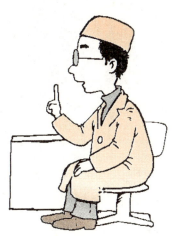

**(2) 丙型肝炎的免疫发病机制**

免疫因素尤其是细胞免疫异常可能是丙肝发病的重要作用。丙型肝炎特征性病理改变（肝脏汇管区淋巴样细胞聚集或形成滤泡）也提示免疫发病机制参与丙肝发病。

## 酒精性肝病发病的原因有哪些

酒精性肝病发生的原因有以下几种：

**(1) 营养不良**

在营养充足的情况下，少量饮酒一般不会引起明显的肝脏损害，有些人只喝酒，不吃菜，从而使蛋白质等营养素缺乏，常常是促使酒精性肝病发生的重要辅助因素之一。虽然乙醇的毒性作用占主导地位，但营养不良会进一步加重乙醇对肝脏的毒副作用，造成更大的损害。

### （2）饮酒量与饮酒方式

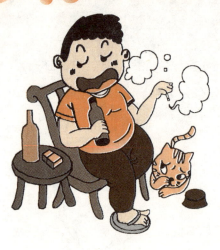

有资料显示每天饮酒 40～60 毫升，发生肝硬化的相对危险升高 6 倍；每天饮酒 60～80 毫升，发生肝硬化的相对危险升高 14 倍，可见乙醇的危害性有多大。另外，一个人的饮酒方式也会影响酒精性肝病发生，每天饮酒要比间断性饮酒危害大，如果每天饮 50°白酒 100 毫升，连续 5 年就可发生酒精性肝病。每天一次暴饮比一天分次小酌危害性更大。如果每天一次摄入 150～200 克乙醇，10～12 天后就会有人发生脂肪肝。慢性嗜酒者如短期内大量饮酒，常可引起急性酒精性肝炎，甚至会诱发急性酒精性肝衰竭。

### （3）遗传因素

医学家对双胞胎进行研究，结果表明，孪生子对饮酒的嗜好往往是一致的。换言之，假若一个喜欢喝酒，另一个通常也会喜欢。而且同卵双生子嗜酒的一致率高于异卵双生子。这就进一步提示，对乙醇的耐受能力受遗传基因的控制，酒精性肝病可能与遗传有关。

### （4）肝炎病毒的影响

肝炎病毒与乙醇可谓狼狈为奸，可加重肝脏损害。医学家做了研究，慢性乙肝病毒和丙肝病毒感染的饮酒者更容易发生酒精性肝病。反过来，酒精性肝病的患者，增加了对肝炎病毒感染的敏感性，比不饮酒者更容易发生病毒性肝炎。

## 脂肪肝病发的四大原因是什么

引起脂肪在肝脏内过多蓄积而形成脂肪肝的原因很多，大体上有以下几种：

# 第一章 话说肝脏
## ——揭开"将军之官"的谜底

### （1）营养因素

长期吃大鱼大肉、油炸食品以及甜食，会使肝脏脂肪合成过多。当吃的食物中脂肪含量过高时，超过了肝脏处理的限度，使肝脏负担增大，干扰了对脂肪的代谢，打破了肝脏的输入输出平衡，脂肪在肝内堆积，形成脂肪肝。营养不良也会导致脂肪肝。有人或许会奇怪，营养过剩会造成脂肪肝，那营养不良为什么也会造成脂肪肝呢？其实很简单，营养过剩属于原材料太多，而营养不良属于加工过程中的辅助材料不够，同样无法生产出合格的产品。当营养不良时，蛋白质缺乏，而导致极低密度脂蛋白合成减少，这样会造成肝转运三酰甘油发生障碍，脂肪在肝内堆积，引起脂肪肝。

### （2）化学因素

导致脂肪肝的化学因素包括药物（四环素、胺碘酮、甲氨蝶呤、糖皮质激素等）、化学毒物（砷、铅、苯、黄磷、氯仿、四氯化碳等）、乙醇（酒精）等，嗜酒如命一直是脂肪肝和肝硬化最常见的原因之一。

### （3）遗传因素

脂肪肝的发生与肥胖的发生一样具有先天遗传性。当然遗传性并不是指父母有脂肪肝，子女就一定会得脂肪肝，而是流行病学调查发现：有肥胖症、糖尿病、高脂血症和脂肪肝家族史者，其脂肪肝的发病率高于一般人群。遗传因素也需要在不健康的生活方式和不科学的饮食习惯的基础上，才会起作用。

### （4）生物因素

包括病毒和细菌等病原微生物及寄生虫，这些致病因素主要引起肝细胞变性坏死及炎性细胞浸润。近来研究发现部分丙型肝炎病毒、丁型肝炎病毒感染可分别引起大泡性和小泡性肝细胞脂肪变性。肺结核、败血症等一些慢性细菌感染性疾病，也可因营养不良、缺氧以及细胞毒素损害等因素导致肝细胞脂肪变性。此外各型病毒性肝炎恢复期以及慢性病毒感染均可诱发肥胖性脂肪肝。

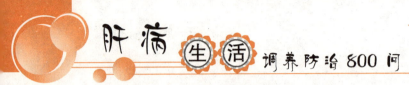

无论何种原因,最终的结果都是脂肪在肝脏过量蓄积,既影响肝脏正常功能,又会减少本来可将过多脂肪转化为能量的康丽亭的合成,造成恶性循环,因此,补充维生素可从根本上解决脂肪蓄积的困扰。

## 肝硬化是怎样引起的

肝脏出现广泛的纤维化伴结节形成叫肝硬化。肝硬化是一种常见的慢性进行性肝脏疾病,是由多种原因引起的广泛的肝细胞变性、坏死,继发肝细胞结节状再生和弥漫性纤维组织增生,这几种改变反复交错进行,结果使大量肝小叶结构破坏,假小叶形成,肝内血液循环紊乱,使肝脏变形、变硬。

引起肝硬化的常见病因有:

1) 所有能导致慢性肝炎的肝病:如乙型肝炎、丙型肝炎、丁型肝炎、庚型肝炎,尤其是慢性活动性肝炎患者,若肝功能反复波动或持续异常,病变反复激活或加重时,提示肝细胞受损较重。

2) 营养缺乏。

3) 酒精中毒。

4) 药物中毒。

5) 血吸虫病。

6) 肝内胆汁瘀积。

7) 长期携带乙肝病毒。

## 肝癌的主要发病因素是什么

肝癌是一种恶性肿瘤,它是由肝脏外界环境中的各种有害因素同体内某些致癌物的长期作用,致使肝细胞增生过度,导致正常结构遭受破坏形成的。其致病因素主要有以下几种:

#### （1）水源污染

饮用严重污染的水，是肝癌发生的重要诱因之一，特别是污染的沟水，其次是污染的河水，污染的井水最低。

#### （2）病毒性肝炎

主要为乙型与丙型肝炎病毒感染，特别是乙肝与乙肝病毒携带者原发性肝癌的发生率要高出正常人 12~100 倍。

#### （3）免疫状态

有一种封闭因子存在于肝癌患者血浆中，可抑制细胞免疫并使肝癌细胞不受免疫细胞杀伤。现已证明，甲胎蛋白（AFP）可抑制淋巴细胞和巨噬细胞的吞噬作用。

#### （4）基因突变

肝细胞分裂反应途径的活化被环境中的突变原和病毒作用激发，导致细胞的点突变原和病毒作用激发，导致细胞的点突变与基因易位，是加速癌细胞增殖的可能因素。

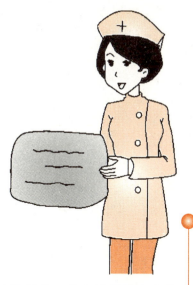

#### （5）化学致癌物质

以亚硝基化合物为主，如亚硝胺以及亚硝酸胺等。除此之外，乙醇（酒精）、农药、黄樟素等也都可诱发肝癌。

#### （6）黄曲霉毒素

黄曲霉毒素为最重要的致癌物质。霉变食物及谷物、花生等最易产生黄曲霉毒素，长期食用含此毒素的食品容易诱发肝癌。

#### （7）其他

营养过剩、营养缺乏、血友病、寄生虫感染及遗传等，也是引发肝癌的危险因素。

## 病毒性肝炎复发的因素有哪些

所谓复发，实际上指病毒性肝炎未能完全治愈，其原因主要有：

1）过早地从事体力活动，在急性期休息、治疗不当或酗酒，接触了对肝脏有损害的毒物、药物，均可导致肝炎复发。

2）妊娠或合并胆道感染。

3）乙肝表面抗原持续阳性。

# 第二章 诊断与防治
## ——两手抓，两手都要硬

### 第一节 盘点肝病的临床表现

#### 出现哪些症状应到医院就诊

早期检查、早期诊断，及时治疗对肝炎病人来说是非常重要的。那么，怎样才能早期发现自己是否得了肝炎呢？出现了哪些症状应该去医院检查呢？如果您最近发现自己有类似感冒的症状，同时会出现明显的消化道症状，像不想吃东西、厌食、看到油腻的食物或闻到油烟

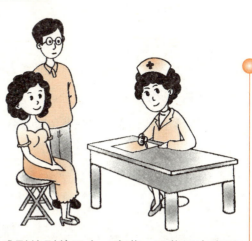

味就恶心想吐、腹泻等。除此之外还感到特别的无力、疲劳，可能还会出现眼黄、尿黄（颜色似浓茶）。特别是最近在你密切接触的人当中有肝炎病人；

或吃过半生不熟的海产贝类食物；或输过血、注射过血浆、白蛋白、人血或胎盘球蛋白等；或有过不洁性接触；或用过消毒不严格的注射器，接受过针灸、文身、拔牙和手术时，你很可能患上了肝病。或者肚子意外变大了，这时您就不要耽误，要尽快去医院看病，因为这也有可能是得了肝炎，或者原有的肝病发展到了肝硬化，最好立即到传染病医院去检查，以确定你是否患上了肝病。不要轻易认为疲乏、发热都是因感冒而引起的；不要认为食欲减退、上腹不适都是由胃病或胃肠炎等引起的。有的人虽然没有明显的自觉不适，但如果与肝炎病人有过密切接触史，最好也去做肝功能检查，以防漏诊。

## 急性肝炎有哪些症状

急性肝炎分为急性无黄疸型肝炎和急性黄疸型肝炎。急性无黄疸型肝炎最常见，约占甲肝、乙肝的80%以上。其症状较轻，如食欲不振、厌油、腹胀、肝区不适等，因此不易被发现，往往在体检时才被发现。一般需要3个月才能恢复。

急性黄疸型肝炎，病程2~4个月（甲肝较短），分黄疸前期、黄疸期和恢复期3个阶段。

**(1) 黄疸前期**

甲肝起病急，畏寒发热；乙肝发病缓慢，常不发热。突出的症状为乏力、食欲不振、厌油、恶心、呕吐、腹痛、腹泻等。少数患者以发热、头痛等上呼吸道感染症状为主，尿深黄色或浓茶色。本期平均5~7天。

**(2) 黄疸期**

患者自觉上述症状有所减轻，体温逐渐恢复正常，但尿色继续加深，眼球巩膜及全身皮肤出现黄染，大便颜色变浅，并伴有皮肤瘙痒、心动过缓症状。本期持续2~6周。

**(3) 恢复期**

黄疸逐渐消失，症状减轻直至消失。本期持续1~2个月。

## 慢性肝炎有哪些症状

急性肝炎（乙型或丙型）迁延不愈、病程超过半年者，医学上称为慢性肝炎。有的乙型肝炎起病隐匿，待临床发现疾病时已成慢性。另外，如果患者在肝炎急性期未能得到充分休息和有效治疗，或因自身免疫力低下，就会使急性肝炎转化为慢性肝炎。

慢性肝炎根据其症状、体征及肝脏的病理改变可分为慢性迁延性肝炎和慢性活动性肝炎。

### （1）慢性迁延性肝炎

患者的症状体征及肝功能改变均不严重。

### （2）慢性活动性肝炎

各种症状比较明显，肝脏肿大、质中等硬度；出现蜘蛛痣、肝掌、脾大的临床体征；有些患者会伴有其他脏器损害，如关节炎、肾炎、皮疹等。病程在半年以上。

## 甲型肝炎有哪些症状特点

起病急，起病前多有发热、全身无力、消化道症状明显、食欲下降、恶心、腻油、可伴有腹泻，继之出现尿黄、皮肤巩膜黄染、呕吐、肝区疼痛、肝功能异常。临床表现为：黄疸时期，起病急，有畏寒、发热、全身乏力、食欲不振、厌油、恶心、呕吐、腹痛、肝区痛、腹泻、尿色逐渐加深，至本期末呈浓茶状。少数病例以发热、头痛、上呼吸道症状等为主要表现。黄疸期自觉症状可有所好转，发热减退，但尿色继续加深，巩膜、皮肤出现黄染，约于2周内达高峰。可有大便颜色变浅、皮肤瘙痒、心动过缓等梗阻性黄疸表现。肝肿大至肋下1～3厘米，有充实感，有压痛及叩击痛。部分病例有轻度脾肿大。本期持续2～6周。恢复期黄疸逐渐消退，症状减轻以至消失，肝、脾回缩，肝功能逐渐恢复正常。

## 急性黄疸型肝炎的临床表现有哪些

急性黄疸型肝炎的整个病程一般分为3个阶段，即黄疸前期、黄疸期和恢复期，其临床表现如下：

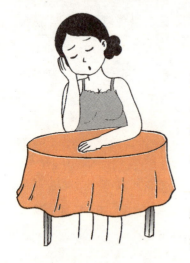

### （1）黄疸前期

从开始有症状到出现黄疸的这段时间，约为数日至2周。起病时患者常感畏寒、发热、乏力、食欲减退、恶心、呕吐，尤其厌恶油腻食物，上腹部堵闷胀满，大便较稀或便秘。此期中末，查体可发现肝区叩击痛及压痛，半数以上患者肋缘下可触及肝脏，血清丙氨酸氨基转移酶（ALT）明显升高，可查出相应的病毒学指标。

### （2）黄疸期

热退后出现黄疸，尿黄似浓茶水，巩膜及周身皮肤黄染，多数为轻度至中度黄疸。此时消化道症状加重，肝脏肿大，有压痛及叩击痛；少数患者脾脏肿大，部分患者伴有皮肤瘙痒，尿胆红素阳性。血清ALT显著升高，血胆红素升高。此期持续2~6周或更久。

### （3）恢复期

此期黄疸渐退，肝肿大及其他各种症状均渐消退，食欲恢复正常，但仍感轻度肝区痛。此期持续平均1个月。

## 丙型肝炎病毒感染后的临床表现有哪些

在临床上40%~75%急性HCV感染者无任何不适症状，只有血清ALT升高患者在求治其他疾病或体检时才被意外发现，或因有输血史或注射史，就医时由于医生警惕性高，检测出抗-HCV阳性和ALT升高而被发现。临床表现一般较轻，故被称为亚临床型。有一半患者可自行康复。但再次暴露于 HCV 后，又会重新感染。

感染 HCV 后，会出现周身不适、乏力、食欲减退、偶有恶心，少数患者有肝区疼痛、黄疸等典型急性肝炎的症状，但总的来说，出现黄疸的病例很少，即使有黄疸也相对较轻。ALT 可正常或仅仅有轻度升高，部分患者 ALT 持续升高。一般将其分为 3 个类型。

（1）反复发作型

此型为典型的 HCV 感染表现。ALT 高于正常值，在正常值上下反复波动，时高时低，缓解期时 ALT 可恢复正常，肝活检结果表明，患者肝炎病变的严重程度不等。

（2）持续异常型

此型的 ALT 呈持续性升高，但 ALT 的数值仅比正常值高 1～2 倍。肝活检同样显示病变轻重程度不等的慢性肝炎改变。持续型和反复发作型，在急性期和慢性期感染均可见到。

（3）健康携带型

此型 ALT 正常，肝活检可能正常或显示不同程度的慢性肝炎改变。由于健康携带者仍可能存在病毒血症，所以 ALT 正常并不能否定慢性丙型肝炎的可能。

部分病例常与乙型肝炎重叠感染，症状较单纯丙型肝炎感染重。感染的严重程度往往与输多份血、输血量大、输入的血中肝炎病毒复制活跃有关，接受血者有可能患急性肝坏死或亚急性重型肝炎，预后差，死亡率高。

## 乙型病毒性肝炎的基本特征是什么

乙型病毒性肝炎（简称乙型肝炎）是由乙型肝炎病毒（简称乙肝病毒）引起的肝脏炎性损害，是我国当前流行最广泛、危害最严重的一种传染病。经济发展的水平较低，卫生条件比较差是本病流行的基础。本病遍及全球，乙肝表面抗原（澳抗）携带率，热带地区高于温带，男性高于女性，在未经免疫预防的国家里，儿童携带率高于成人，城市常高于农村。传染源主要是患者及乙肝病毒无症状携带者，经血液、性接触和生活密切接触都是传播的重要方式。易感者感染乙肝病毒后约经3个月（6周至6个月）发病。临床表现为乏力、食欲减退、恶心、呕吐、厌油、腹泻及腹胀，部分病例有发热、黄疸，约有半数患者起病隐匿，在查体中发现。肝功能异常，血清乙肝表面抗原、乙肝病毒脱氧核糖核酸、乙肝病毒免疫球蛋白G，脱氧核糖核酸聚合酶均为阳性。大部分乙型肝炎经治后能痊愈，少数病例病程迁延或转为慢性，其中一部分可发展为肝炎后肝硬变甚至肝癌；极少数病例病程发展迅猛，肝细胞出现大片坏死，成为重型肝炎；另有一些感染者，则成为无症状的病毒携带者。

## 乙肝病毒与艾滋病共同感染的临床表现是怎样的

在国外已发现有些艾滋病患者也是乙肝病毒的感染者。两种病毒感染同一个机体后发现有如下特征：

1）艾滋病毒感染的基本特征为人白细胞分化抗原4（一种辅助/诱导T细胞的亚群，简称$CD_4$）耗竭，从而导致一系列免疫缺陷综合征。患者T细胞总数及$CD_4$细胞数下降，T细胞亚群$CD_4^+/CD_8^+$比值降低。乙肝病毒感染的特征是慢性化。由于慢性乙型肝炎肝功能的恶化必须依赖于病毒复制的免疫反应，所以当乙肝病毒与艾滋病毒在患者体内合并存在时，因艾滋病毒使T细胞缺乏，常可使大多数慢性乙型肝炎患者的肝功能和组织学特征相对改善。

2）有乙肝病毒标志的艾滋病患者，多数显示过去感染过乙肝病毒，而并非正在发生乙型肝炎。血清学乙肝表面抗原多数呈阴性。

3）凡慢性乙肝病毒携带者或急、慢性乙型肝炎患者，只要具备接触艾滋病毒的传播条件，就较易发生与艾滋病毒重叠感染；重叠感染将促使机体的乙肝病毒向慢性携带状态发展。

4）乙肝病毒与艾滋病毒重叠感染后，因为艾滋病毒主要在活性淋巴细胞中复制，可加重免疫系统的缺陷；但当艾滋病毒刚入侵时，常可使明显康复的急性乙型肝炎患者的乙肝病毒脱氧核糖核酸激活，使正在痊愈的急、慢性乙型肝炎复发。临床上发现艾滋病毒促使乙肝表面抗原、乙肝e抗原及乙肝病毒脱氧核糖核酸的滴度增加。随访3年以上者，乙肝病毒标志仍持续存在，滴度有增未减。

5）同性恋和静脉注射毒品成瘾人群，首先感染乙肝病毒，然后感染艾滋病毒者的肝症状和细胞溶解现象处于次要地位，而艾滋病相关征象逐渐突出，最后占主导地位。这就提示，艾滋病使乙型肝炎转向慢性化时，乙型肝炎则可加速艾滋病恶化。

6）对单纯乙型肝炎患者有效的抗病毒药，用在两种病毒重叠感染患者身上则无效。这说明双重感染给临床治疗带来很大困难。

7）两种病毒合并感染者的结局，尚未发现死于肝功衰竭或肝癌，而都是死于艾滋病，特别是机会性感染。

## 丁型肝炎有哪些临床特点

### （1）丁肝病毒与乙肝病毒同时感染

丁肝病毒与乙肝病毒同时感染时，可能出现以下两种情况：

急性丁肝病毒相关肝炎。其临床及生化特点与单纯乙肝相似，症状较轻，肝组织损害不十分严重。偶尔可见分别表示乙肝病毒感染及丁肝病毒感染的两次转氨酶高峰，经治疗可痊愈。此类患者的肝组织内丁肝抗原仅一过性出现，血清丁肝抗体免疫球蛋白M呈低滴度短暂上升，不继发相应的丁肝抗体免疫球蛋白G，与单纯的急性乙肝相比，发生慢性肝炎的危险性较低。

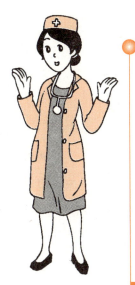

暴发性肝炎。临床症状及肝损害严重，病死率高。这是因为急性乙肝病毒血症时间延长，乙肝病毒复制增多，为丁肝病毒复制提供了良好的条件。丁肝抗原血症时间短暂，先出现丁肝病毒抗体免疫球蛋白 M，随后出现丁肝病毒抗体免疫球蛋白 G。在这种情况下，丁肝病毒引起的肝损害程度严重，加之乙肝病毒引起的肝损害，可诱发暴发型肝炎。

### (2) 重叠感染丁肝病毒

自限性肝炎。该病一般临床症状不严重，病程较短，有自限和恢复的倾向。乙肝表面抗原携带者是丁肝病毒攻击的目标，丁肝病毒感染后肝组织内出现丁肝抗原，随后出现丁肝抗原血症，血清中出现丁肝病毒抗体免疫球蛋白 M。

慢性进行性丁型肝炎。该病即为慢性乙型肝炎恶化或无症状的乙肝病毒携带者演变为进行性活动性肝炎，病情严重，呈进行性发展，可发展为肝硬化，预后差。

## 戊型肝炎有什么特点

戊型肝炎病毒（HEV）的感染率以青少年最高，15 岁以下的儿童和 40 岁以上的成人发病率较低，我国的水源性流行主要发生在新疆南部，散发性戊型肝炎则各地都相当多见，人群中已有一定的免疫水平。HEV 的潜伏期为 16～75 日，多数为 1 个月。

感染后 22～46 日可从血液中检出 HEV，34～46 日可从粪便中检出 HEV。少数病人病毒血症可持续约 100 日，故可能发生血液传播。戊型肝炎的临床表现与甲型肝炎相似而较轻。急性起病，多有黄疸。暴发性戊型肝炎占 0.5%～3%，在妊娠晚期的妇女中可高达 20%。HEV 不会引起慢性肝病。

第二章 诊断与防治
——两手抓，两手都要硬

## 脂肪肝的临床表现

我们通常所说的脂肪肝主要指因肥胖、糖尿病和酒精等因素所致的慢性脂肪肝。这类脂肪肝多为隐匿性起病，因此缺乏特异的临床表现。常在体检或高血压、胆石症、冠心病等其他疾病就诊时发现。大多数患者无自觉症状，少数患者会有腹部不适、右上腹隐痛、乏力等，肝脏常轻度肿大。仅4%患者有脾大，8%有蜘蛛痣及门静脉高压的体征。脂肪肝的临床表现与肝脏脂肪浸润程度成正比，在肝内过多的脂肪被移除后症状可消失。伴随脂肪肝的发展，可由肝纤维化进展为肝硬化。

## 代偿性肝硬化有什么表现

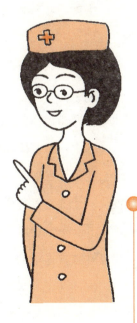

部分处于该阶段的肝硬化患者，可表现为轻度乏力、食欲不振、恶心、轻度腹胀等非特异性的胃肠道症状。其中以乏力和食欲减退的出现较早且较突出。上述症状并非呈进行性加重，可因劳累或伴发其他疾病而诱发，经适当治疗或休息后亦可缓解。代偿期肝硬化患者营养状况较正常人稍差，或与正常人无差别，部分患者面色灰暗无华，亦可见肝掌、蜘蛛痣。肝脏轻度肿大或大小正常，质偏硬，脾轻中度肿大，质硬。血清白蛋白虽在正常范围内，但多偏低，球蛋白偏高，可因伴随肝炎的表现而出现血清转氨酶升高或胆红素增高。该阶段肝硬化的诊断多依赖于肝活检或腹腔镜观察，而超声或CT检查只能作为参考之用。

部分代偿期肝硬化患者可始终保持在肝功能代偿期，而不过渡到失代偿期，可因其他疾病而死亡。另一部分患者在代偿数月或数年后进展为失代偿期肝硬化。

## 肝硬化的临床表现

肝硬化是各种慢性进行性肝病的后期或终末期表现。本病的起病及演进过程差异较大，但多数较缓慢，潜伏期可达数年之久。其表现如下：

### （1）皮肤变化

面色黧黑灰暗伴色素沉着，虽发生率不高（约20%），但颇有特征性。蜘蛛痣和肝掌也具有一定特征性，其发生与体内雌激素增多有关，但蜘蛛痣和肝掌在正常人亦可发现。

### （2）肝脏情况

肝脏早期较大，晚期较小，质地多较硬。多伴有不同程度的脾肿大。

### （3）肝功能减退的表现

消瘦、乏力及食欲减退等症状。有下列几方面特征性表现：

1）内分泌失调

①高血糖：糖类（碳水化合物）代谢障碍导致葡萄糖耐量减退，血糖升高。

②低血糖：多发生在晚期重症患者。

③甲状腺疾病。

④男子性功能：丘脑—垂体—肾上腺功能失调，表现为性功能减退和女性化。女性化表现为男子乳房发育等变化。

⑤女子性功能：患者有闭经、月经减少及无排卵周期发生率增高。不育症及性欲减退常见。

⑥钠潴留：与继发性醛固酮增多有关。

另外，还与体内其他一些激素水平改变有关。

2）出血倾向

凝血酶原和其他凝血因子在肝脏中合成，当肝功能减退时影响其合成，同时又因脾功能亢进而引起血小板减少，故常常出现紫癜、鼻出血、牙龈及胃肠道出血等。

3）黄疸

肝硬化患者的黄疸多属肝细胞性，一旦出现应考虑：

①伴肝细胞进行性坏死：表示有活动性肝炎病变。

②肝内胆汁瘀积：肝硬化时胆汁生成和分泌过程各个环节均可发生障碍而引起胆汁瘀积。发生这类黄疸的患者全身情况较好，肝功能试验可大致正常。

③肝功能严重衰竭：常表示病变已发展至终末期，常伴有肝性脑病，预后极差。

④肝硬化基础上发生恶变。

4）肝性脑病

肝性脑病是晚期肝硬化严重的表现。

**(4) 门静脉高压的表现**

患者有脾肿大并常伴脾功能亢进（贫血、白细胞和血小板减少）；食管下段和胃底静脉曲张等，可发生呕血、黑便及休克等症状；腹水和胸腔积液等。

## 酒精肝有哪些症状

"酒精肝"症状通常会表现为乏力、腹胀、恶心、呕吐，并伴有发热症状。长期大量饮酒的人，如果出现呕吐、右上腹疼痛，或伴随黄疸、发烧等症状，确诊发现有肝肿大时，就应怀疑是否为急性酒精性肝炎了。如果发现腹部逐渐肿大，并伴有下肢水肿、面部黄瘦时，就要注意是否患有酒精性肝硬化了。不过也有无症状者，但即使是这样，肝组织已出现慢性肝炎或肝硬化的情况了。因此，长期饮酒者有必要定期接受肝功能检查及医师的诊治。

## 庚型肝炎有哪些临床表现

临床和病理资料表明，庚型肝炎起病隐匿，临床症状轻，阳性体征少，慢性化程度高，病理损害也较轻。庚型肝炎病毒感染者可出现局灶性肝细胞界板破坏，呈轻度碎屑状坏死，无中度以上碎屑状坏死和桥形坏死。汇管区有少量到中等量的淋巴细胞浸润，这是由于庚型肝炎病毒在肝组织中数量较少，对肝细胞的损害较轻，同时免疫反应对肝组织的损伤也不严重，使得庚型肝炎因症状轻而不易被发现。并使其得不到及时治疗而表现为很高的慢性化倾向。

庚型肝炎临床上表现为急性肝炎特点，缺乏明显特异性，有一般病毒性肝炎的症状和体征，例如纳差、恶心、右上腹部不适、疼痛、黄疸、肝肿大、肝区痛等。

## 肝昏迷有什么先兆

肝昏迷发生前，会出现一些先兆，可持续数天至数周，应注意及早发现，以便及早治疗。这些先兆表现一般是在上述诱因后出现。

行为变化，包括性格变化，常有欣快、激动或淡漠少言，衣冠不整，随地便溺，举止反常。

思维混乱，陈述不正常。包括言语不清，对时间、人物、地点的概念混乱，还会出现幻觉、恐惧和烦躁。

失眠或昼睡夜醒。

## 原发性肝癌的常见症状

肝癌早期症状比较隐匿，早期一般没有任何症状，当患者出现明显的肝癌晚期症状时，病情往往已比较严重。首发症状以肝区疼痛最为常见，其次是上腹部包块、纳差、乏力、消瘦、原因不明的发热、腹泻、腹痛、右肩酸痛等。也有部分患者表现为肝硬化的一些并发症，如黑便、呕血、黄疸等。少数患者因转移灶引起的症状而入院，这些症状多不具有特殊性。下面主要就肝癌的一些常见症状作一介绍。

### （1）肝区疼痛

绝大多数中、晚期肝癌患者以肝区疼痛为首发症状，发生率超过50%。肝区疼痛一般位于右肋部或剑突下（胸骨最下部的位置称为剑突），疼痛性质为间歇性或持续性隐痛、钝痛或刺痛，疼痛前的一段时间内，患者可感到右上腹不适。疼痛可时轻时重或短期自行缓解。疼痛产生的原因主要是肿瘤迅速增大，压迫肝包膜，产生牵拉痛，也可因肿瘤的坏死物刺激肝包膜所致。

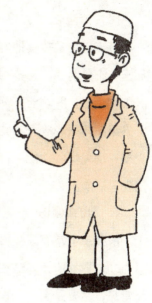

疼痛可因肿瘤生长的部位不同而有所变化，位于肝左叶的肿瘤，常引起中上腹疼痛；位于肝右叶的肿瘤，疼痛在右上腹部；肿瘤累及横膈时，疼痛可放射至右肩或右背部，易被误认为肩关节炎；肿瘤位于肝右叶后段时，有时可引起腰痛；肿瘤位于肝实质深部者，一般很少感到疼痛。

### （2）消化道症状

食欲下降、饭后上腹饱胀、嗳气、消化不良、恶心等是肝癌常见的消化道症状，其中以食欲减退和腹胀最为常见。腹泻也是肝癌较为常见的消化道症状，国内外均有报道，发生率较高，易被误认为是慢性肠炎。门静脉或肝静脉癌栓所致的门静脉高压及肠功能紊乱可致腹胀、大便次数增多，腹胀亦可因腹水所致。

### （3）发热

相当一部分的肝癌患者会出现出汗、发热。多数发热为中低度发热，少数患者可为高热，在39℃以上，一般不伴有寒战。肝癌的发热多为癌性发热，这是因为肿瘤组织坏死后释放致热原进入血液循环所致。肿瘤患者由于抵抗力低下，很容易合并感染，亦可出现发热，与肝癌的癌性发热有时不易区别，需结合血常规并观察抗菌治疗是否有效才能判定。

### (4) 消瘦乏力

肝癌患者常较其他肿瘤患者更感乏力，此与慢性肝炎患者相似。乏力的原因不十分明确，可能由于消化功能紊乱，营养吸收障碍导致能量不足；或肝细胞受损，肝功能下降，使得代谢障碍、某些毒素不能及时灭活，或由于肝癌组织坏死释放有毒物质。消瘦也是肝癌患者的常见症状，系由于肝功能受损，消化吸收功能下降所致。随着病情的发展，消瘦程度可加重，严重时出现恶病质。

### (5) 出血倾向

肝癌患者常有牙龈出血、皮下瘀斑等出血倾向，主要是由于肝功能受损、凝血功能异常所致，这在肝癌并发肝硬化的患者中尤为多见。消化道出血较为常见，主要是由于门静脉高压导致食管胃底静脉曲张所致。事实上，消化道出血也是导致肝癌患者死亡的最主要原因。

### (6) 下肢水肿

肝癌伴腹水的患者，常有下肢水肿，轻者发生在踝部，严重者可蔓延至整个下肢。临床上曾见到有的患者下肢高度水肿，水液能从大腿皮肤渗出。造成下肢水肿的主要原因是腹水压迫下肢静脉或癌栓阻塞，使静脉回流受阻。轻度水肿亦可因血浆白蛋白过低所致。

### (7) 急腹症

癌结节破裂通常引起肝区疼痛，体检时肝区有明显压痛，为肝包膜刺激症状。部分患者癌结节破裂后，表现为急性腹痛，伴有腹膜刺激症状，易被误诊为急性腹膜炎。癌结节破裂引起的腹痛通常伴有血压下降甚至休克的表现，与一般急性腹膜炎不同。

## 第二节 来自身体的信号,肝病的自检

### 皮肤发黄是肝病的危险信号吗

患肝脏、胆道疾病时,由于血液中胆红素浓度增高,眼白部位和皮肤颜色常变黄,医学上称为"黄疸"。

黄疸的产生过程与血液中红细胞、肝脏功能及胆道等因素有关。在正常情况下,血液中衰老的红细胞自然破坏后就释放出血红蛋白。血红蛋白在体内转化为间接胆红素。间接胆红素随血液进入肝脏,在肝细胞内转化为直接胆红素。肝细胞将直接胆红素分泌到毛细胆管后,使其成为胆汁的主要成分。胆汁通过逐级胆管系统最后排入肠腔。

正常血清胆红素是恒定的。每100毫升血液中含有1毫克血清胆红素,少量的尿胆原使小便保持正常的黄色。

上述过程中的任何一个环节发生病变或故障时,胆红素就会大量返流或存留在血中,血清胆红素量就可以升高。当每升血液中血清胆红素量大于34.2微摩尔,即2毫克/100毫升时,巩膜、皮肤黏膜就会发黄,即"显性黄疸"。

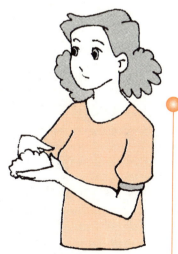

所以,出现皮肤和尿液黄染时千万不要武断的认为就是肝炎,一定要去正规医院,找有经验的医生做好鉴别诊断。

## 什么是"肝病面容"

"肝病面容"主要出现在一些慢性肝炎、肝硬化患者的脸部。主要表现为面部、眼眶周围皮肤晦暗、无光泽,夹杂有钞票纹(毛细血管扩张),是慢性肝炎、肝硬化时的一种体征。

其发生原因至今未明,有人认为可能与下列因素有关:

1)因肝功能损害,雌激素不能在肝脏代谢灭活,致血中雌激素增多。

2)皮肤内酪氨酸酶含量增加,使酪氨酸变成黑色素的量升高。

3)由于部分慢性肝炎、肝硬化患者肾上腺皮质功能低下,使垂体分泌促黑色素细胞增加,此时唇、口腔黏膜等处均有色素沉着。

随着病情的好转及肝功能的改善,肝病面容可以减轻。

## 出现黄疸就是肝炎吗

有黄疸就是肝炎的说法是不正确的。因为:

1)某些原因(先天性代谢酶和红细胞遗传性缺陷)以及理化、生物及免疫因素所致的体内红细胞破坏过多,发生贫血、溶血,使血内胆红素原料过剩,均可造成肝前性黄疸。

2)由于结石和肝、胆、胰肿瘤以及其他炎症,致使胆道梗阻,胆汁不能排入小肠,就可造成肝后性黄疸。

3)新生儿降生不久可因红细胞大量破坏,肝细胞对胆红素摄取障碍而出现生理性黄疸。还有先天性非溶血性吉尔伯特(Gilbert)病引起的黄疸和新生霉素引起的黄疸,都是肝细胞内胆红素结合障碍所造成。另外一些感染性疾病如败血症、肺炎及伤寒等,在少数情况下也可出现黄疸。严重心脏病患者心力衰竭时,肝脏长期瘀血肿大,可以发生黄疸。各种原因造成的肝细胞损害,均可引起肝性黄疸。

由此可见,只要是血中间接胆红素或直接胆红素的浓度增高,都可以发生黄疸。肝炎仅是肝性黄疸的诱因之一。遇到黄疸患者，应根据具体情况，结合体征、实验室检查、肝活体组织检查、B超及CT、磁共振等理化检查结果进行综合判断，找出黄疸的原因，千万不要一见黄疸就武断为肝炎。

## 黄疸越深肝炎病情越严重吗

如果病人出现眼睛、皮肤发黄，大多数人首先想到肝炎。当肝细胞发炎时，因胆红素不能通过正常渠道排入腺道，大量反流入血，只要血液中胆红素增高到每100毫升2毫克，眼睛的巩膜和皮肤就可以染成黄色。胆红素越高者皮肤黄染越重。黄疸型病人起病急，症状明显，绝大部分病人必须停止日常工作。一般来说，急性黄疸型肝炎恢复较快。虽然初期ALT很高，但是病程短。如果胆红素上升很快，每100毫升血液中胆红素超过10毫克，加上临床出现明显的消化道症状，病人感到极度乏力、高度腹胀，就要特别注意，需要及时采取各种措施，防止演变为重型肝炎。

慢性肝炎或肝患者如果突然由无黄疸转变成黄疸，加这其他肝功能恶化时，应引起高度重视。肝脏在原来病变的基础上又出现坏死现象时，可能已转成慢性重型肝炎。紧时的黄疸指标与预后有直接关系。

妊娠后期（7~9个月），突然出现黄疸就一定是肝炎。应警惕发生急性脂肪肝。妊娠急性脂肪肝起病时常有腹痛、严重低蛋白血症，病死率极高。

应该指出的是，千万不要认为有黄疸就一定是肝炎。很多疾病，例如胆管结石、胆管肿瘤、胆管蛔虫、胰头癌、败血症、药物肝损伤等也都可以引起黄疸。但这种黄疸称为"梗阻性黄疸"。所以，出现皮肤和尿液黄染时一定要去正规医院，找有经验的医生做好鉴别诊断。

## 肝区痛就意味着肝炎吗

肝区痛是指右侧季肋部的自发性疼痛。有的患者就是因为肝区痛而来找大夫，这是可以理解的。因为我国肝炎发病率高，肝炎急性期、恢复期都可具有肝区痛的症状和叩击痛的体征。但是肝脏周围邻近脏器组织很多，有肝区痛者不一定就患肝炎，应从多方面去寻找原因。

1）固定性的书写体位，可使肋间肌肉受压产生局部疼痛；近期肠道病毒感染可引起流行性胸痛；近期接触水痘的年轻人突然肝区痛要注意带状疱疹的发生。另外打架斗殴或意外撞击引起胸壁挫伤、肋骨骨折都可以肝区痛来就诊。还有肋间神经痛、肋间肌损伤、胸壁结核等胸壁疾患都可能是肝区痛的原因。

2）胸膜和肺组织的病变也会有肝区痛的症状。如久咳胸胁疼痛；肺癌、结核性胸膜炎、气胸、肺栓塞及肺炎都可引起右季肋部疼痛。

3）肝胆疾患，特别是肝癌、胆管癌及胆石症等都可引起较剧烈的阵发性肝区痛。中毒性肝炎、胆道感染、肝脓肿引起的肝区痛与肝炎的肝区痛很相似。

4）膈下脓肿、右肾肿瘤及胰头癌患者也有类似右季肋部疼痛的表现。

有肝区痛时不要只想到是肝炎，应根据具体情况去请教医生，做进一步的检查，以排除其他疾患。

## 肝区痛的感觉为什么不一样

肝炎在急性期、迁延期和恢复期，都会出现肝区痛的现象，而且在不同阶段肝区疼痛的感觉也是不一样的。

急性期的肝区痛往往是隐藏。这是因为"肝包膜"上痛觉神经末梢极为丰富，当肝脏发生炎症时，肝脏肿大牵引肝包膜上的痛觉神经末梢而出现疼痛。经过适当的休息和治疗肝区痛会随着炎症的消失而逐渐减轻直至消失。

慢性肝炎的肝区痛是间歇性的。因为长期的肝功能障碍影响了消化系统，使肠道胀气明显，压迫肝脏引起疼痛。

肝炎恢复期，由于肝脏在炎症期分泌的含纤维素的渗出液，在炎症消失

# 第二章 诊断与防治
## ——两手抓，两手都要硬

后与周围组织黏连而产生疼痛。当病人在运动时或因饥饿而发生痉挛，影响到痛觉神经末梢也会产生疼痛，这种疼痛为间歇性或阵发性的肝区刺痛，在恢复期会延续相当一段时间。不要太在意。

肝脏的癌肿如果长在肝表面，刺激肝包膜时常引起十分严重的肝区疼痛。肝脓肿时也常发生肝区疼痛。

原因不同，肝区痛的感觉也不一样，只有找到疼痛的原因，就可以对症下药治疗。

## 为什么手掌发红意味着肝病

肝掌是肝硬化和慢性肝炎的常见体征。它是指病人手掌边缘出现的许多红色斑点，或红白相间毫无规律的斑块。用玻片或手指压于掌上，随着压力的增加，可见这种红色斑点、斑块消失，手掌皮肤变白；解除压力，则红色又见。有时病人的脚底也有这种改变。肝掌因为发红，也有人称为"朱砂掌"。

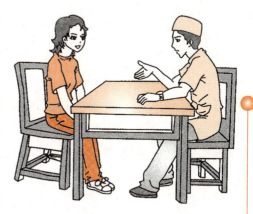

正常男女的肾脏上方，各有一个肾上腺。这个腺体会不断地产生雌激素，与机体产生的雄激素保持相对平衡的状态，从而保证机体的正常生理代谢功能。另外，女性卵巢也产生这种激素。这些激素会随着血流周游全身，最后要在肝脏分解灭活。当慢性肝炎或肝硬化时，由于肝功能减退，雌激素的代谢灭活功能会发生不同程度的障碍。久而久之，雌激素在体内积累多了，便刺激毛细动脉充血、扩张，形成了肝掌。

有一些慢性风湿性关节炎、细菌性心内膜炎、慢性白血病、甲状腺功能亢进患者也可发生掌部红斑，可能与蛋白质缺乏有关，并非肝病。

## 黑便——消化道出血的报警信号

观察大便可以了解消化道的健康状况，如果出现了什么问题，从大便中即可略知一二了。肝病患者容易发生消化道出血，黑便是非常重要的一种出血报警信号。

通常，黑便或血便常因突如其来而并不伴有其他临床症状，往往使病人不知所措。但是，如能细心观察黑便的色、质、量或血便的出血部位和出血量的话，对于病情的变化情况还是可以分析出来的。

(1) **可以根据粪便的色、质，估计出血量的多少**

消化道出血每天在60毫升以上即可表现为黑便。大便如持续呈黑色且质干，说明有持续性的少量出血；大便如由黑色转为暗红色或鲜红色，且大便软、稀，甚至其间夹有血块，则说明消化道有活动性出血，出血量也较多。

(2) **根据大便的色、质，判断出血的部位及何种疾病**

医学上将消化道分为上、下两段，先便血后大便且血色鲜红者，说明出血来源距肛门较近，出血部位一般在直肠或肛门，常见于痔疮、肛裂、直肠息肉等；先大便后便血者，其色如柏油一样黑，说明出血来源较远，在肠道停留的时间较长，出血部位多为胃及十二指肠、结肠或小肠，如胃或十二指肠溃疡、胃癌、胃息肉等。

(3) **根据粪便的色、质判断是否有继续出血**

黑便如逐渐转为黄色，说明出血已止；如黑便持续存在，则说明出血有增加；如黑便经治疗转为黄色后又出现黑便，说明有再次出血或疾病复发。

(4) **还可以根据神志、面色等临床表现来判断出血量的多少**

一般说来，出血缓慢、出血量不超过300毫升者，临床症状不明显或仅有轻微头晕、乏力等；临床上出现头晕眼花、心悸、面色苍白、脉搏加快、口渴等，说明出血量每天已超过400毫升；如继续出血超过1 000毫升，将威胁生命。

第二章 诊断与防治
——两手抓，两手都要硬

## 牙龈或鼻出血与肝炎有关吗

肝炎病人往往在清晨刷牙、洗脸时发现自己的牙龈或鼻子出血。有时发现在咬过的食物上留有血迹。这种出血现象在慢性肝炎病人中特别普遍，重症肝炎病人的出血现象就更严重。除了鼻子、牙龈和皮肤出现瘀斑以外，更严重的还有呕血或排柏油样便，女病人还可能出现月经过多等现象。

发生这种出血现象的主要原因是由于肝细胞损伤后，肝脏产生凝血因子的功能下降，继而凝血机制发生障碍。另外，肠炎病人毛细血管的脆性增加也可导致出血。重型肝炎病人还可能出现弥散性血管内凝血，这是一种比较严重的出血现象，应该引起重视。肝硬化病人由于门静脉高压引起食管或胃底静脉破裂而大出血的现象也不少见。

一般出血的肝炎病人可以服用维生素C、维生素K及其他止血药，重型肝炎病人大量出血时可使病情恶化，必须及时采取抢救措施。

## 为什么肝炎患者大多疲倦乏力

肝脏发生病变，肝细胞制造糖和贮存糖的能力就下降，不能产生足够的能量维持人体需要，能量不足就会感到疲倦乏力。肝炎病人在发生黄疸时，血液中的胆盐就会增加，从而使体内一种叫做"胆碱脂酶"的物质浓度下降，使人体的神经——肌肉结合功能发生混乱，这种生理功能的紊乱常常是人体感到疲劳的原因。另外，由于肝炎病人的脂肪代谢功能也发生障碍，使某些脂溶性维生素（如维生素A、维生素D、维生素K、维生素E等）不能很好地被吸收和利用，人体缺乏维生素E时，非常容易产生乏力的感觉。

随着急性肝炎病人病情的好转，这种乏力的现象会逐渐得到改善，对于病程较长的病人来说，他们的乏力感觉除了肝脏本身的原因外，还可能由于长期卧床、少动而觉得软弱无力，也有些病人长期闷闷不乐，忧心忡忡，精神状态极差，也是造成明显乏力的原因。所以，对于一些病情较轻的病人来说，适当地参加一些体力活动和适当的体育锻炼是消除乏力现象十分有效的治疗办法。随着肝功能的恢复，精神状态的改善，疲倦乏力的现象也会逐渐减轻。

## 为什么肝病患者常头晕、失眠、多梦

头晕、失眠、多梦是肝炎患者的常见症状，这些症状多见于慢性肝炎患者。肝炎患者之所以常会出现这些症状，主要是由于患肝炎后，肝脏受损，导致肝脏的代谢和解毒功能都有所下降，致使一些代谢产物和毒素不能被解毒和排出，蓄积在血中，便可引起头晕等症状。另外，由于肝炎病程较长，长期卧床休息使患者对疾病的顾虑较大，精神负担较重，这些都容易引起失眠、多梦、精神抑郁或烦躁。而睡眠不好，又会加重头晕。

要防治这些症状，除了积极的药物治疗外，肝炎患者自己要有信心，正确对待疾病，合理安排好起居，保证充足睡眠。选择活动可以动静结合，活动量以不感觉疲劳为度。家属要体贴、安慰和鼓励患者，并给患者营造良好舒适的休息环境。

## 肝炎患者会出现脾大吗

脾脏的位置在左上腹上方左侧肋弓内，除了婴儿和脾下垂者，正常人在左上腹左肋缘下是触不到脾脏的。如果在仰卧位置或侧卧位置时可在左上腹触摸到脾脏边缘，就可认为是脾大，因为脾脏在增大2～3倍时才能在肋缘下触及。

脾大是肝炎的一种体征，但并不是所有的肝炎患者都会发生脾大。急性肝炎患者只有少部分人发生脾大，且多为轻度肿大，质地软。慢性肝炎患者脾大相对较多见，质地也较硬。部分患者可感觉脾区疼痛，或有脾触痛。急

## 第二章 诊断与防治
——两手抓，两手都要硬

性肝炎治愈后，脾脏会逐渐回缩至正常大小，但慢性肝炎患者进行性脾大常表示肝炎病变活动，有可能发展为肝硬化。肝硬化患者的脾大很可能是门静脉压升高的缘故，患者有可能发生胃肠大出血。

因此，密切观察脾脏的大小变化，对估计病情有重要意义。如果肝炎患者触摸到左上腹有块状物，要及时请医生诊治。

## 患肝炎时心脏有什么变化

病毒性肝炎是一种全身性传染病，它的病变不但累及肝脏，而且会累及其他脏器，包括心脏在内。急性黄疸型病毒性肝炎的成人患者，约7%会出现心悸、呼吸不畅、心绞痛样发作和心电图异常，而以单纯心电图变化最常见。肝炎患儿年龄越小，心电图异常率越高，3岁以下有89%，6～13岁有43%发现心电图变化。这种变化在疾病早期最明显。心电图异常主要是T波改变，其次是各种心律失常，尚有心室肥大、不完全性束支传导阻滞等。上述各种异常97%在病期40天内恢复。

慢性病毒性肝炎除了病毒、免疫复合物、胆血症等因素可引起心脏病变外，自身免疫或许亦有致病作用。有人报告慢性迁延性肝炎引起的心脏病征有心悸占23.4%，气短占15.4%，胸闷占8.4%，少数有心前区痛。心电图上主要有ST和T波改变、窦性心动过速或过缓、室性期前收缩和传导阻滞。

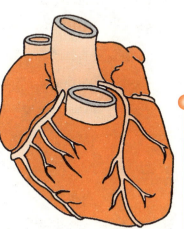

慢性活动性肝炎除具有迁延性肝炎同样的心脏表现和心电图变化外，随病情波动，有时出现局限性心肌炎、心前区疼痛并有心包摩擦音、心脏肥大、急性心源性脑缺血综合征、室内传导阻滞、完全性房室脱节和充血性心力衰竭等。但绝大多数的慢性活动性肝炎引起的心脏病不需特殊治疗。心电图异常持续时间短者1个月，长者数十年；强调保肝与休息可以恢复。但有冠心病和个别怀疑有心脏器质损害者，则需对症予以处理。

重型肝炎可引起较严重的心脏病变，发生率可高达75%。心电图主要有低电压、T波异常、心律明显紊乱，反复发作性心律失常，少数出现心跳骤停。死后尸解主要发现心内膜和心外膜出血、心肌出血淤肿、心脏广泛出血点、心室扩张、心肌纤维肿胀断裂、心肌炎、心肌脂肪变性、心间质充血水肿、胶原纤维肿胀及广泛炎性细胞浸润等心脏损害。这些损害可能与病毒直接侵犯或免疫复合物的致病作用有关，也可能是肝坏死、严重继发感染、胆血症及低血钾等综合作用所致。

## 为什么肝炎患者多有腹胀

腹胀是肝炎病程中的一个症状。腹胀多属胃肠功能紊乱、消化功能减弱、细菌过度繁殖，造成食物在消化道过度发酵，肠腔积气所致。肝病使人体内的消化道运动减弱，分泌吸收减少，使消化道对细菌的排空作用减弱，利于细菌生长。大量细菌的增殖，不仅造成胃肠内气体的增多，还造成了小肠黏膜上皮细胞受损，肠毒素的吸收更加重了消化道运动功能紊乱，由于慢性重型肝炎患者消化功能受到影响，不能及时消化吸收排空气体，造成排空延迟，当气体的生成和吸收严重失衡时，胃肠道积气加重，患者感到腹胀，重者腹胀如鼓。肝病越重，胃肠道功能障碍越重，因此，慢性重型肝炎患者往往出现顽固性腹胀。

## 乏力和食欲差与哪些因素有关

肝病病人由于长期食欲不振，导致吸收热量不足，不能满足自身营养需要，加之肝脏损害或胆汁排泄不畅时，血中胆碱酯酶减少，影响神经、肌肉的正常生理功能。肝硬化时乳酸转变为肝糖原过程发生障碍，肌肉活动后乳

## 第二章　诊断与防治
——两手抓，两手都要硬

酸蓄积过多，引起乏力。乏力程度与肝病的活动程度一致。

急性肝炎常有短期的恶心、呕吐、厌油食现象，一般随黄疸出现而消失。慢性肝炎患者胃肠症状比较多，例如食欲减退、腹泻、腹痛等，有时伴有恶心、呕吐，多因胃肠道慢性充血、胃肠道分泌与呼吸功能紊乱、肠壁水肿以及肠道菌群失调等因素引起、门静脉栓塞形成和门静脉炎，也可因伴发消化性溃疡、胆道疾病、肠道感染等引起。

### 右上腹疼痛是肝胆疾病的预兆吗

与肝脏疾病有关的疼痛一般出现在右上腹部位，因为肝脏就在这个位置。由于胆囊附着于肝脏，胆囊的病变或其他脏器的病变也会放射到此处，一旦出现此种症状，不一定就是肝脏病，与肝脏病无关的情况也多见，要注意鉴别。

一般来说，肝病在肝脏部位不大会痛或完全不痛。不过，急性肝炎发病初期，有的人会疼痛，但疼痛程度不重，一般为胀痛或隐隐作痛，大部分患者压迫肝区时才感到痛，肝硬化时几乎不痛。肝脏疾病中，疼痛较严重者常见于肝癌、肝脓疡等疾病。所感觉的痛，并不是肝脏本身的痛，而是包在肝脏外面的膜，因癌

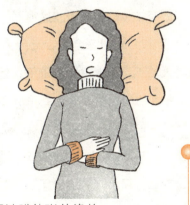

症或脓疡发生变化或肝脏急剧肿胀，使肝脏表面被膜伸张的缘故。

胆囊疾病的疼痛较明显，尤其是胆石症常有剧痛，放射到肩部、背部，有时还可放射到左季肋部，右上腹部、腰部有时感到压迫感、胀满感、钝痛，有时这些感觉长期持续着，这些情况多半是由于胆道的异常，并不是肝脏的毛病，因此需要对胆道系统进行全面的检查。

## 第三节 现代诊断手法，揭开肝病真面目

### 怎样早期发现肝炎

只要有肝病的一般知识，对肝炎有所警惕，充分注意以下几个方面，早期发现肝炎是完全可以做到的。

1）近半个月~6个月内曾与肝炎患者密切接触，吃过半生不熟的海产贝类食物，或输过血、注射过血浆、白蛋白、人血或胎盘球蛋白等；或有过不洁性接触；用过消毒不严格的注射器，接受过针灸、纹身、拔牙和手术等，即有被传染上肝炎的途径。

2）近日来全身疲乏无力、厌食、恶心、呕吐、厌油腻、腹胀、肝区痛、大便不调、尿黄似浓茶等；经休息后上述症状仍持续不好转，而又找不到其他原因时，就应考虑到患肝炎的可能性。如能及时去医院检查，发现肝肿大，尤其是黄疸，就应当高度怀疑有患肝炎的可能。

3）有第1）项接触史和第2）项自觉症状体征者应迅速做必要的实验室检查。如已有巩膜、皮肤或黏膜黄染，马上可作尿三胆检查。如发现尿中胆红素阳性（正常人尿中胆红素阴性），同时查出血清丙氨酸氨基转移酶升高时，患肝炎的可能性更大。对起病缓慢，症状轻微，可怀疑为无黄疸型肝炎，隐性感染或亚临床肝炎者，应定期进行实验室检查。

4）进一步作肝炎病毒方面的抗原及抗体检查，以明确属于哪一种肝炎。当甲肝病毒抗体免疫球蛋白M（抗-HAVIgM）阳性时即可考虑为甲型肝炎；高滴度的抗乙肝核心抗体免疫球蛋白M（抗-HBcIgM）阳性伴有乙型肝炎表面抗原（HBsAg）阳性时，可考虑为乙型肝炎。同样采用丙

型、丁型、戊型、庚型肝炎特异性的诊断试剂盒进行检测，均可分别协助确定肝炎的病原。

## 各类肝炎的潜伏期有多长

从肝炎病毒侵入人体后，直到临床最初症状出现以前，这一段时间称为潜伏期。潜伏期随病原体的种类、数量、毒性、人体免疫状态不同而长短不一。甲型病毒性后炎的潜伏期通常为 15~45 天。乙型病毒性肝炎的潜伏期通常为 6 周~6 个月，一般为 3 个月左右。感染丙型肝炎病毒后潜伏期为 5~12 周，最长可达 30 周，最短为 2 周左右。丁型病毒阳性血液输给乙肝表面抗原携带者，14 天后出现转氨酶增高和类似乙肝的临床表现确定为丁肝潜伏期。戊型病毒性肝炎的潜伏期一般为 40 天左右，最长为 60 天，最短 10 天就可发病，比乙型和丙型肝炎和潜伏期稍短，但比甲型肝炎的潜伏期要长。

## 常见的肝功能检查有哪些

肝功能检查是通过各种生化试验方法检测与肝功能代谢有关的各项指标，来观察肝脏的功能状况。肝脏具有多种代谢功能，被喻为人体内的"中心实验室"，其中某些特殊代谢为肝脏所特有。由于肝脏功能多样，所以肝功能的检查方法也很多。结合病史和症状选择一组或其中的几项肝功能检查项目，有助于肝功能的诊断及评价。

常用的肝功能检查项目包括：

**（1）与蛋白质有关的肝功能检查**

血清总蛋白、白蛋白与球蛋白之比、血清蛋白电泳试验及甲胎蛋白（AFP）检查等。

**（2）与肝病有关的血清酶类检查**

丙氨酸氨基转移酶（ALT）、天冬氨酸氨基转移酶（AST）、碱性磷酸酶

（ALP）及乳酸脱氢酶（LDH）等。

(3) 与生物转化及排泄功能有关的试验

磺溴酞钠滞留试验（BSP）等。

(4) 与胆色素代谢有关的试验

胆红素定量及尿三胆试验等。

## 肝功能检查前应注意什么

肝脏功能检查包括肝脏酶学检查（主要反映肝细胞损伤状况）、肝脏合成功能检查（代表肝脏工作能力），以及肝脏排泄功能测定如检测总胆红素等（代表肝脏解毒功能），这些功能测定受食物及机体功能状态的影响。

## 为什么要空腹进行抽血检查

空腹血是指清晨未进餐前所抽取的静脉血，因为此时抽取的空腹血所检查的各种生化成分比较稳定，更具客观性。

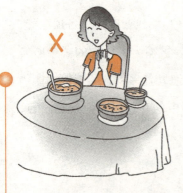

一般来说，需要空腹抽血检查的化验，大部分都是生化检验项目，而这些项目易受饮食因素的影响，因此，为避免因饮食因素带来的差异，这些检验项目的正常值范围，均以正常人群的空腹血检测所得的数值，经统计学处理而获得，如肝功能检查中的谷丙和谷草转氨酶，正常人群的范围为0～40单位/升等。

空腹抽血检查的最大好处是能避开因饮食因素的影响，使检验结果更具客观性，能较真实地反映机体的生化变化。如果在进食后采血，血液中的生化成分会出现暂时性的变化，所测得的结果，就不能客观反映机体的真实情况，而影响临床判断的准确性。

## 第二章 诊断与防治
——两手抓，两手都要硬

空腹抽血检查的项目一般有肝功能、血糖、蛋白质、脂类等。而对于肝炎病原学（如甲、乙、丙、丁、戊型肝炎病毒，乙肝和丙肝病毒载量）和血常规等检测，因不受饮食因素影响而不必空腹抽血。

### 什么是乙肝两对半，有什么意义

所谓"两对半"即乙肝五项，包括乙肝病毒表面抗原（HBsAg）、乙肝病毒表面抗体（抗-HBs）、乙肝病毒e抗原（HBeAg）、乙肝病毒e抗体（抗-HBe）、乙肝病毒核心抗体体（抗-HBc）。

HBsAg于1963年在澳大利亚土著人血液中首先发现，因此曾被称为澳大利亚抗原（即"澳抗"）。在感染乙肝病毒1~2个月后出现于血清中，可维持数周、数月、数年或终生。其阳性表示肝脏中有乙肝病毒存在，故常被用来作为传染性的标志之一。抗-HBs是一种保护性抗体，其阳性表明机体具有一定的免疫力。HBeAg是病毒颗粒的核心部分，由感染的肝细胞分泌进入血液，其阳性表示病毒复制活跃、传染性强。抗-HBe是e抗原相对应的抗体，但它不是保护性抗体，出现于急性感染的恢复期或是"小三阳"的慢性携带者中。抗-HBc也不是保护性抗体，其阳性提示机体感染过HBV。

两对半的检查有助于我们明确有无乙型肝炎及乙肝病毒活动的情况。

### 什么是乙肝"大三阳""小三阳"

乙肝患者通常要检查以下5项指标（俗称"两对半"）：

1）HbsAg——表面抗原
2）HbsAb——表面抗体（抗-HBs）
3）HbeAg——e抗原
4）HbeAb——e抗体（抗-Hbe）
5）HbcAb——核心抗体（抗-Hbc）

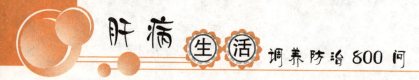

其中，如果1)、3)、5)项呈阳性，为"大三阳"；如果1)、4)、5)项呈阳性，则为"小三阳"。如果1)、3)项呈阳性，为"大二阳"；如果1)、5)项呈阳性，则为"小二阳"。

需要注意的是，无论是"大三阳"还是"小三阳"，都只能代表病毒复制的程度，而不能反映病情的轻重。若血液检测为"大三阳"，则说明乙型肝炎病毒在人体内复制活跃，这类患者体内的血液、唾液、精液、乳汁、宫颈分泌液、尿液都可能具有传染性。如果同时伴有氨基转移酶增高者，就应注意隔离。在家庭内，患者的碗筷等餐具可与家人分开，定期消毒。患者应到专科医院就诊，采用抗病毒、提高机体免疫力和对症降酶等保肝措施。对于密切接触的家庭成员也应查肝功能和乙型肝炎病毒感染指标，如果"两对半"五项全阴，应马上注射乙肝疫苗。

如果检测结果为"小三阳"，则表明乙肝病毒复制缓慢，传染性较小。如果检查肝功能正常，自身又没有什么症状，通常被称为乙型肝炎病毒无症状携带者。此期为乙型病毒性肝炎病程相对稳定阶段，此时，最好检查一下血清乙型肝炎病毒脱氧核糖核酸（HBV－DNA），如果呈阴性，则说明是乙型肝炎病毒复制相对静止阶段，此期传染性不大，对周围人群影响较小，也没有必要与家人分餐或隔离。

## 检查眼球来判断肝病情况

中医讲肝开窍于目，肝的病变往往最先从眼睛上反映出来，因此人们可以通过对眼睛的观察，来判断肝脏是否出了问题。

健康人的眼睛应该明亮有神，目白部分洁白而微显蓝色，瞳孔应乌黑发亮，眼球转动灵活。当眼睛缺乏神腊月要时，说明人的休息严重不足，或是心里极度紧张。眼睛是人体的神经中枢，白天负责对外界进行观察，而闭目养神则使神经细胞得到滋养，双目光泽明亮。当人体休息过少时，神经细胞得不到很好的滋养，从布变得双目无神。

眼眶发黑下陷，说明过度伤神，感情运用过度，应注意适当调节情志。

白眼球不清，红黄相间，说明肝火太旺，并常伴有习惯性便秘，应服用一些保肝药来调理。

白眼球出现明显的黄色，提示有急性黄疸，应迅速到医院做肝胆方面的检查，及时治疗。

下眼睑肥大下垂，表明胆汁分泌不良，这种情况在中老年男性群体中很常见。

人们常说："眼睛是心灵的窗口"。从医学角度讲，眼睛也是肝脏的一扇窗口，人们应该时刻注意眼睛的变化，以便及时对肝脏的情况加以了解。

## 单项转氨酶增高是患有肝炎吗

血清谷丙转氨酶（ALT）广泛存在于心、肝、脑、肾、胰腺、睾丸和骨骼肌中。如果肝脏或上述其他器官受到损伤或发生疾病时，细胞即会释出此酶于血清中，致使血中含量增加。谷丙转氨酶测定对早期急性肝炎或慢性活动性肝炎的诊断有相当价值，可大致反映出肝细胞的损害程度；对检出无黄疸型肝炎亦有一定价值。此外，下列情况亦可使谷丙转氨酶升高：

1）心肌梗死、心肌炎、胰腺炎、多发性肌炎、皮肌炎、卵巢炎、睾丸炎、肾盂肾炎等。

2）胆囊炎、胆管炎、胆石症以及癌性肝外胆道梗阻等。

3）上呼吸道感染、扁桃腺炎、支气管炎、肺炎、胃肠炎、伤寒、细菌性痢疾、结肠炎、败血症、结核病、布氏杆菌病、皮肤疖肿、胶原病、某些内分泌疾患，甚至剧烈运动后，谷丙转氨酶也可升高。

4）很多药物对肝脏都有不同程度的损害，可引起转氨酶不同程度的升高。如解热镇痛药、安眠药及镇静药（巴比妥、安宁、氯丙嗪等）、抗生素（链霉素、庆大霉素、卡那霉素、氨苄青霉素、土霉素、四环素、红霉素、利福平、异烟肼、磺胺等）。

由此可见，谷丙转氨酶增高虽然可以协助肝炎的诊断，但并不等于可以排除患其他疾病的可能。大量健康人的检查结果发现，谷丙转氨酶偏高者的技术误差占10%左右。因此不能单纯根据谷丙转氨酶升高或正常，就诊断或排除肝炎，而应结合症状、体征及其他化验结果，有无肝炎密切接触史等具体情况，全面分析才能作出正确诊断。如单项谷丙转氨酶升高，最好再检查HBsAg、抗－HBc、HBeAg、抗－HAVIgM、抗－HBcIgM等血清检查，有了这些具有特异性诊断价值的检查结果，医生才能做出正确诊断。

## 通过化验能确定是何种类型的肝炎吗

通过检测相应的病毒抗原或抗体基本能够确定患有何种类型的肝炎，尤其是已知的病毒性肝炎是可以通过相关检测查出来的。甲型肝炎IgM抗体阳性提示感染甲肝病毒，通过测定乙肝"两对半"来明确有无乙肝病毒感染，丙型肝炎病毒（HCV）抗体及HCVRNA的检测对明确是否为丙型肝炎有决定性意义，戊型肝炎抗体IgM检测阳性提示戊肝现症感染；丁型肝炎病毒必须依赖于乙型肝炎的存在而存在，无乙型肝炎时不考虑丁型肝炎的存在。当慢性乙型肝炎或乙肝携带者病情突然加重时需考虑重叠感染丁型肝炎病毒。此外，约10%~20%的病毒性肝炎检测不到病毒指标，称为未分型肝炎，亦可能有急、慢性两种可能。随着检测技术的发展将来会逐渐检测出来。

## 检测血清胆红素有什么意义

血清胆红素升高临床上称之为"黄疸"。增高常见于病毒性肝炎、溶血性黄疸、梗阻性黄疸和先天性胆红素代谢异常的新生儿黄疸。例如Crigler-Najjar综合征、Gilbert综合征、Dubin-Johnson综合征等。此外严重胆道系统感染、烫伤、败血症、疟疾、血型不合输血、阵发性血红蛋白尿症、红细胞增多症、输血后溶血性黄疸、铅中毒等也可出现血清胆红素升高，摄入水杨酸类、红霉素、利福平、孕激素、安乃近等能引起药物性黄疸。

总胆红素包括直接胆红素和间接胆红素。总胆红素和间接胆红素增高，通常见于溶血性黄疸；总胆红素、直接胆红素和间接胆红素均增高，多见于肝细胞性黄疸。直接胆红素与总胆红素的比值如果>35%可能是阻塞性黄疸或肝细胞性黄疸；如果比值<20%溶血性黄疸可能性增大。

## 如何看肝功能化验报告单

肝功能试验种类较多，各种试验只能反映肝脏功能的某一侧面，因此在看肝功能化验报告单时要注意综合分析与评价。

（1）**血清蛋白**

当肝脏发生疾病时，总蛋白（TP）可降低，白蛋白（A）与球蛋白（G）的含量会发生改变（大多是白蛋白减少而球蛋白增高），白蛋白/球蛋白比值（A/G）变小，甚至倒置。

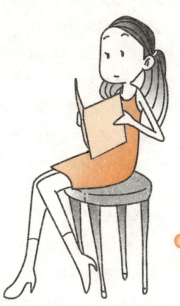

（2）**麝香草酚浊度试验（TTT）**

本指标增高常提示有急、慢性肝脏损害，但血脂高的患者可出现假阳性。

（3）**ALT 与 AST**

测定两者血中活性增高值，能反映肝细胞损害和坏死的程度，是病毒性肝炎最敏感的肝功能检验指标。其中 ALT 对病毒性肝炎的诊断特异性较 AST 更有价值。

（4）**血清胆红素**

包括总胆红素、1分钟胆红素和间接胆红素。任何类型的黄疸均有胆红素增高，该指标能准确反映黄疸的程度。1分钟胆红素和间接胆红素对黄疸的鉴别有重要的价值。

(5) 碱性磷酸酶（ALP）

本指标的测定对鉴别梗阻性黄疸和肝细胞性黄疸有一定意义。该指标如明显增高对诊断肝内占位性疾病有帮助。

## 肝纤维化的检验意义

通过 B 超或 CT 检查可发现肝内结构的改变和异常增加的纤维。检查病人血内的Ⅲ型前胶原肽、Ⅳ型胶原、层粘连蛋白、透明质酸酶等，都有助于肝纤维化的诊断。如果进行肝穿刺，取得肝标本在显微镜下检查，发现纤维增多即可确诊为肝纤维化。抽血验肝纤维化项目如下：

(1) 透明质酸（HA）

正常值：2～110 微克/升。

临床意义：

1）有助于确定慢性肝炎的分期，其升高的梯度与肝组织学病变程度呈正相关，肝硬化患者 HA 含量可升高 10～100 倍。

2）可敏感地反映肝脏的损伤程度，与肝功能指标密切相关。

3）在其他疾病时 HA 也会升高，如恶性肿瘤、类风湿性关节炎、呼吸窘迫综合征等。

(2) Ⅲ型前胶原（PCⅢ或 PⅢ）

正常值：0～130 微克/升。

临床意义：与肝纤维化的活动度呈密切相关，是肝纤维化的良好指标。PCⅢ持续升高主要反映肝脏纤维形成。以肝硬化和慢活肝升高最显著。

(3) Ⅳ型胶原（Ⅳ，C）

正常值：30～65 微克/升。

临床意义：对肝纤维化的早期诊断及抗纤维化药物疗效的检测有重要价值。在其他疾病时此值会有不同程度的升高，如肾小球肾炎、糖尿病合并肾病及矽肺患者。

### （4）层粘蛋白（LN）

正常值：0～120微克/升。

临床意义：大多数慢性肝炎可见LN中等程度升高，且与肝组织病变程度显著相关。可用于估计肝硬化患者门静脉压力的改变，血清LN水平越高，患者食道静脉曲张越明显。恶性肿瘤及肾小球病变时，LN可能会发生某些改变。

### （5）纤维连接蛋白（FN）

正常值：0.18～0.30微克/升。

临床意义：早期肝硬化患者血清FN显著升高，肝炎后肝硬化失代偿期血清FN较低。FN增高主要见于慢性肝炎、肝硬化、脂肪肝、阻塞性黄疸、胰腺癌、肾病综合征、妊娠高血压等。

## 微量末梢血能查出HBsAg吗

人们如果想检验是否受乙型肝炎病毒感染，可以从人体的血液中检查出来。验血一般有两种方法，一是刺手指取血，一是抽静脉血。目前医院多采用刺手指取一滴血来检查有否感染乙肝病毒（看HBsAg是否阳性），即微量末梢血采集法。

所谓微量末梢血采集法，就是被检者手指或耳垂常规消毒后，用三棱针刺之出血，用直径约2毫米的毛细玻璃管吸取血液约0.1毫升，就足够查出HBsAg阳性者。

微量末梢验血与抽静脉血验血是同样科学的，据试验表明：对不同人群的690人，在采集微量末梢血同时抽静脉血作HBsAg检查，结果微量末梢血阳性69例，阳性率10%，静脉血阳性72例，阳性率10.4%，二者同为阳性或阴性681例，符合率为98.7%。由此可见，微量末梢血与静脉血的检查结果基本符合要求，两种方法是"殊途同归"。

广州地区是乙型肝炎病毒感染的多发地区，不少单位为了保护自己单位员工的身体健康，定期对员工进行乙肝普查，这种对大量人群进行的检查，常不易抽静脉血，而且抽静脉血也会增加被检者的痛苦。而刺手指取微量末梢血的采集方法简便，节省器材，减轻被检者的痛苦，符合简、便、廉的原则。医生采用微量末梢血采集法，利用一滴血进行检验，如果验出有阳性反应，再进行"顺藤摸瓜"，到医院抽静脉血加以复检，以便查出被检验者是否被乙肝病毒感染。

## 丙氨酸氨基转移酶升高有什么意义

ALT过去称SGPT或谷丙转氨酶，是蛋白质代谢中的氨基转氨酶，体内肝、肾、心、肌肉等组织和器官内都含有ALT，但在肝脏中最丰富。用比色法检测正常范围是0~40单位/升。

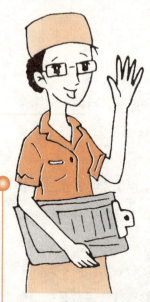

当肝细胞受损时，血清中该酶活性会显著升高，主要见于各型肝脏疾病，例如病毒性肝炎、肝癌、肝硬化活动期、药物中毒性肝炎、脂肪肝、酒精性肝病等。还常见于各种阻塞性黄疸、胆道疾病（胆管炎、胆囊炎）、心血管疾病（心肌梗死，心力衰竭时的肝脏瘀血）、内分泌疾病、胰腺疾患、重症糖尿病、甲状腺功能亢进、传染性单核细胞增多症、疟疾、流行性感冒、外伤、严重烧伤、休克、药物中毒，以及早期妊娠和剧烈运动。一些药物和毒物，如氯丙嗪、异烟肼、奎宁、水杨酸制剂、乙醇、铅、汞、四氯化碳或有机磷等，也可引起丙氨酸氨基转移酶活性增高。

虽然ALT与肝细胞的受损程度有一定的关系，但ALT升高仅仅反映肝脏出现了炎症反应，而真正的具有传染性的时期是肝炎病毒感染的早期（临床上称为潜伏期），此时期无症状，肝脏也无炎症反应，ALT正常。一旦肝脏出现炎症反应，ALT升高时，血中病毒滴度往往很快下降，传染性明显减弱，各型病毒性肝炎中都有这种规律,所以认为 ALT 升高即表示病人传染性强,完全是一种误解。

此外,胆道疾病、酒精性肝损、药物性肝损、脂肪肝、心源性肝损等诸多疾病累及肝脏时 ALT 也都可升高,但是这些病不具有传染性。

## 为什么要检查甲胎蛋白

甲胎蛋白(AFP)即甲种胎儿球蛋白,是检测早期原发性肝癌的重要化验指标。

我国正常人血清 AFP 浓度在 30 微克/升以下,如发现定量大于 400 微克/升时,肝癌的可能性占 80%,但必须排除妊娠及胚胎癌后方可诊断。其他非癌肝病如慢性肝炎、肝硬化等,AFP 亦可见增高,但大多低于 400 微克/升,且持续时间不长。因此,AFP 的检查对于早期诊断原发性肝癌具有重要意义。

## 甲胎蛋白诊断有何意义

慢性肝炎患者甲胎蛋白(AFP)升高主要考虑两种情况:

1)AFP 阳性,定量检测通常不超过 200 微克/升。(少数可达 400 微克/升。)一般呈一过性,常在短期内下降至正常水平。这种情况主要由于慢性肝炎患者在恢复期出现新生肝细胞致甲胎蛋白在血中增高而造成。

2)AFP 持续阳性(4 周以上),定量检测值逐渐增高,甚至 400 微克/升以上,此时必须引起高度重视,应做肝脏 B 超、CT 或磁共振等检查,以排除癌变的可能。

## 血清 AST/ALT 比值有什么意义

在肝内,ALT 主要分布于细胞浆水溶性部分,AST 则分布于细胞浆水溶部分和线粒体中。故测定两者比值有助于判断肝损害程度和肝病类型。

1）正常人的 AST/ALT 比值大于 1，平均为 1.15。

2）急性肝炎早期或轻型肝炎时，其比值下降至 0.5 左右；至恢复期，比值逐渐上升，其恢复正常时间较转氨酶绝对值恢复时间为迟。

3）阻塞性黄疸时常小于 1。

4）慢性活动性肝炎及肝硬化比值常升高。

5）肝癌患者病程愈长，比值愈高，临终前绝大部分超过 1.5。

6）有助于鉴别酒精性肝病和病毒性肝炎：酒精性肝病患者 AST 活性常大于 ALT 活性，而急性病毒性肝炎则 AST 小于 ALT。

## 为什么要做 DNA 检查

乙肝病毒 DNA（HBVDNA）是"乙型肝炎病毒脱氧核糖核酸"的简称，脱氧核糖核酸是一种遗传物质，存在于细胞核中，是乙肝病毒颗粒的核心部分。HBVDNA 的存在提示体内有乙肝病毒感染，它是诊断乙型肝炎和判断抗病毒治疗效果的最重要指标。

HBVDNA 能够检测血液中的病毒含量，对于慢性乙型肝炎患者，每日产生的 HBVDNA 能达到 $10^{12\sim13}$ 拷贝，同时机体免疫系统亦在不断清除病毒，但又不足以把病毒彻底清除掉，因此病毒 DNA 维持在一定水平。通过做 HBV DNA 检测，可以知道慢性乙肝或携带者病毒含量处在何种水平。

当然，HBVDNA 并非是一成不变的，当免疫力强时，HBVDNA 可能会稍低点；当免疫功能弱一些时，HBVDNA 又会高一些，其总的趋势是免疫耐受期 HBV DNA 高，而免疫清除期 HBVDNA 较低甚至阴性。

对于抗病毒治疗的患者，我们主要通过检测 HBVDNA 的水平来判断抗病毒治疗的疗效。通过测定 HBVDNA 下降的速度和下降的量，来调整抗病毒治疗药物的方案。

## 什么情况下要做 B 超检查

急性肝炎缺乏 B 超显像特点，绝大部分肝回声正常。慢性肝炎声像图为回声增加型，多数人测得脾肿大。与病理诊断比较，慢性肝炎的符合率为77%；中重度慢性肝炎的符合率达 82%。

一般认为 B 超对于病毒性肝炎缺乏特异性诊断特点，只有一定的辅助诊断意义。临床已确诊的病毒性肝炎患者没有必要常规做 B 超，只有怀疑早期肝硬变、癌变或难以排除的单纯性肝、胆、胰、肾脏新生物和占位性病变及转移癌者，B 超则有较特异的鉴别诊断意义。

## B 超检查的正常值是多少

B 超检查对于肝脏疾病能起到辅助诊断的作用。在 B 超检查时，医生常对肝脏进行测量，根据测量的数据判断病情。所以掌握其正常值能协助你看懂检查报告：

### （1）右肝最大斜径

不超过 12～14 厘米。以右肝静脉注入下腔静脉的肋下缘斜切面声像图为标准。

### （2）肝右叶前后径

不超过 8～10 厘米，在肋间切面声像图上测量得到的肝脏前后缘的最大垂直距离。

### （3）左半肝厚度和长度

厚度不超过 5～6 厘米，长度不超过 5～9 厘米。

### （4）肝尾叶长度和厚度不超过 4.5 厘米

通过下腔静脉纵切面声像图，上为肝左静脉近端，下为门静脉左支横部，宽度不超过 4.0 厘米，厚度不超过 2.0 厘米；通过门静脉左支的斜切面测量下腔静脉与门静脉左支之间的尾叶厚度。

## 肝炎患者什么时候应做 CT 检查

　　CT 有较高的分辨力，对肝内占位性病变，原发和转移肿瘤的生长方式、形态、轮廓、钙化、出血、坏死、囊变和血运情况都可以显示出来。在注射造影剂的条件下甚至可发现 1 厘米左右的早期肝癌。CT 主要用于鉴别黄疸患者是外科性（阻塞性）的还是内科性的。同时可了解胆囊、胆管、胰腺、肾脏以及腹膜淋巴结肿大等情况。在 CT 监视下为肝病治疗提供方便。所以 CT 不是肝炎患者的常规检查方法。只有慢性肝炎、肝硬变患者需排除早期癌变或怀疑肝癌和鉴别黄疸性质时才有做 CT 检查的必要。

## 肝病患者做胃镜检查有哪些意义

　　肝病患者进行胃镜检查的意义在于：

　　1）肝硬化患者后期多伴有门静脉高压，长期门静脉高压会使侧支循环开放、血管扩张，最为突出的是食管和胃底静脉曲张，其中约有 1/3 的患者会发生破裂出血。定期胃镜检查可根据曲张静脉的大小、有无红色特征等，及时发现高危静脉破裂出血的症状，以指导患者进行治疗。

　　2）肝硬化门静脉高压患者并发胃炎的概率很高，发展为重型胃炎的危险性很大。病人在摄入油煎或油炸的食物后可能发生大出血，因此必须提早发现、提早控制，而胃镜检查是诊断门静脉高压性胃炎并进行分型的最可靠的方法。

　　3）肝硬化患者易发生球部溃疡、幽门窦区溃疡、复合性溃疡、胆汁反流等，胃镜比 X 线检查诊断正确率高，并可给临床医生提供合理施用抗溃疡药和胃黏膜保护剂的指征。

　　4）慢性肝病患者由于肝脏的门静脉系统瘀血，胃黏膜也经常瘀血、缺氧，加上肝功能障碍，体内毒性物质不能完全被肝脏清除；同时，机体内分泌激素紊乱也可导致胃溃疡等损害。临床上，慢性肝炎患者经常有心

## 第二章 诊断与防治
——两手抓，两手都要硬

口不适、嗳气反酸、刷牙时恶心呕吐等症状，胃镜检查有助于此类症状的病因诊断。

5）急性肝炎发作期，胃十二指肠黏膜损伤发生率也很高，是引起患者恶心呕吐、食欲不振等临床症状的重要原因，必要时可进行胃镜检查。

## 胃镜检查时应注意哪些问题

胃镜检查的禁忌情况包括患有严重心肺疾病、降主动脉瘤、咽部炎症、食管狭窄、坏死性食管炎、急性蜂窝组织炎等；出现肝昏迷等严重并发症也属禁忌；如患者精神紧张，有抗拒心理和不合作行为，也不宜做胃镜检查。

胃镜检查一般是安全的。在检查时和检查后，可能会出现咽部不适或轻度疼痛，一般患者都能耐受。偶尔可出现食管穿孔、胃穿孔、出血等一些少见的并发症，可对症进行外科处理。

## 追求单纯 HBsAg 转阴有无必要

如果仅仅是验了乙肝表面抗原 HBsAg 阳性，其他项目没有检验，这就很难说有无传染性。医生判断有无传染性，还要检验乙肝核心抗原（HBcAg）、e 抗原（HBeAg）及乙肝病毒脱氧核糖核酸（HBVDNA）。如果这三项中有一项呈阳性，就说明病毒在复制（传宗接代），即是有传染性。如这 3 项均阴性，单有 HBsAg 阳性，就表示无病毒复制，即无传染性，也不用治疗。

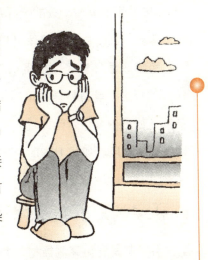

长期从事肝炎防治研究的专家们一致强调，对单纯乙型肝炎表面抗原阳性者不需治疗，况且目前还没有发现有什么"转阴"的特效药。

乙肝表面抗原是乙肝病毒外壳部分的蛋白质，乙肝病毒进入人体后便在肝脏细胞内复制，其外壳部分剩余物进入血液就形成乙肝表面抗原血症。由于乙肝表面抗原本身不是完整的乙肝病毒，故无传染性，但有抗原性。

## 前 $S_2$ 抗原及抗体等四项检验的几个问题

乙型肝炎病毒属于嗜肝 DNA 病毒，其外壳乙肝表面抗原（HBsAg）由 S 抗原和前 S 抗原（验单用 Pre－SAg 表示）组成，S 抗原又包括前 $S_1$ 抗原（Pre－$S_1$Ag）和前 $S_2$ 抗原（Pre－$S_2$Ag）。

前 $S_1$ 和前 $S_2$ 抗原的测定可作为衡量乙肝病毒活动性的新标志，如呈阳性，表示有传染性。而前 $S_2$ 和前 $S_1$ 抗体（分别用 Pre－$S_2$Ab 和 Pre－$S_1$Ab 表示）的出现，则表示乙肝病毒被清除和疾病得到恢复。

血清前 $S_1$ 抗原的存在与乙肝病毒 DNA 及 HBeAg 等乙肝病毒传染指标相一致。乙型肝炎核心抗原（HBcAg）也是传染性指标，其滴度高时，前 $S_1$ 和前 $S_2$ 抗原滴度也高，故前 $S_1$ 和前 $S_2$ 抗原阳性，表示有传染性。

多数人血清白蛋白受体（PHSA－R）阳性，亦表示有传染性。

免疫球蛋白 M 乙型肝炎核心抗体（抗 HBc－IgM）是病毒复制（传宗接代）的标志，具有特异性早期诊断价值。呈高滴度时为急性肝炎早期，慢性肝炎（低至中度病毒活动性）可呈阴性或低滴度，慢性 HBsAg 携带者也可呈阴性或低滴度。如抗 HBcIgM 阳性，多数 HBcAg 亦阳性，即有传染性。

## 肝穿刺对肝病患者有何意义

肝穿刺是利用穿刺器材的负压吸引原理，从肝脏中取出长约 1 厘米、细如发丝的肝组织作光学及电子显微镜检查，也叫肝活体组织检查。做肝穿刺的意义在于：

# 第二章 诊断与防治
—— 两手抓，两手都要硬

**（1）用于肝内外许多疾病的鉴别诊断**

有的患者肝脾肿大、肝区痛、出现黄疸及肝功能异常，很难和病毒性肝炎区别，甚至做多项实验室检查、X线照相、B超、CT及磁共振检查也区分不开，此时就应进行肝穿刺。有的症状不多，但黄疸深重，肝脏明显肿大；有的症状和体征都不明显，但丙氨酸氨基转移酶持续升高；有的胎甲球检测滴度较高；有的为了观察药物的确切疗效，都可考虑进行肝穿刺。通过穿刺不仅可以发现肝硬变、脂肪肝、肝吸虫、肝脓肿、肝结核、疟疾、肝淀粉样变性、肝肉芽肿，还能发现体质性肝功能不良、家族性非溶血性黄疸、慢性特发性黄疸、肝癌等症状。可见肝穿刺是诊治中不可缺少的手段。

**（2）鉴别黄疸性质和原因**

黄疸深重者肝穿刺可鉴别是肝细胞坏死，还是肝内胆汁瘀积；是肝寄生虫病还是肝脏肿瘤。通过肝穿刺明确病因，指导治疗，了解预后。

**（3）鉴别肝炎的临床类型**

如慢性活动性肝炎轻型与慢性迁延性肝炎，在临床上难以分清，但它们的预后不一样；又如慢性活动性肝炎和早期肝硬变的鉴别也很棘手，至少目前认为慢性活动性肝炎经适当调治，病变是可逆的。而一旦肝硬变出现，已经硬变部分的肝组织是难以逆转的。还有暴发型肝功能衰竭的肝坏死型，几乎大部分肝细胞死亡，如肝穿刺发现其肝细胞是水肿变性型，则80%有可能救活，说明组织变化不同，预后截然不同。

**（4）作为判断药疗的指标**

一种药物的疗效不能单凭患者主观感觉，实验室检查也受到各种技术因素的影响，而肝穿刺提供的肝组织依据比较客观且确切。医生要求患者做肝穿刺，目的是想有利于诊断和治疗，患者及其家属应予支持。

## 甲型肝炎应做的检查有哪些

甲型肝炎是由甲型肝炎病毒（HAV）通过粪—口途径传播引起的传染性

肝炎。儿童和青少年人群多发。甲肝起病急骤，前驱期1~5天，发热、全身不适，甲肝类似感冒症状；继而出现明显乏力、厌油、恶心、呕吐等，常被误诊为"胃炎"。故有人总结为：感冒加胃炎，应警惕肝炎。随后出现眼黄，尿黄如浓茶。

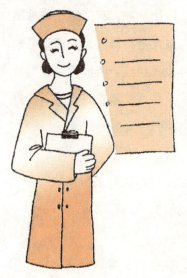

确诊甲型肝炎首先应检查病毒学指标：

**(1) 抗-HAVIgM 的检测**

发病后1周左右即可在血清中测出。其出现与临床症状及生化指标异常的时间一致，第2周达高峰。一般持续8周，少数患者可达6个月以上。但个别患者病初阴性，2~3周后方检出阳性。所以，临床疑诊甲型肝炎，而抗-HAVIgM阴性，应重复检查1~2次，以免漏诊。当前，抗-HAVIgM是早期诊断甲型肝炎的特异性较高的指标，且有简便、快速的优点。抗-HAVIgM是既往感染的指标，因其是保护性抗体，可保护人体再次感染，故可作为流行病学调查，了解易感人群。

**(2) 抗 HAV-IgA 的检测**

IgA型抗体又称分泌型抗体，主要存在于泪眼、唾液、尿液、胃液、乳汁、鼻腔分泌物中。胃液中的IgA可排入粪便中，在甲型肝炎患者粪便提取液中可测得抗HAV-IgA，可作为甲型肝炎的辅助诊断。此外，粪便中HAV的检测和血清甲肝核糖核酸（HAVRNA）亦有诊断价值，但需要一定的设备和技术，不作为常规检查项目。总之，对有典型症状的可疑甲型肝炎患者，伴血清氨基转移酶明显增高，可进一步查抗HAV-IgM，即可明确诊断甲型肝炎。

## 甲肝患者应做哪些辅助检查

**（1）血液常规检查**

白细胞总数正常或偏低，淋巴细胞总数相对增高，偶见异型淋巴细胞，一般不超过10%。

**（2）尿常规检查**

黄疸前期后一阶段尿胆原及尿胆红素开始呈阳性反应；黄疸期尿胆红素呈阳性，而尿胆原减少。

**（3）肝功能检查**

其包括以下5项：

1）血清酶测定。黄疸前期，早期血清丙氨酸转氨酶（AET）开始升高，血清胆红素于黄疸前期末升高。血清ALT高峰在血清胆红素达到高峰之前，一般在黄疸消退后一至数周恢复正常。测定ALT有助于早期肝炎的诊断。ALT升高并无特异性，单项ALT较正常值升高2倍以上，排除其他原因，结合临床表现及免疫学动态观察才有诊断价值。急性无黄疸型与亚临床型多以单项ALT升高为特点。一般血清中ALT含量的高低与肝细胞坏死程度有关。重型肝炎时黄疸迅速加深，ALP反而下降，呈现胆酶分离现象，提示大量肝细胞坏死。瘀胆型肝炎时血清碱性磷酸酶（ALP）升高，但不如肝外梗阻性黄疸显著。肝损害严重时血清胆碱酯酶活性显著降低。

2）色素代谢功能测定。常用的有总胆红素和直接胆红素测定、尿三胆检查。黄疸型者血清总胆红素、直接胆红素均升高。瘀胆型者升高更显著，同时伴有ALP及γ-谷氨酰转肽酶（γ-GT）明显升高。无黄疸型可选用吲哚青绿（ICG）滞留试验或磺溴酞钠滞留试验，有助于诊断。

3）蛋白代谢功能试验。麝香草酚浊度试验、血清透明质酸测定均有升高。血清白蛋白降低、球蛋白升高多反映慢性活动性肝炎及肝硬化的指标。而在急性肝炎里，这些指标通常正常。

4）其他。凝血酶原活动度≤40%对诊断重型肝炎有重要意义，凝血酶原活动度≤50%则显示有发展为重型肝炎的倾向。血清胆固醇降低表示病情危重，增高则见于梗阻性黄疸。

5）特异血清学检查。检测抗－HAV－IgM是确诊甲肝的重要指标，是诊断甲型肝炎最可靠、最灵敏的方法。若抗－HAV－IgM呈阳性即可确诊为现症感染，若阴性则可以排除。

### （4）影像学检查

B型超声、CT检查等可了解肝脏大小、形态，有助于肝炎的判断。

### （5）HAV抗原抗体及HAV－RNA检测

1）抗－HAV－IgM。甲型肝炎特异性抗体（抗－HAV－IgM）出现早，一般在发病数日即可检出，黄疸期达到高峰，1~2月抗体滴度下降，3~4月大部分消失。这是甲肝早期诊断的重要指标。常用方法有酶联免疫吸附试验（ELISA）和固相放射免疫试验（SPRIA），其灵敏度高、特异性强，为急性肝炎患者检测的常规项目，但类风湿因子阳性标本可出现抗－HAV－IgM假阳性，应引起注意。

2）抗－HAV－IgG。当急性甲型肝炎患者出现症状时，血清中即可检出抗－HAV－IgG，初期滴度低，以后逐渐升高，病后3个月达到高峰，1年内维持较高水平，低水平在血中可维持数十年甚至终生。如双份血清的抗－HAV－IgG滴度，恢复期血清有4倍以上的增高，可诊断为甲肝。但实际应用上常因患者就诊较晚，采不到早期血清，也得不到抗体滴度增长4倍的结果，所以临床上基本不用此诊断方法。抗－HAV－IgG主要用于检测人群免疫水平流行病学调查。

### （6）免疫电镜检查HAV颗粒

甲型肝炎患者粪便排毒高峰主要在潜伏末期及急性期早期，故在前驱期和病后1周内采取粪便标本，可检测出甲肝病毒抗原（HAVAg），也可检出HAV颗粒，因HAV无慢性携带状态，因此，在粪便中检出HAV颗粒，即可证明为近期感染。由于从粪便排出HAV时间较短，当患者诊断为肝炎时，有的排毒已停止，故此时从粪便中未检出 HAV，也不能除外 HAV 的近期感染。因检测 HAV 需要一定的条件，故本法不能作为常规检查。

(7) HAV-RNA

利用克隆的 HAVcDNA 片段制成探针，采用 cDNA-RNA 分子杂交技术可检测甲肝急性期血清和粪便中的 HAV-RNA。自从聚合酶链反应（PCR）应用于临床以来，提供了检测 HAV-RNA 更敏感的方法。用逆转录 PCR（RT-PCR）法，先用逆转录酶将 HAV-RNA 转为 cDNA，然后再进行 PCR 检测。HAV-RNA 呈阳性是 HAV 急性感染的直接证据。

## 丙型肝炎应做哪些检查项目

### (1) 血清酶测定

1）丙氨酸氨基转移酶（ALT，旧称谷丙转氨酶 GPT）：是目前临床上反映肝细胞功能的最常用指标。ALT 在肝细胞损伤时释放入血流。血清 ALT 升高，对肝病诊断的特异性比天冬氨酸氨基转移酶（AST）高，因为其他脏器中 ALT 含量比 AST 低得多。急性肝炎时 ALT 明显升高，AST/ALT 常小于 1，黄疸出现后 ALT 开始下降。慢性肝炎和肝硬化时 ALT 轻度或中度升高或反复异常，AST/ALT 常大于 1。比值越高，则预后愈差，病程中 AST/ALT 比值降低，提示未损及肝细胞线粒体，预后越佳。重型肝炎患者可出现 ALT 快速下降、胆红素酶不断升高分离现象，提示肝细胞大量坏死。

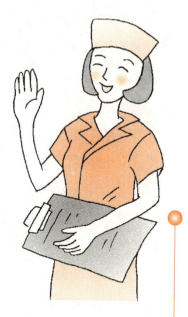

2）天冬氨酸氨基转移酶 AST，旧称谷草转氨酶 GOT：此酶在心肌含量最高，其他依次为肝、骨骼肌、肾、胰。在肝脏，AST 80% 存在于肝细胞线粒体中，仅 20% 存在于胞质中浆。在肝病时血清 AST 升高，与肝病严重程度呈正相关。当病变持久且较严重时,线粒体中 AST 释放入血流,其值可明显升高。急性肝炎时如果 AST 持续处于高水平,有转为慢性肝炎的可能。心肌其他脏器细胞受损时,AST 亦可升高,应予以鉴别,以免此类疾病被肝炎症状所掩盖。

3)乳酸脱氢酶(LDH):肝病时可显著升高,但肌病时亦可升高,须配合临床表现予以鉴别。

4)γ-谷氨酰转肽酶(γ-GT):肝炎和肝癌患者可显著升高,在胆管阻塞的情况下更明显,γ-GT 活性变化与肝病病理改变有良好的一致性。

5)胆碱酯酶:由肝细胞合成,其活性降低提示肝细胞已有较明显损伤,其值越低,提示病情越重。

6)碱性磷酸酶(ALP 或 AKP):正常人血清中 ALT 主要来源于肝和骨组织,ALP 测定主要用于肝病和骨病的临床诊断。当肝内或肝外胆汁排泄受阻时,组织表达的 ALP 不能排出体外而回流入血,导致血清 ALP 活性升高。

### (2) 血清蛋白

主要由白蛋白(A)、$\alpha_1$、$\alpha_2$、$\beta$ 及 $\gamma$-球蛋白组成。前 4 种主要由肝细胞合成,$\gamma$-球蛋白主要由浆细胞合成。在急性肝炎时,由于白蛋白半衰期较长,约 21 天,以及肝脏的代偿功能,血清蛋白质和量可在正常范围内。慢性肝炎中度以上、肝硬化、重型肝炎时出现白蛋白下降,$\gamma$-球蛋白升高,白/球(A/G)比例下降甚至倒置。血清蛋白电泳分析则从另一角度来检测白蛋白、球蛋白各成分的相对比值,起到相同的诊断作用。

### (3) 胆红素

急性或慢性黄疸型肝炎时血清胆红素升高,活动性肝硬化亦可升高且消退缓慢,重型肝炎常超过 171 微摩/升。一般情况下,肝损害程度与胆红素含量呈正相关。直接胆红素在总胆红素中的比例尚可反映瘀胆程度。

### (4) 凝血酶原活动度(PTA)

PTA 高低与肝损害程度成反比。<40% 是诊断重型肝炎的重要依据,亦

是判断重型肝炎预后的敏感指标。

(5) 血氨

肝衰竭时清除氨的能力减退或丧失导致血氨升高，常见于重症肝炎和肝性脑病患者。

## 为什么丙型肝炎要查 HCVRNA

丙型肝炎病毒（HCVRNA）即为丙型肝炎病毒核糖核酸，是确诊感染丙型肝炎的主要指标，一旦查出抗 HCV 的抗体阳性，必须做 HCVRNA 的化验检查。HCVRNA 阴性提示丙肝病毒复制比较弱，血中含量低于检测水平，但并不能完全排除慢性丙型肝炎。HCVRNA 阳性则提示有 HCV 感染，且存在病毒复制，此时需要抗病毒治疗。

对于进行抗病毒治疗的慢性丙型肝炎患者，常常需要进行 HCVRNA 的连续监测。4 周时 HCVRNA 阴转叫做快速病毒学应答。12 周时 HCVRNA 阴转叫早期病毒学应答。出现快速病毒学应答或早期病毒学应答都提示治疗效果好，预后也较好。治疗结束后半年 HCVRNA 仍阴性，叫做持续病毒学应答，即提示获得了比较满意的治疗效果，停药后一般不再复发。

总之，通过检查 HCVRNA，我们可以明确诊断，了解病毒复制情况，以判断治疗效果。因此对于慢性丙型肝炎患者，HCVRNA 的检测有十分重要的意义。

## 测定丙型肝炎基因型有何意义

HCV 存在着许多基因型，在世界不同地区至少存在 6 个基因型、50 个亚型。HCV 基因型分析具有一定的临床价值。因为有研究显示 HCV 基因与其致病性、肝细胞癌（HCC）的发生及干扰素（IFN）疗效有一定关系。HCV 也可根据病毒蛋白抗原性不同进行分型。目前采用这种方法可区分 HCV 基因型

（HCV-1、2、3型），但仍不能区分HCV亚型。抗原分型的优点在于成本低、操作方便。HCV基因型与治疗反应率也有密切相关。一般认为HCV-2及3型对干扰素的反应优于HCV-1型。

肝硬化及肝癌患者HCV-1b型明显高于慢性肝炎。另外慢性肝炎的HCV-1b型发现率高于无症状献血员及ALT正常的人群。但未发现HCV基因型与肝病严重度、死亡率及肝癌发生率之间有关。HCV-2b型丙型肝炎复发，其肝病较其他基因型为重。因此，有关HCV-1b型是否具有更严重的致病作用还不清楚。每一基因型均可分布各期肝病中，但HCV基因型不能作为评价肝病严重程度的一个指标。

## 什么是丁肝的特异性诊断

由于丁型肝炎的症状、体征和病理改变同其他类型的病毒性肝炎无特征性区别，且常被乙肝所遮掩。因此，丁型肝炎的特异性诊断就显得十分重要。

(1) 血清HDAg检测

在丁肝病毒急性感染的早期出现，存在时间短暂。慢性丁肝病毒感染患者检出率较低。

(2) 血清抗-HD检测

抗-HD不是保护性抗体，血清抗-HD阳性并不表示病情恢复，相反，其持续阳性且高滴度是诊断慢性丁型肝炎的一个重要指标。

(3) 血清抗-HD-IgM检测

在丁肝病毒感染早期即出现，是早期诊断丁型肝炎的指标。另外，抗-HD-IgM还是丁型病毒复制的指标。在发病初期，HDAg和抗-HD-IgM同时显阳性，可直接诊断为丁肝病毒急性感染。

动态观察抗-HD-IgM和抗-HD可以区分是与乙肝病毒混合感染或是重叠感染。混合感染时，可出现两种模式：一是先出现一过性抗-HD-IgM，随后出现抗-HD；二是先出现一过性抗-HD-IgM，而后不产生抗-HD。重叠感染时也会出现两种模式：一种是持续低水平的抗-HD-IgM 和持续高滴度的抗-HD；另一种是随肝损害程度而出现的抗-HD IgM 波动。

**（4）血清 HDV-RNA 检测**

丁肝病毒感染和复制的可靠指标，也用于监控干扰素的治疗作用。

**（5）肝组织的 HDAg 和 HDV-RNA 检测**

这是诊断丁肝病毒感染最可靠的指标，但需要进行肝活检。

## 什么是戊肝的特异性诊断

戊型肝炎病毒（HEV）的分子生物学检测包括采用多肽抗原建立的抗体诊断法（抗 HEV）及逆转录套式聚合酶链式反应（RT-PCR）建立的基因诊断法测 HEV-RNA。

**（1）抗 HEV 检测**

包括酶免疫（EIA）和蛋白印迹技术（WB）。酶免疫法采用位于 HEV 基因组第 2、3 个开放阅读框的重组多肽或合成多肽做原检测抗-HEV，急性期阳性率高达 86.5%，但一般持续时间较短，用 WB 法检测抗-HEV，其特异性比 EIA 高，可检测出患者血清中的 IgG/IgM 抗体。抗-HEV-IgG 时间较长，且对以后的感染具有保护作用；而抗-HEV-IgM 持续时间较短，可作为急性感染的诊断指标。因此认为，对具有急性肝炎临床表现的患者，如果能排除其他肝炎病毒感染，其血清抗-HEV-IgM 和 IsC 转阳均可作为 HEV 新近感染的依据。

**（2）HEV-RNA 检测**

为 HEV 感染者血液中病毒含量较低，现有的技术又不能检测到患者血液和粪便中的 HEV 抗原，目前采用 RT-PCR 检测 HEV-RNA，用于 HEV 的早期诊断，患者病后 2 周内血清 HEV-RNA 阳性率高达 73%~91%，此时 10%~20% 的患者抗-HEV 尚未转阳。HEV 感染者病毒存在时间短（常在 1 周左右），在临床症状显化之前就达到峰值并很快消失。因此，应用 RT-PCR 检测血清 HEV-RNA 对证实 HEV 感染很有帮助，不过此法不适于大规模筛选。

## 肝硬化的诊断有哪些内容

肝炎患者发生肝硬化的判断依据有以下几方面：

(1) 肝功能减退的症状

体重减轻、乏力、面部消瘦、无光泽、厌食及腹胀、双下肢水肿，晚期还会出现中毒性肠麻痹，男性可出现性欲减退、乳房肿大，女性有月经不调、闭经等。

(2) 门静脉高压症的临床表现

红细胞、白细胞、血小板等外周血细胞减少、腹壁静脉曲张、痔核静脉形成、腹腔积液及胸腔积液出现等。

(3) 腹腔镜检查或由于其他疾病开腹手术探查

肝脏缩小，呈暗红色，表面有结节形成。

(4) 肝脏组织病理

肝脏弥漫性纤维化伴肝细胞再生结节形成和假小叶形成。

(5) 内镜检查

出现食管胃底静脉曲张及门静脉高压性胃病、结肠静脉曲张等。

(6) B 超检查

肝脏缩小、脾脏增大、肝包膜呈锯齿状、肝内质地不均、发现有结节形成、肝脏血流量减少、流速减慢、门静脉增宽。

## 如何诊断辨别肝癌

原发性肝癌的发病率在恶性肿瘤中占第 5 位，由于其恶性程度高，患者

## 第二章 诊断与防治
——两手抓，两手都要硬

的生存期短，因而受到医学界的高度重视。

目前，在临床上虽然比较重视对肝炎、肝硬化等肝病患者的定期检测，但我们也应该看到，有些患肝内良性占位性病变的患者被误诊为原发性肝癌的现象也不乏其例。有的因误诊还被错误地实施了介入治疗、化疗、肝切除手术、肝移植等。这不仅给患者的身心健康造成严重的损害，同时也使其蒙受重大的经济损失。那么，在临床上有哪些疾病容易被误诊为肝癌呢？

### （1）肝硬化结节

肝硬化结节是最容易被误诊为肝癌的病变之一。由于大多数原发性肝癌都是在肝硬化的基础上发生的，而肝硬化较重的患者，其肝实质会出现大量的增生结节。而这种结节与早期肝癌在影像学上是较难区分的，同时这两种病的患者又都可伴有甲胎蛋白的升高。从组织学上看，肝硬化结节可分为一般增生性结节、不典型增生性结节和未分化结节，其中只有未分化结节从病理学上看是属于癌前病变。然而，未分化结节的肝硬化若发展到肝癌则需要数月至数年不等的时间。

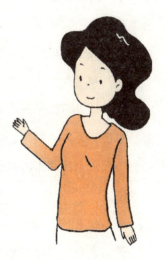

### （2）肝血管瘤

肝血管瘤和肝癌都是血管较为丰富的占位性病变，经彩色多普勒超声诊断仪检查和CT增强扫描检查，两者都会显示丰富的血流信号。因此两者容易混淆。但肝血管瘤一般生长缓慢，病程较长。该病患者过去一般没有慢性肝病病史，也没有乏力、纳差、腹胀等症状，更不会出现肝掌、蜘蛛痣、黄疸、双下肢水肿等体征。

### （3）非均匀性脂肪肝

脂肪肝患者的肝脏大多在超声影像下会显示前强后衰的亮肝现象。而部分该病患者的肝实质内则可呈现不均质的脂肪堆积现象,在 CT 扫描影像中其值较低,有时难以与肝癌区分开。但这种脂肪肝(非均匀性脂肪肝)患者在临床上不会有肝癌患者的全身表现,如腹胀、腹泻、右侧肝区不适、消瘦等,也不会伴有甲胎蛋白(AFP)和 $\gamma$ - 谷氨酰转肽酶($\gamma$ - GT)增高等现象。

### (4) 肝肉芽肿

一些女性患者由于口服避孕药,或受到寄生虫感染,或自身免疫功能发生紊乱等原因,其肝脏会出现一个孤立、光滑、完整的结节。这种结节在影像学上有时难以与肝癌相区别。

### (5) 肝脓肿

肝脓肿是机体某一部位受到感染后,通过血源性播散而在肝脏发生的病变,患者有乏力、纳差、低热、消瘦、肝区不适等临床表现。肝脓肿在超声影像下显示为低回声光点,在发病初期或脓肿较小的情况下是难以与肝癌相区别的。

### (6) 肝内钙化灶

有些人在受到结核杆菌、寄生虫或特异性微生物的感染后,虽经治疗可以痊愈,但痊愈后在其肝脏上会形成钙化灶。这种钙化灶在超声影像下可显示强回声光点,容易与肝癌相混淆。

### (7) 药物性肝损伤

药物性肝损伤是药物不良反应的一种表现形式。由于一部分药物性肝损伤患者在做超声检查时,其肝脏可出现团块状的不均匀回声,同时还伴有肝功能检查各项生化酶的升高和 AFP 的显著上升,所以容易与肝癌相混淆。

第二章 诊断与防治
——两手抓，两手都要硬

## 第四节
## 肝病的传染性，谨防其危害

### 病毒性肝炎的易感人群有哪些

（1）甲型病毒性肝炎的易感人群

各种年龄阶段的人群对甲型肝炎均易感染，甲型肝炎感染后机体可产生较稳固的免疫力，在本病的高发地区，成年人血中普遍存在甲型肝炎抗体，发病者以儿童居多，甲型肝炎主要发生于儿童及青少年。

（2）乙型病毒性肝炎的易感人群

乙型病毒性肝炎多发生于20～40岁的青壮年。在乙型肝炎爆发流行时的调查表明，血清中乙型肝炎表面抗体滴度的高低，可直接反映对乙型肝炎病毒的抵抗力。在流行中发病者多数为原来乙型肝炎表面抗体阳性者，而乙型肝炎表面抗体滴度高者往往不易发病。人群中乙型肝炎表面抗体阳性率高的地区，常是本病的高流行区。

（3）丙型病毒性肝炎的易感人群

凡是接受输血及血制品者、注射（尤其是静脉注射）、吸毒者、血液透析及肾移植患者、丙型肝炎（简称丙肝）家庭内接触者、丙肝孕妇所生婴儿等，均是丙型肝炎的易感人群。此外，医务人员、实验室工作人员、处理血或血制品者，其丙肝的发病率也较高。

（4）丁型病毒性肝炎的易感人群

为乙型肝炎表面抗原阳性的急、慢性肝炎及乙肝病毒携带者，静脉内注射毒品的毒瘾者也极易感染。

(5) 戊型病毒性肝炎的易感人群

戊型肝炎各年龄阶段普遍易感，感染后具有一定的免疫力。各型肝炎之间无交叉免疫，可重叠感染、先后感染。

## 甲型肝炎的传播途径是怎样的

甲型肝炎病毒的传播途径：水资源污染是造成甲型肝炎病毒传播的一个重要原因，用甲肝患者的粪便施肥，农田污水渗漏而污染水源，进而污染水产品就可能引起甲型肝炎流行。此外，甲型肝炎患者因不讲卫生，污染了他所接触过的物品、食物，当健康人再接触这些物品或食用这些食物时就很可能被传染上甲肝，这就是甲肝的粪—口传播途径。

## 甲型肝炎患者如何防止传染给家属

甲肝主要经"粪—口"途径传播。因此应该注意以下几点。

1) 不住院的患者，家庭病床要与家中清洁区严格分开，患者日用品等都要使用"84"消毒液等含氯消毒液浸泡或在水中煮沸，避免发生交叉感染。

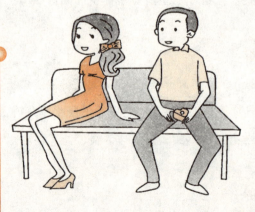

2) 餐具洗净后用水煮沸15分钟。

3) 便器用塑料痰盂，便器每天用0.5%过氧乙酸清洗。

4) 大小便均应用漂白粉充分搅匀，消毒2小时后倒掉（1份大便加4份漂白粉，100毫升尿液内加3克漂白粉）。

5) 处理甲肝患者的大小便时要戴手套。

6) 饭前便后，双手要用肥皂及流动水冲洗。

7）与甲肝患者密切接触的孩子，如未接种过甲肝疫苗，可用丙种球蛋白，在接触后一星期内注射进行被动免疫。

8）甲肝不通过空气传播，故呼吸道不需要特殊防护。预防甲肝最稳妥的方式是接种甲肝疫苗后有甲肝抗体，这样可有效阻断甲肝的传播。

## 甲型肝炎会母婴传播吗

上海曾对1988年春天发生甲型肝炎暴发流行时，某医院收治的43例孕妇合并甲型肝炎的患者进行了追踪。其中18例为中期妊娠，25例是妊娠晚期孕妇，共分娩出43例婴儿。对存活的42例婴儿，在出生后24小时内检测甲肝病毒抗体IgM和转氨酶，结果皆为阴性。对10例婴儿在出生后1个月检测IgM，结果仍为阴性。

上海同年又检测了另外55例得甲型肝炎的孕妇，其新生儿出生后24小时内甲肝病毒IgM全部阴性。6例转氨酶轻度升高，30天及60天复查时全部正常，随访均未见肝炎的症状及体征，专家认为可能与分娩时经产道挤压有关，不能作为甲型肝炎诊断及甲肝病毒母婴传播的依据。其余49例转氨酶均正常。

研究表明，甲型肝炎病毒不会通过母婴传播，也不会对胎儿产生影响，更不会使胎儿畸变。

## 甲型肝炎的隔离期有多长

甲型肝炎的隔离期为从发病日期起3～4周。即从病人出现发热、恶心、厌油食起开始有传染性。所以，一旦发现现症病人，应对其原发者居住区、活动场所尽早进行消毒。不住院的患者，家庭病床应与家中清洁区严格分开，患者的衣物、被褥以及日用品等，均应使用含氯消毒液（如84消毒液）浸泡或在水中煮沸，避免交叉感染。

## 乙型肝炎病毒的传染性强吗

乙肝患者的血循环中有大量病毒蛋白，乙肝表面抗原（HBsAg）颗粒在血清中可达 $10 \times 10^{15}$/升以上。虽然感染性病毒颗粒只占其中的一小部分，但据报道血量少至 0.00004 毫升就已足够使人传染，因而乙肝患者的血液具有高度传染性。

乙肝病毒的抵抗力很强，能在 60℃下耐受 4 小时及一般浓度的消毒剂，因此需煮沸 10 分钟、高压蒸汽消毒或 65℃ 10 小时才可以杀灭。这也是乙肝病毒传染性强的原因之一。

## 眼泪有可能传播乙肝

人们都知道，母婴传播和血液传播是乙肝传播的主要途径，却很少有人留意，眼泪也是传播乙肝的方式之一。

乙肝病毒广泛存在于人体的各种组织液中，除血液、唾液和泪液外，尿液、胆汁、乳汁、汗液、羊水、月经、精液、阴道分泌物和胸腹水中都能检测出乙肝病毒，而其中泪液是常常被人们忽视的。

有人对 30 例乙肝患者的泪液做了乙肝病毒的检测，结果有 24 例检测出了乙肝病毒，可见泪液是非常容易造成乙肝传染的。

泪液传染在医院的理疗中最容易出现。当去医院做相关的眼部检查时，如果医疗器械没有做好消毒工作，人们就很可能通过这些设备而患病。很多医院对眼科检测仪器的消毒都不够彻底，因为过强的消毒液会对那些昂贵的检测仪器造成损害，所以造成仪器消毒水平不合格。但是现在有些消毒剂的成分有了改善，既能很好地消灭乙肝病毒，也能使仪器不受损害,所以在大医院里应用得比较广泛。因此建议人们检查眼睛一定要到正规的大医院,这样健康就多了一份保障。

## 乙肝病毒的传播途径有哪些

我国是乙型肝炎的高发区,慢性乙肝病毒携带者至少占总人口的10%。由于这些人长期广泛带毒,在潜在的传播上起着十分重要的作用。那么乙肝病毒传播途径主要有哪些呢?

**(1) 经血传播**

如输入全血、血浆、血清或其他血制品,通过血源性注射传播。

**(2) 母婴传播**

如孕妇带毒者通过产道对新生儿垂直传播、妊娠晚期发生肝炎的孕妇对胎儿的感染等。

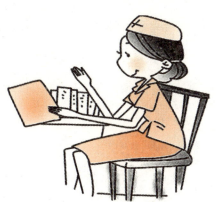

**(3) 医源性传播**

如医疗器械被乙肝病毒污染后消毒不彻底或处理不当,可引起传播;多人用同一个注射器预防注射,亦是医源性传播的途径之一;血液透析患者常是乙肝病毒传播的对象。

**(4) 性接触传播**

乙肝病毒的性传播是使性伙伴感染的重要途径,这种传播亦包括夫妻间的传播。

**(5) 昆虫叮咬传播**

地处热带、亚热带的蚊虫以及各种吸血昆虫,可能对乙肝病毒的传播起一定作用。

(6) 生活密切接触传播

与乙肝患者或病毒携带者长期密切接触，其唾液、尿液、血液、胆汁及乳汁均可污染器具、物品，经破损皮肤、黏膜而传播乙型肝炎。

## 乙型肝炎病毒感染后都会得肝炎吗

据统计，我国几乎50%的人群感染过乙型肝炎病毒，持续携带病毒者占10%左右，但真正的肝炎患者仅占其中的20%。这是怎么回事呢？其实，感染和得病是两个概念，感染乙型肝炎病毒后会出现以下几种情况：

1）乙型肝炎病毒感染后没有任何症状。由于人体的免疫功能正常，病毒很快从血中清除，这是最理想的结局。也是绝大多数人感染的结果。

2）感染后虽然没有任何症状，但血液里长期带有病毒，称"慢性无症状病毒携带者"。

3）一小部分人感染后可急性发病，出现黄疸、食欲差、乏力和肝区疼痛等症状，急性感染后又有一些人转成慢性肝炎。

## 乙型肝炎的流行情况是怎样的

乙型病毒性肝炎是世界范围内流行的疾病，但不同地区感染率有很大差异。据世界卫生组织报道，全球约20亿人曾感染过HBV，其中3.5亿人为慢性HBV感染者，每年约有100万人死于HBV感染所致的肝衰竭、肝硬化和原发性肝癌。我国是乙肝大国，但随着乙肝疫苗的普及使用，乙肝表面抗原（HBsAg）的携带率明显降低。年龄越小，下降幅度越明显，全人群的乙肝病毒携带者从1992年的9.75%下降到了2006年的7.18%，而1～4岁儿童乙肝表面抗原携带率最低，仅为0.96%。

## 患上乙肝会引起哪些疾病

乙肝的肝外表现与甲肝有某些相似之处，但其对肝外器官的损伤要比甲肝复杂得多。

(1) 乙肝所导致的肝外病变

1）肾小球肾炎。在肝病患者中常见到蛋白尿、低蛋白血症、血尿及水肿等症状，经肾组织活检有 HBsAg 及免疫复合物，说明乙肝病毒及免疫复合物可引起肾脏损伤，这种情形也称为乙肝相关性肾病。

2）血清病。乙肝免疫复合物可引起发热、关节炎等病症，尤以近端指间关节、膝关节及踝关节的对称性损伤最为多见。乙肝患者常有荨麻疹、斑血疹等血清病的皮肤表现。

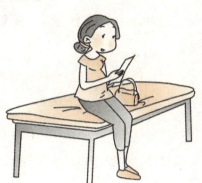

3）结节性动脉炎。这种炎症的临床表现为腹痛、关节痛及皮疹等多种症状交替或同时出现，这些症状是由免疫复合物引起的。

(2) 与乙肝病毒有直接关系的肝外病变

1）血液病。如再生障碍性贫血、溶血性贫血、单核粒细胞缺乏症等。

2）神经系统表现。这种肝外表现多见于重型肝炎患者，可出现脑膜炎、多发性神经炎、脊髓炎等。

3）肺部表现。胸腔有积液，患者可出现发热、咳嗽、胸闷等症状，与肝硬化导致的胸腔积液不同的是，在肝炎痊愈后积液会很快消退。

4）心脏损伤。心脏损伤多以心肌炎和心包炎的形式出现，表现有进行性心脏扩大、低血压，查心电图时有低电压、电轴左偏、室性早搏、传导阻滞等情况。

## 丙型肝炎的传播途径是怎样的

丙型肝炎也是通过体液途径传播，与乙型肝炎相同，但丙肝病毒（HCV）对外界的抵抗力较低，传染力也较乙肝病毒弱。主要传播途径如下。

**（1）输血及血液制品传播**

是既往丙肝感染的主要途径，70%的丙肝病人通过此途径感染，我国在1993年开始献血者的丙肝筛查，明显地降低了输血传播的发生，但由于抗HCV存在"窗口期"及少数感染者不产生抗HCV，因此尚不能筛除抗HCV阴性的HCV携带者献血员，反复或大量输血及血液制品仍有感染HCV的可能。

**（2）经破损的皮肤和黏膜传播**

是目前最主要的传播方式，静脉吸毒者存在共用注射器及反复非一次性使用注射器和针头的问题可造成HCV传播；非正规医院使用未经严格消毒的牙科器械、内镜、侵袭性操作和针刺等也可造成传播；共用剃须刀、牙刷、文身和穿耳孔等也是HCV潜在的经血传播方式。

**（3）性传播**

与HCV感染者性交及有性乱行为者感染HCV的危险性较高。

**（4）母婴传播**

抗HCV阳性母亲将HCV传播给新生儿的危险性为2%，若母亲在分娩时HCVRNA阳性，则传播的危险性可高达4%~7%。

接吻、拥抱、打喷嚏、咳嗽、共用餐具和水杯、无皮肤破损及其他无血液暴露的接触一般不传播HCV。

## 丙肝的危害在哪里

转化为慢性肝炎的概率高，是丙肝明显区别于甲肝、乙肝和戊肝的一个显著特点。甲肝、戊肝以急性为多见，一般不会转化为慢性；乙肝病毒感染者中，幼年时感染转化为慢性乙肝的概率较高，而成年后感染只有约10%会成为慢性乙肝，多数为急性发病或隐性感染，产生抗体具有免疫力。而丙肝则完全不同，超过80%的感染者会转化为慢性丙肝，其中20%会在10～20年发展为肝硬化，部分患者最终会发展成肝癌。

更可怕的是，丙肝具有极强的隐匿性，很容易被人忽视。这是它不同于其他肝炎的又一显著特点。通常甲肝、戊肝及乙肝患者，几乎均有较明显的疲乏无力、食欲减退、恶心等不适，而丙肝则不同，症状轻微，黄疸少见。临床观察研究显示，多数慢性丙肝患者在患病的10年甚至20年中，无任何自觉不适症状，或只是偶有不明显的消化道不适，他们中相当一部分是在体检或求治其他疾病时才被意外发现，而何时、又怎样感染的丙肝病毒，患者往往一无所知。即使在美国，慢性丙肝的诊断率也只有20%，而这些患者大多是在感染丙肝病毒后10余年才被发现。

## 为什么丙肝疫苗难以问世

由于RNA病毒携带者与常见的DNA病毒是不同的基因类型，而且RNA病毒经常会发生变异，因此使得丙肝疫苗的研制变得异常困难。

## 性生活能传播丙型肝炎吗

丙型肝炎病毒主要是通过被污染的血液及血制品传播，故常被称之为"输血后肝炎"。但是生活中，实际上有不少患者是通过非输血途径传播的。据统计，慢性丙型肝炎在其配偶中的传播率可高达21%左右，显著高于其他家庭成员；并且研究表明，夫妻间感染的丙型肝炎

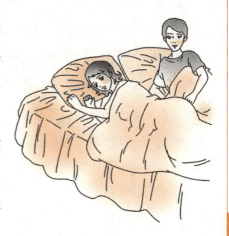

病毒，其核糖核酸（HCV-RNA）基本是一样的，对夫妻间感染丙型肝炎病毒的序列分析已肯定，其同源性显著高于其他人群。所以丙型肝炎病毒可以通过性生活传播。

## 丙肝病毒抗体阳性患者的血有无传染性

丙型肝炎抗体（简称丙肝抗体）阳性患者的血，含有丙型肝炎病毒，具有传染性。有人对1984～1986年间383例心外科手术患者，共接受5150份血制品注射后丙型肝炎的发生率，进行了前瞻性研究。结果9例发生输血后丙型肝炎的患者中，有6例（67%）丙肝抗体阳性，而374例未发生丙型肝炎者中，只有9例（2.4%）丙肝抗体阳性（户值<0.001）。9例输血后丙型肝炎患者，共接受血制品151份，其中6份（3.9%）丙肝抗体阳性；374例未发生丙型肝炎的患者，共接受血制品4999份，其中丙肝抗体阳性31份（0.6%），户值<0.001。383例心外科手术患者，共34例接受1份或1份以上丙肝抗体阳性血制品，结果6例（18%）发生丙型肝炎，而349例接受丙肝抗体阴性血制品，结果只3例（0.86%）发生丙型肝炎（户值<0.001）。

上述研究结果表明，输丙肝抗体阳性患者的血，丙型肝炎的发生率，显著高于丙肝抗体阴性者。

由于丙肝病毒变异及其复制水平低下，因此丙肝病毒感染的检测较困难。我国近年调查发现，即使输注丙肝抗体阴性的血液，也存在传染丙型肝炎的可能性。如国内心脏手术的受血患者中丙肝病毒核糖核酸检出率为31%，慢性肾功能衰竭的血液透析患者中竟高达53%。这些患者输血不安全的主要原因为检测丙肝抗体的市售药盒不够灵敏；今后采用第三代高质量试剂后，情况可望有很大改善。

## 丁肝的主要传染源是什么

HDV 是一种有缺陷的病毒，其外壳为 HBsAg。故常发生 HBV 和 HDV 联合感染或重叠感染。既往未感染过 HBV，而且同时暴露 HBV/HDV，则发生联合感染。既往已感染 HBV，现为 HBsAg 无症状携带者或慢性乙型肝炎患者，则发生 HDV 重叠感染。联合感染可表现为重型肝炎。急性和慢性的丁型肝炎病人以及 HDV 携带者是本病的传染源。

## 丁型肝炎病毒是怎样传播的

丁型肝炎的传播途径类似于 HBV 的传播。主要通过血液和其他体液排出体外，并可通过注射或非注射途径进入易感者体内，传播方式包括：

1）输入带有 HDV 的血液和血制品或使用病毒污染的注射器和针头而发生感染：这是传播的主要方式。

2）日常生活密切接触传播：含有 HDV 的体液或分泌物，通过破损的皮肤、黏膜感染，甚至可通过蚊虫叮咬等方式进入易感者血液。HDV 有家庭聚集现象。

3）性接触传播：接触 HDV 患者的唾液、尿液、精液以及阴道分泌物也可导致 HDV 的传播。

4）母婴间的垂直传播：HBV 表面抗原和 HDV 抗体阳性且 HBeAg 阳性的母亲可直接将 HDV 传播给新生儿，表明 HDV 围生期传播仅在 HBV 活跃复制的条件下才有可能。但发生率远没有 HBV 高。

## 戊型肝炎的传播途径有哪些

戊型肝炎属于肠道传染病，戊型肝炎病毒（HEV）以消化道（"粪—口"）为主要传播途径，HEV 可随患者的粪便排出，通过日常生活接触传播，可经污染食物、水源引起散发或暴发流行。戊型肝炎可呈多种传播方式：

(1) 日常生活接触的传播

通过被污染的手和用具，或直接与口接触传播。

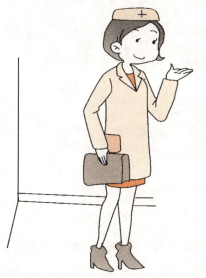

(2) 水传播

水源被粪便污染所致。

(3) 食物污染

带有 HEV 的粪便污染食物，特别是未煮熟就吃了的蔬菜、肉类或壳类水产品。

(4) 媒介的传播

苍蝇和蟑螂可充当传播媒介，使食物受到污染。

戊型肝炎流行暴发多在雨季或洪水后，而散发性戊型肝炎则主要发生在冬春季节。日常生活接触传播是散发性发病的主要传播途径。

"口—口"传播途径也存在，但较少见；在病毒血症时，HEV 也可通过输血或血液制品传播；同性恋者 HEV 感染率高，提示 HEV 可能经性传播；新生儿出生时的静脉血和脐带血可检测出抗 HEV 和 HEVRNA，戊型肝炎妇女常发生流产和胎死宫内，提示有母婴传播的可能性。

## 肝硬化会不会传染

肝硬化多为乙型肝炎病毒引起的肝炎后肝硬化，如是乙肝病毒表面抗原、e 抗原阳性者，会有一定的传染性，特别当化验出现乙肝病毒抗原阳性、抗体阴性时，其传染性是肯定的。

而临床上常见的肝硬化是由不同原因引起的肝脏弥漫性损害、肝细胞实质的变性、坏死、结缔组织增生的结果。因此肝硬化不一定都有传染性。乙型肝炎一般通过患者的血液、唾液、精液、乳汁、大小便等传播。

由于我们国家绝大部分肝硬化是从乙型肝炎发展而来的，所以，对肝炎后肝硬化的家庭成员，须进行乙肝5项检查，根据具体情况决定是否注射乙肝疫苗以进行预防。同时，患者家庭中应进行尽可能的隔离和生活餐具的消毒，肝炎后肝硬化患者不能从事厨师、主副食品加工和销售等工作。

## 肝癌会传染吗

经常有人询问："与肝癌病人在一起生活或工作，会不会被传染上肝癌呢？"肝癌到底是否有传染性，会不会像麻疹、肝炎等传染病那样，会在人与人之间广泛传播呢？这些都是大家非常关心的问题。

要回答这些问题，首先要搞清肝癌的发病机制。虽然肝癌的病因迄今尚未完全弄清，但一般说来，肝癌的发病原因较为复杂，现有研究证实，肝炎病毒感染与黄曲霉素、饮水污染、酗酒、吸烟、亚硝胺、口服避孕药、微量元素失调、遗传等因素具有协同致癌作用。人体内的肝细胞由于上述因素的综合影响可能会失去正常调控，发生过度地、无限地生长，最终在肝脏上形成一个能侵犯并且破坏正常组织器官的肿瘤即肝癌，肝癌细胞不仅发生在肝脏内，还会转移到其他部位，并且在那里形成转移瘤（灶）。

肝癌是不会传染的，但应注意的是肝癌的发生与乙肝及丙型肝炎这些传染性疾病是有密切关联的，所以加强各类肝炎的防治，无疑会对肝癌的发生起到有效的遏制作用。

## 如何预防药物性肝癌

药物性肝病的预防要注意以下几点：首先是用药前要详细阅读药品说明书，了解药品的毒副作用、用法、用量，特别是过敏体质或以往有过药物过敏史的人；如药物有肝损伤不良反应，在用药期间要注意定期检测肝功能。各种慢性病需长期、大量服药时，应在医生指导下用药；已有肝病或肾病的患者，在用药时要在医生指导下适当减少药物剂量。

预防急性药物性肝损伤的关键是尽可能避免使用具有潜在肝损伤作用的药物，在权衡利弊后而必须应用某些可能具有肝毒性药物时，可与外源性谷胱甘肽或促进谷胱甘肽形成的药物以及具有细胞膜保护功能的磷脂酰胆碱等合用。对老人及严重营养不良者更应注意发生药物肝毒性的可能性。

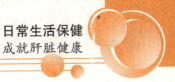

# 第三章 日常生活保健
## ——小细节成就肝脏健康

### 第一节 规律起居，养出好肝脏

#### 为什么说起居规律不伤肝

人类生活的自然环境，复杂多变的气候无时无刻不在影响着人体，因此我们必须采取顺应自然规律的方法来保护自己。例如，因四时气候变化来调节起居活动；因季节不同，增减衣物和选择不同的活动项目；因时令可调配饮食，如春季气温，饮食应偏凉；秋季燥，饮食宜偏滋润；冬天冷，则多食温热之品。

古人说："日出而作，日落而息。"也就是说人们的日常起居，都应该严格遵守自身生物钟的节奏。而当今社会，大多数现代人拥有丰富的夜生活，

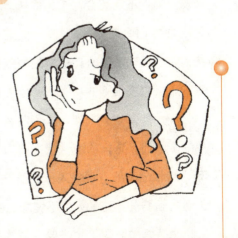

比如唱歌、跳舞、聚会、上网、看电视等。这些不良的生活习惯打破了生物钟，从而使自身内分泌系统失调。因此肝病患者要依照生物钟的节奏，睡眠、吃饭、休息、学习，适量的活动和工作，并且养成习惯。生活有序，才能使内脏器官工作有序，这样才会促进肝脏细胞的恢复。

## 为什么说充足睡眠最养肝

人在睡眠时体内的耗氧量减少，糖原分解和蛋白质分解也相应减少。肝脏有分解糖原和蛋白质的功能，当体内能量需要减少时，肝脏的负担就大大减轻了。卧床休息还可以增加肝脏的血流量，使肝脏得到更多的营养供给，因此睡眠能够使肝脏的受损细胞得以修复。

在晚上 11 点到凌晨 3 点，是肝细胞修护排毒的最好时间。所以应该在晚上 11 点之前就寝，保证在 12 点之前睡着，就会使肝得到较好的养护。

如果没有充足的睡眠，肝脏就会进入亚健康状态。肝脏病变容易使人的情绪发生改变，让人变得抑郁、易怒。人的体力得不到恢复，思考能力也会减弱。睡眠不足还会严重影响人体的免疫力，每晚睡眠不足 5 小时者，他的免疫力要下降 40%。有人为一些乙肝病毒携带者做过相关方面的调查，当这些人晚上没有睡眠时，他们的免疫细胞活动能力减少了 65%；而具有充足睡眠的人群免疫细胞的功能则完全恢复了。

现代社会竞争激烈，人们熬夜也是很平常的事，加班、应酬等是不可避免的。然而，这样的生活状态是非常不健康的，许多肝病就是在这样的状态下"熬"出来的。现代人患脂肪肝的非常多，有些十几岁的孩子甚至也被查出患有脂肪肝，这是人们不健康的生活方式造成的结果。

患有脂肪肝的人除了要注意饮食，控制情绪外，还要特别注重休息。好的睡眠对肝脏来说是一剂良药，能够给肝脏带来充分的保护。

# 第三章　日常生活保健
## ——小细节成就肝脏健康

## 为什么肝病患者易失眠

心理学家认为：一切失眠者，都是紧张情绪所致。慢性肝炎病人症状多，病情复杂，易于迁延，很易发生情绪变化。因肝功能常有波动，往往使患者心情不安。时间一长，自然考虑到怕失去劳动力，失学，甚至为婚姻、经济等问题而苦恼。更有担心肝硬化及肝癌等，以致晚上失眠。因此，医务人员、家属及亲朋要做到同情谅解，善于开导，耐心劝慰，唤起病人战胜疾病的信心。

对因肝炎失眠者可选用刺五加、氯苯那敏或苯海拉明等治疗，睡前服维生素 $B_1$ 5～8 片或针灸安眠穴亦有疗效。中药夏枯草、黄芩、枣仁、法夏、牡蛎亦为常用治疗药物。

## 肝病患者如何改善睡眠

肝病患者不仅要保证足够的睡眠时间，还要提高睡眠质量。如何改善肝病患者的睡眠呢？可从以下几方面着手。

（1）**睡前做运动**

适量的体育运动，能够促进人的大脑分泌抑制兴奋的物质，促进深度睡眠，迅速缓解疲劳，从而进入一个良性循环。研究发现，临睡前做一些如慢跑之类的轻微运动，可以促使体温升高。当慢跑后身体微微出汗时，随即停止。这时，体温开始下降。30～40 分钟后睡觉时，人将很容易进入深度睡眠，从而提高睡眠质量。

（2）**泡脚应及膝**

现代研究表明，长期睡前泡脚会起到疏通经络、平肝熄风、益肾调便、通窍醒脑、养心安神的功效。临床上对头晕、眼花、失眠、多梦、神经衰弱、记忆力减退、高血压、精神分裂症、更年期综合征、亚健康状态等有较好的治疗、保健作用。不但可以促进足部血液循环，而且对消除疲劳、改善睡眠大有裨益。泡脚的水温宜在40℃~50℃左右，最好用较深、底部面积较大的木质桶，水量则以没过小腿的2/3至膝为最佳。

### (3) 食疗要对症

饮食疗法对促进睡眠也有一定的帮助，但不同的人群，应选择不同的食疗方法。如经常心神不宁的人，宜多吃红枣；阴虚体质的人可多吃白木耳；心火旺者可食用苦瓜；痰多者不妨多吃些萝卜等。专家建议，睡眠质量差、失眠者可通过中医辨证后根据个人体质服用中药调理，对改善睡眠、提高睡眠质量很有帮助。

精神可放松肝病患者经常会出现意志消沉、心灰意懒、情绪消极的表现，尤其在面对挫折时更难经受打击，导致夜不能寐，形成恶性循环，更不易入眠。肝病患者应学会疏导不良情绪，必要时可以服用少量安眠药物。

## 为什么勤梳头也能养肝

人体头部有大量的穴位、神经和血管，通过梳头可以使头部血液得到良好的运行，从而促进周身血液的运行。当人体血液充足而运行良好时，肝脏就能得到很好的养护和修复，从而起到养肝的作用。

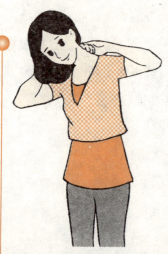

中医认为头为人体诸阳之会，即人体阳气最旺盛的地方，人体的阳气均向上蒸腾而汇聚于头部。肝脏是人体阳气的一个枢纽，如果肝阳运行良好，则人体阳气就会运行良好。反过来头部阳气运行良好，也会对肝脏阳气的运行有好的影响，从而起到养肝的作用。

此外，梳头还会改善人体的睡眠情况，从而进一步起到养肝的作用。头部分布着大量的穴位，有些穴位具有平血压的作用，如百会、太阳、风池等。当刺激这些穴位时，人体血压下降，情志平稳，使睡眠质量提高，从而起到养肝的作用。

既然梳头对肝脏有这么重要的影响，那么怎样梳头才是最正确的方式呢？

首先要选择好梳子，以不产生静电为准，牛角梳、木梳都是不错的选择。塑料的梳子容易产生静电，对头发、皮肤都有一定的损害，故此不宜使用。同时还要注意梳子的梳齿不能太密，以免造成不适。

其次要注意梳理整个头部；不论是从头中间梳还是两侧梳，都应该一直梳到颈后的发际处，这样才能对穴位和经脉有较好的调节作用。

## 肝炎患者的衣物如何清洗

当家中有人患了乙肝时，要特别注重防止病毒的传染。很多家庭不注意这些，结果导致一人得了乙肝，没过多久全家都被传染。

乙肝的传染性极强，人体组织液是它传染的主要途径。肝炎患者的衣物上带有大量的汗液、唾液或是血渍，很容易通过衣物传染他人。因此对感染患者的衣物要进行严格彻底的清洗和消毒。有些人不懂正确的清洗方法，把肝炎患者的衣物像普通人的衣物一样清洗，只用肥皂和洗衣粉搓洗，再用清水漂净就完事了的做法非常不科学。

首先，肝炎病毒不可能被肥皂或洗衣粉消除，因此只用肥皂和洗衣粉不可能完全消除乙肝病毒。

其次，这样的清洗方法极容易污染洗衣人的手、水池、水龙头等，这样就更容易造成全家环境的污染。

那么怎样才是正确处理患者衣物的办法呢？

可将患者的衣物用0.2%的过氧乙酸溶液浸泡3小时。这样处理之后，乙肝病毒就得到了完全的消毒，再用常规的洗衣方法进行衣物的清洗。如果衣物上沾了患者的呕吐物、分泌物、粪便等，可在消毒的时候加20%的漂白粉，患者的痰盂、粪便器等可用3%的漂白粉浸泡3小时左右，这样就能做到完全消毒。

在家庭中做好乙肝病毒的防传染工作是非常麻烦的，但是不要为了图省事而不去执行。在家庭中出现乙肝传染期的病人，防疫站的人员会给家属提供具体的防护措施，要遵照执行，这样就能保证乙肝病毒得到控制。

## 为什么肝病患者应养成定时排便的习惯

肝脏不仅是多种物质代谢的场所，而且还具有解毒等多种生理功能，许多药物及食品在肠道内发酵后产生的毒物，都要经门静脉进入肝脏解毒。如果常发生便秘，肠道细菌繁殖产生的毒素和大便中产生的酚、吲哚等毒物，在肠道内停滞不前，存留时间过长，必然会加重肝脏负担，不利于肝脏的修复。因此，要养成每日定时排便的习惯。平时多吃蔬菜，有助于肠道蠕动和消化液的分泌，可以防止便秘。

## 为何也要让肝"双休"

人们每周都有两个休息日放松精神，恢复体力，可是在休息日里，很多人在工作上休息了，却没有让自己的肝脏也得到休息。经常通宵看电视、吃大量油腻的东西，或是跟家人吵架闹别扭，这些情况都严重损害了肝脏的健康。

人们在周末休息的时候，要让肝脏也得到相应的休息，这样它才能为机体更好地工作。

要想让肝脏得到休息，首先要注意周末睡眠的时间。很多人喜欢在周末约朋友吃饭，这样做无可厚非，一来放松精神，二来联络感情。但是无论是吃饭也好、娱乐也好，都要在晚上10点前进行。要尽量保证10点之后就睡觉，因为晚上11点到凌晨3点是肝脏最好的修复时期，晚上10点就寝，能够保证肝脏在这个时段得到最佳的休息。

其次是要少吃大鱼大肉。肉类食物含有丰富的蛋白质，是人们身体所必需的营养。但是消化肉类需要肝脏分泌大量的胆汁和脂肪酶。如果吃得过多，就会增加肝脏的负担，久而久之则容易引起肝脏的病变。

最后在周末要有一个好情绪。肝脏是受情绪影响非常大的内脏器官，临床发现，爱生闷气的人得肝癌的几率要比精神舒畅的人多几倍，可见要养护肝脏应注意保持心情舒畅。要有一个和睦的家庭环境，与人相处时多忍让，少发怒，这样，肝脏就少了很多负担和损害。

## 肝病患者为什么要特别注意休息

肝为藏血之脏，为"血之府库"，具有储藏血液、调节血量及防止出血的功能。现代医学已证实，肝脏每分钟接受的血液占心脏每分钟排出量的25%。轻微运动时，内脏血管收缩，肝血流量减少，剧烈运动时，还会使全身肌肉的血流量增加，致肝脏的血流量更低，据测其血流量要减少30%～50%；卧床休息时，肝脏血流量可比站立时增加30%。正常情况下，当人体肝脏血流量与供氧只有50%时，通过机体的自身调节尚可以维持各项肝功能活动。但患肝病时，肝功能已受到不同程度的损害，机体自身调节能力下降，当某种原因致肝脏血流量下降时，就会对肝细胞的修复和肝功能的恢复产生不利影响，甚至会加剧肝功能的进一步损害。

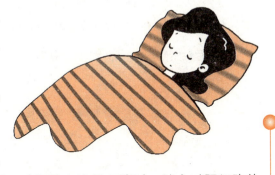

因此，活动量越大，其肝脏的血流量就越小，能到达肝脏的营养成分和药物就越少，肝炎痊愈也就会越慢，所以休息对于肝病，尤其是对急性肝炎患者的预后起着非常重要的作用。特别是静卧，可以明显增加肝脏的血流量，有助于肝细胞的修复和再生。

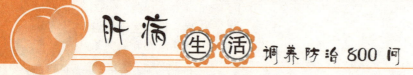

但这并不是说要绝对卧床，待肝炎症状显著改善后，可适当增加活动量，但必须以不引起疲劳为原则，并注意劳逸结合。

## 肝炎患者休养时为何要限制脑力劳动

据调查，约有75%的肝炎患者在家休养时出现肝功能反复异常，通常是由于过度劳累引起的，此种劳累包括体力劳动与脑力劳动两种。

祖国医学认为，人动则血运行于四肢，人卧则血归于肝脏。因此当用脑过度时，势必使血液供应大脑，减少了肝脏供血，不利于肝脏恢复。所以肝炎患者在家调养时也要适当限制脑力劳动。

## 为何不良居室装修有害肝脏

现在人们的生活水平提高了，居住环境越来越好了，很多人对于室内的装修非常讲究，宁愿花一大笔钱来装饰一个华美的房间。虽然装修市场呈现出繁华的一面，但因为装修所带来的问题也从来没有停止过。不良的装修会给人们的健康带来严重的危害。很多人在房子刚刚装修完时就入住，结果很容易患疾病。

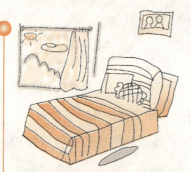

装修后最容易受损害的就是老年人和儿童，因为他们的体质虚弱，受到不良因素的干扰后就会发病。有一家医院在做肝癌的统计中发现，有30%的患者都住在刚刚装修了不到半年的房子里，这是一个很大的比例，值得人们重视。

装修过程中哪些物质是对肝脏有损害的呢？主要是甲醛、氯乙烯、邻苯二甲酸酯、二氯乙烯、四氯乙烯、二氯甲烷等等。这些有毒物质主要是通过黏合剂、油漆、塑料构件等释放。某些装修材料具有一定的放射性，因此对肝脏具有更大的损害。

为了防止因装修而产生健康的问题，建议在装修时使用安全环保的材料。同时在装修完之后房间要进行通风处理，半年后再入住。这样就能明显减少对人体健康的损害。

## 第二节 不良习惯，让你同"肝"共苦

### 为什么说肝病患者必须戒烟

肝病患者应尽早戒烟，主要有以下几点原因：

1）烟雾里的毒性物质必须通过肝脏解毒，患肝炎时肝细胞的解毒功能显著减退，如果此时继续吸烟，就会增加肝脏的负担，还会加重对肝细胞的损害。

2）烟雾中含有致癌物质，在肝脏发生病变的情况下继续吸烟，容易引起肺癌。

3）吸烟还可引起血管痉挛，对心、肺、肾、胃等脏器造成不良影响，容易导致各种并发症。

### 肝病患者为什么要忌酒

酒进入人体后大部分很快在胃肠内吸收，90%以上在肝脏代谢。正常人少量饮酒后，肝脏可将其代谢解毒，不会引起肝损害。但对肝病患者来说，常因食欲不好而使蛋白质、维生素摄入不足，由于饮酒阻碍氨基酸、叶酸、维生素$B_6$、维生素$B_{12}$的吸收，加上肝细胞本身已有损害，肝功能受损，各种酶活性降低，更影响肝脏对酒精的解毒能力，从而加重肝脏负担，加重病情。因此有肝病必须忌酒。

## 为何肝炎后肝硬化不能超负荷运动

肝功能代偿期的肝硬化患者,一般不强调卧床休息,可适当减少活动量,参加适当工作,但要注意劳逸结合,以不感到疲劳为宜。如果各种治疗、营养适当,肝脏病变静止或进展缓慢,肝硬化可长期代偿而不影响人的生活质量。

肝硬化失代偿期的患者必须强调卧床休息,尤其是有腹水的患者要绝对卧床。卧床能改善肝脏及肾脏的供血,减少对肾上腺素和肾素—血管紧张素—醛固酮系统的刺激,以促进利尿。

因此,无论是哪期肝炎后肝硬化患者,都不能超负荷劳动,以防病情加重。

## 肝病患者能长时间看电视吗

随着电视的普及,如今看电视已成为人们业余文化娱乐生活的重要内容。然而,电视对人体健康有没有影响?这是人们普遍关心的问题。据国外研究,电视机在工作时,其显像管会发射一种较强的电子束,对人体健康有一定的影响,尤其对肝病的影响更大。因为人的视网膜感光功能好坏取决于视网膜

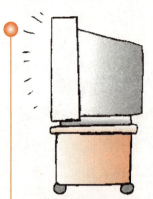

视觉色素、维生素 A 的正常与否。维生素 A 是人体吸收胡萝卜素后在肝内转化而成的,当患者的肝脏功能降低以后,对于维生素 A 的吸收与转化就会降低。此时,如果患者还要长时间地看书或看电视,就会加重肝脏的负担,不但使病情难以康复,还会出现视觉障碍。因此,为了您的健康和安全起见,不论是肝病患者还是正常健康人,看电视时间都不能太长,应注意以下几个问题:

1) 每次持续看电视的时间不应过长,通常以不超过 2 小时为宜。中途适

## 第三章 日常生活保健
——小细节成就肝脏健康

当休息片刻，到室外走走，眺望远方，活动肢体，呼吸新鲜空气。

2）看电视时，室内光线不宜太暗，最好是有较弱的侧光照明。

3）避免电视画面跳跃、闪烁，少看惊恐悲切的情节，肝病患者以不看为宜。

4）看完电视后若有不适反应时，就应及时节制，以免造成不良后果。

5）看电视的距离以距电视机（20英寸）1.5米为度，眼睛视线的水平以高于电视机屏面中心13°为宜。

## 为什么要注意电话机污染

据2009年最新的医学统计，我国的乙肝携带者已经超过了1.2亿，这样一个庞大的群体，使人们在生活环境中不得不注意降低病毒传播的概率。公用电话是一个常用的公共设施，也是一个非常关键的乙肝传播工具。很多人对公共电话的病毒携带感到不以为然，当看到别人在使用前先用纸巾或湿巾擦试时抱以嘲讽的态度，以为对方有洁癖。有人做过一项调查，发现70%的人认为在使用电话前没有必要进行清洁，有16%的人认为可以稍微擦一擦，只有14%的人认为一定要进行仔细消毒。

其实在使用电话前先进行擦拭和消毒的做法是非常正确的，也是符合科学的。电话机上有大量的有害病菌，当人对着电话说话时，可能会不小心把唾液沾到话筒上，可能因为所呼出的空气凝结到话筒上，病菌也随之附着在上面。

医学人士建议人们，在使用公共电话时，要先进行擦拭和消毒。在通话的时候，注意不要让口碰到话筒上，以免造成直接的病毒感染。很多小孩喜欢在打电话时把嘴贴在话筒上，因此家长要提醒孩子打电话时嘴不要贴在话筒上，也可以自己帮孩子拿着电话。如果身边携带着纸巾或是手绢，可以把它盖在听筒上，这样就更能避免感染病毒了。

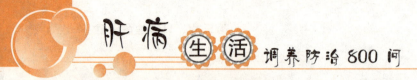

## 为什么忌文身、文眉

乙肝病毒的传染性很强，微量血清通过各种方式进入血液中就可能引起感染。很多文身机构都存在卫生隐患，器械消毒不严、一次性器具多次使用等都易造成肝炎病毒感染，特别是乙型、丙型、丁型肝炎病毒感染。同样，美容过程中特别是文眉、穿耳洞、做双眼皮，甚至是刮脸也有可能因受到污染的针或刀感染肝炎。

## 为什么宜经常洗手

"病从口入"，人们的很多疾病都是由于不干净的饮食造成的，手作为将食物传送入口的纽带，直接决定着食物的卫生程度。食物即使是百分之百的干净，但如果放置到细菌丛生的容器里，再干净的食物也会成为"恐怖分子"。同理，干净卫生的食物如果以不干净的手作为传送带进入口中，食物也会成为人体患病的根源。传染性较强的某些肝脏病例如乙型肝炎就可以通过食物进行传染。因此，无论是一般人还是肝炎患者，都应该养成经常洗手的好习惯。

### （1）饭前洗手

人们在吃饭时，手总免不了要接触炊具、餐具、食物。如果手没有清洗干净，沾染到手上的种种病菌、病毒就可以进入食物中，损害身体健康；具有传染性肝病的患者，更应该注意在饭前洗手。

### （2）便后洗手

人的粪便中含有大量的病菌、病毒，如果是肝炎患者，还有可能含有肝炎病毒，应加强便后洗手。人们进行大便后使用手纸擦拭肛门时，手很容易受到污染，这样粪便中的病菌、病毒就会附着到人的手上。此时，肝炎患者如果不认真洗手，手中的有害物质就轻而易举地通过食物进入人体中，对人体健康造成威胁；而且，如果手上沾有肝炎病毒，患者还很有可能通过握手等方式传染给别人。人们不但在大便时注意洗手，小便也不例外，因为尿液中也含有病菌、病毒，如果尿液溅到手上，也会导致病菌、病毒黏附到手上。

洗手是切断病菌、病毒传播途径的方式之一，人们应该养成经常洗手的好习惯。注意洗手时不要流于形式，先涂抹肥皂，然后再用流动水冲洗。

## 肝病患者洗澡有什么讲究

肝病患者不同于健康人，洗澡时应注意以下问题：

### (1) 不能洗澡的时候

急性肝炎 GDP 值超过 500~1000 时应禁止洗浴。洗澡等同于轻量运动，在需要静养的时期洗澡只会恶化病情。

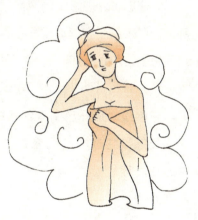

### (2) 允许洗澡的时候

急性肝炎患者患病 3 周后 GDP 值降到 100 以下后，就可以 1 周洗 1 次澡。愈后初浴千万小心，切勿疲劳。按医生要求渐渐增加洗浴时间和洗浴次数。慢性肝炎患者可以 1 周洗 2 次澡，尽可能使用淋浴。用浴盆泡澡时，勿长时间洗澡，宜温水快浴，不要疲劳。

### (3) 温泉疗养

出行前要得到主治医生的许可。洗温泉宜像乌鸦点水般快速洗浴，并将洗浴次数控制在两三天 1 次。有些肝硬化、慢性肝炎患者虽然病情已完全稳定，但过度泡温泉，也会使病症恶化。所以与其温泉疗养，不如呼吸新鲜空气，吃些美味佳肴，放松心情，清除紧张情绪更为有效安全。

## 为何肝病患者应注意口腔卫生

肝病涉及的范围极广，它不仅对机体器官、组织、细胞等产生病理影响，

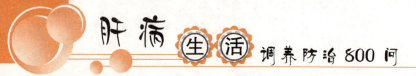

还会引起口腔疾病。口腔疾病如果控制不好又会使肝病进一步加重，进而引起牙病。主要包括：

(1) 牙槽骨骨质疏松

这是肝病患者尤其是肝硬化患者常见并发症。主要表现为：牙齿周围的上下颌骨骨密度下降，牙槽骨嵴骨质吸收十分明显，部分牙齿松动，咬合困难，吃饭时咬合无力，吃东西嚼不碎，有些牙根暴露，牙龈萎缩。

(2) 牙周感染

肝病患者牙周感染的风险比非肝病患者高2～3倍。严重者导致牙周脓肿，甚至发生牙齿松动或移位，这样会抵消分泌失常作用，影响肝细胞的修复和再生，加重肝病。

(3) 牙齿松动

牙齿松动是肝病患者常见的并发症之一。由于肝病患者伴有牙龈炎、牙周炎等慢性破坏性病变，尤其是牙槽嵴骨质吸收常常影响牙齿的稳固性，造成牙齿松动、移位或错颌，进而诱发牙周感染，严重者可引起牙齿脱落。

(4) 牙根面龋

主要表现为牙龈萎缩，多颗牙龈龋坏，对冷热刺激敏感、疼痛。出现这一症状，应及时到口腔科就诊。否则可能引起牙髓炎及牙周炎，使治疗的难度更大。

所以，为了避免以上这些病症，肝病患者应注意口腔卫生、随时清洁口腔。

## 为何应谨慎洗牙

随着生活质量的提高，越来越多的人热衷于洗牙，洗牙不仅可以美化牙齿外观，同时还可防治牙龈炎及牙周炎。于是洗牙诊所在街头应运而生，但人们在洗牙时应警惕不要感染上乙肝。

洗牙的设备是超声洁牙机,把沉积在牙齿上钙化的牙龈、牙结石除掉,牙结石一般牢固附着在牙颈部,在清除牙石时,会不同程度损伤牙龈组织导致出血,破损的牙龈伤口和血液是乙肝病毒扩散传播的直接途径。所以人们到洗牙诊所时应注意以下几点:

1)工作人员应有专业证书,非专业人员缺乏专科知识,操作时较粗鲁,更易损伤牙龈组织。

2)诊所的消毒措施是否齐全,有无严格的消毒措施,注射器、手套、口罩等用品是否一次性用品,如果不是,将增加传染机会。

3)正规诊所术前一般会要求病人进行乙肝两对半及丙肝抗原测定,阳性病人采取特别措施消毒,避免交叉感染。

注意以上几点,在洗牙时可减少感染乙肝的可能性。

## 为何餐具清洗不能马虎

众所周知,唾液是肝病的主要传播途径之一,因此餐具成了肝病患者最大的烦恼之一,因为他们不能和别人一起吃饭,他们用过的餐具要经过特殊消毒。所以,他们在工作和生活中受到了很大的排挤,导致心理压力。

人们对肝炎病人应该抱着同情的态度,尽量不给他们带来心理负担。但是对肝炎患者的餐具,要认真对待,否则很可能会被传染。

肝炎患者使用的餐具可以通过以下两种方式来消毒:

(1) 湿热消毒法

可以把餐具放在沸水中煮 20 分钟,这样肝炎病毒就能够得到较彻底的消除;也可以用高温蒸汽消毒,这种消毒的方式比沸水煮更加彻底,用 2 分钟就能达到很好的消毒效果。

(2) 使用化学试剂来消毒

首先将食物残渣倒掉。然后把餐具放在含有次氯酸钠和十二烷基磺磺钠的溶液中浸泡 30 分钟，再用清水冲洗干净；在农村的环境中也可以用 3% 的漂白粉溶液浸泡一小时，同样能够达到消毒的效果。

## 为何家属忌与患者共用生活用品

肝病患者与其家属切不可共用生活物品。因为乙肝病毒可通过血液传播。潜伏期末及发病后一段时间内的急性乙型肝炎患者和慢性乙型肝炎患者的血液中均含有乙肝病毒（HBV）。实验研究表明，只需 $4 \times 10^{-5}$ 毫升的血就足以使人感染，故其血液具有高度的传染性。剃须刀的刀片、牙刷常会带有微量血液或体液，有传染乙肝或丙肝的可能性。除血液之外，现还查明，乙肝患者的唾液、汗液、尿液、泪液、精液、阴道分泌物、月经及乳汁等均含有 HBV，尤其是乙肝表面抗原（HBsAg）、乙肝 e 抗原（HBeAg）或乙肝病毒脱氧核糖核酸（HBV-DNA）阳性的患者，其体内 HBV 复制十分活跃，传染性最强。同这些患者生活上接触密切，家人被传染的可能性就较大，故碗、筷等日常生活用品不能共用。

## 肝病患者为什么忌纵欲

性功能是人体正常的生理功能之一，但如果过度纵欲，就会引起大脑皮质长期处于兴奋状态，不仅血液循环加快，呼吸急促，肌肉紧张，而且伤耗元气，损害肝肾，产生诸如疲倦、腰酸腿软、食欲不振、头晕耳鸣、失眠健忘等症状，对于肝病患者来说，更是不利于身体健康，甚至会导致病情恶化。性生活是夫妻双方的事，如果一方患有肝病，应得到另一方的谅解，根据患者的病情配合调整性生活，以健康为头等大事，适当进行节制。

1）患者在急性肝炎恢复期，或患有慢性肝炎和肝硬变的患者出院后，应暂停性生活。一旦放纵性生活，就会引起肝病暴发、复发或加重，从而导致严重后果。

2）在肝功能波动阶段，特别是转氨酶不稳定和出现黄疸上升时，应停止性生活。否则会损耗体力和精力，加重肝脏负担，使病情恶化。另外，乙肝病毒可存在于精液、经血和阴道分泌物中，通过性生活相互传染的概率可达10%～15%，如在发作期进行性生活，很容易使对方受到感染。

3）慢性肝炎患者应适当节制性生活。如青年人病情稳定，可以同床后第二天无疲乏感为度。如果次日感到倦怠、疲乏、腰痛、食欲不振，便说明性生活过度，应自觉纠正，减少或暂停性生活。如无不适，一般情况下，青年人每周不宜超过1～2次，中年人宜每1～2周1次，中年后宜每月1～2次。

## 第四节 四季养肝，顺应时节肝健康

### 为什么肝病患者养生应顺应四季变化

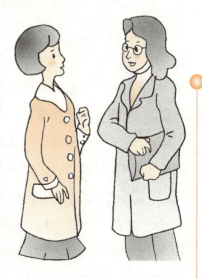

人生活在自然中，与自然界息息相关。四时影响着人体的生理功能、病理变化，所以人应该顺应四时变化而养生，顺从四时气候的变化，适应周围环境，使机体与大自然协调，使之健康长寿。《黄帝内经》云："人以天地之气生，四时之法成。"一年四季的气候变化经历着春温、夏热、秋凉、冬寒的规律，它对人体的脏腑、经络、气血各方面都有一定的影响，故而顺应四时变化以固摄人体阴阳平衡，乃是中医养生保健的基本原则之一。"春夏养阳，秋冬养阴"，"与万物沉浮于生长之门"。《素问·四气调神大论》具体阐述了如何四时养生，说："春三月，此谓发陈，天地俱生，万物以荣，夜卧早起，广步于庭，被发缓形，以使志生，生而勿杀，予而勿夺，赏而勿罚，此春气之应，养生之道也。逆之则伤肝，夏为寒变，奉长者少。夏三月……"可见，四时养生确实是中医理论体系之网上的一个重要网结。

## 为什么说春季是养肝护肝的好时节

古人说："春气温，宜食素以凉之，不可一于温也，禁温饮食及热衣服。"意思就是说春天万物复苏，气温回升，五脏属肝。春季是养肝护肝的好时节。

1）肝病患者在春季应保持良好的心理状态，乐观开朗的心情。愉快的心情可以使人的身体功能变得良好，促进人的新陈代谢，有助于肝病的恢复。

2）春回大地，肝病患者可以在这个时节适当地进行体育锻炼，不仅可以增强体质，还有利身体健康，保持心情的愉悦。

3）春季气候干燥，宜多喝水，预防感冒。多喝水可以增强血液循环，还可以促进腺体分泌，有助于消化腺、胆汁和胰液的分泌，有助于消化、吸收和废物的排除，减少代谢和毒素对肝脏的损害。

4）保证足够的休息和睡眠。卧床休息时人的活动量越小，肝脏的血流量越小，肝脏所获得的营养就越少。过度劳累还可降低人体的免疫功能，容易招致其他细菌和病毒的感染。但长期卧床，并不利于机体的正常代谢，会诱发脂肪肝的形成，还可能加重患者的精神负担，同样不利于肝病的恢复。因此病情稳定的肝病患者应适当活动，依据肝脏功能的状况按医生的建议适当地调整活动量，切忌过度运动。

5）饮食方面多吃清淡食物，补充足够的水果和蔬菜以满足身体对维生素和纤维素的需求。少吃甜食、油腻食品，以免因脂肪含量过高增加肝脏的负担。要摄入足够的蛋白质食品，食用肉类时宜用鱼、虾、瘦肉；平时就有脾胃虚弱的人可多吃白扁豆和豆制品。以下几种时令蔬菜很适合肝病患者食用：

第三章　日常生活保健
——小细节成就肝脏健康

如金花菜可以利大肠、清脾胃、下结石、治夜盲、降低胆固醇；豌豆苗可以防治高血压、脂肪肝、冠心病；韭黄和蒜黄可以散滞导瘀。

## 春季气候对肝病有什么影响

春季天气转暖，细菌、病毒容易繁殖，加之春节时候过度饮酒，休息不够，人的抵抗力下降，容易造成肝病的患病率升高，其中重症肝病患者要比其他季节多出20%左右，临床症状明显，有的甚至出现腹水、感染、出血等。

## 肝病患者春季如何进补

春天是万物齐发的季节，人体各脏器也频繁活动起来。中医认为，春天是"肝旺之时"，趁势养肝可避免暑期的阴虚，而过于补肝又怕肝火过旺，所以春季宜喝粥养肝，下面是养肝粥3款，不妨对症试之。

### 猪肝绿豆粥

**原料.** 新鲜猪肝100克，绿豆60克，大米100克，食盐、味精各适量。

**做法.** ❶ 先将绿豆、大米洗净同煮，大火煮沸后再改用小火慢熬，煮至八成熟。

❷ 再将切成片或条状的猪肝放入锅中同煮，熟后再加调味品。

**功效.** 此粥补肝养血、清热明目、美容润肤，可使人容光焕发，特别适合那些面色蜡黄、视力减退、视物模糊的体弱者。

### 决明子粥

**原料.** 炒决明子10克（中药店有售），大米60克，冰糖少量。

**做法.** ❶ 先将决明子加水煎煮取汁适量。

❷ 然后用其汁和大米同煮，成粥后加入冰糖即成。

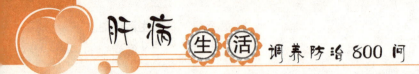

**功效** 该粥清肝、明目、通便,对于目赤红肿、畏光多泪、高血压、高血脂、习惯性便秘等效果明显。

### 枸杞粥

**原料** 枸杞子30克,大米60克。

**做法** ❶ 先将大米煮成半熟。

❷ 然后加入枸杞子,煮熟即可食用。

**功效** 特别适合那些经常头晕目涩、耳鸣遗精、腰膝酸软的患者。肝炎患者服用枸杞粥,具有保肝护肝、促使肝细胞再生的良效。

## 夏季肝病患者如何做到饮食得当

肝病患者本来胃口欠佳,夏天更甚。医学专家认为,肝病患者大多数由于疾病直接影响到机体的消化功能,所以,肝病患者更应该饮食调理得当。

肝病患者夏季饮食一定要清淡,不可过于油腻,否则极易伤胃。中医学认为,山药、大枣具有健脾益气的作用,且补而不腻,非常适合脾胃虚弱者夏季煮粥喝,且两者均具有提高机体免疫力的作用,可有效对抗夏季因酷暑而造成的免疫力降低。蜂蜜、牛奶、莲藕、银耳、豆浆、百合既可益气养阴,又可养胃生津,是夏季体弱多病、出汗较多、食欲不振者的食疗佳品。

夏季气温较高,肝病患者人体新陈代谢增快,能量消耗大,因此蛋白质的供应必须酌量增加,每日摄入量应在100~120克为宜。植物蛋白可以从豆制品中获得,动物蛋白除了奶制品外,还应适当地多吃瘦肉。

夏季的肉食以鸡肉、鸭肉、瘦猪肉、鸽肉等平性或凉性的肉制品为好。其中,鸭肉不仅富含蛋白质,而且由于其属水禽,还具有滋阴养胃、健脾补虚、利湿的作用,根据中医"热者寒之"的原则,特别适合苦夏、上火、体内生热者食用。夏季在食用鸭肉时最好炖食,也可加入莲藕、冬瓜等蔬菜煲汤食用。

第三章 日常生活保健
——小细节成就肝脏健康

## 夏季肝病患者饮水有什么讲究

夏季天气比较炎燥，肝病患者一定要注意多饮水，以补充机体因出汗造成的水分丢失。解暑的饮料中以茶水为最佳，特别是绿茶，有消暑解渴、清热泻火的作用。饮水要注意四点：

1）每日饮水1 500～2 000毫升，时时饮用。

2）大渴时不宜饮水过多，以免胃部不适。

3）餐前及进餐时不宜饮白开水，以免冲淡胃液影响消化。

4）不要过食冷饮。适当食用冷饮，能起到一定的祛暑作用，然而不可食之过多。

上述原则是根据人体在夏季易发生的生理现象或不良症状特点而确定的。肝病患者在实际运用中还应根据当地当时的气象条件（如春夏之交由温转热、夏秋之交由热转凉、各地区的小气候等），结合各自体质不同特点及在夏季容易出现的反应，做到辨证施膳。

## 秋季气候对肝病有什么影响

秋天暑热渐消，秋风送爽，是成熟和收获的季节。秋季气候由热渐渐转凉，人体的生理活动也由外向活跃转为内敛收藏。虽然秋高气爽，但气候干燥，机体阴津易亏，而且根据中医五行理论：肺与秋天同属于金，而肝属于木，五行之间相生相克，肺金克肝木；肺金当秋而旺，可制约肝气，导致秋天肝气多虚，此时肝病患者养生宜注意养阴，兼顾补益肝气与祛除夏暑之余湿。

秋季肝病患者饮食要以防燥护阴、滋阴润肺为准绳。古代最著名的营养专著《饮膳正要》中说"秋气燥，宜食麻以润其燥"，事实证明，多食芝麻、核桃、糯米、蜂蜜、乳类、甘蔗等，可以起到滋阴润肺养血的作用。此外，秋季的膳食应贯彻"少辛增酸"的原则，即少吃一些辛辣的食品，如葱、姜、蒜、辣椒等，多吃一些酸味的食品，如柑橘、山楂、新鲜蔬菜等。因为肺主辛味，肝主酸味，辛能胜酸，肺气通于秋，故秋天要减辛味、增酸味，以防肺气太过，损伤了肝脾功能。年老胃弱的人，可采用晨起食粥法以益胃生津，如百合莲子粥、银耳冰糖糯米粥、生地汁粥、杏仁川贝糯米粥、黑芝麻粥等。如感到困倦、胃脘胀闷，可服用香薷、厚朴、扁豆等；如感到气短、咳嗽、胸闷等，可服用太子参、黄芪、山药等；如感到口舌干燥，或发热咳嗽等，可服用玉竹、贝母、百合、枇杷叶等；如感到肝区胀闷不舒，可食用一些酸甘之品，既润肺燥又补益肝气，如酸枣仁、枸杞子、五味子、麦冬等。

## 肝病患者秋季有哪"四防"

**(1) 防秋燥**

秋天气候干燥，对于运动者来说，每次锻炼后应多吃些滋阴、润肺、补液生津的食物，如梨、芝麻、蜂蜜、银耳等，若出汗较多，可适量补充些盐水，补充时以少量、多次、缓饮为准则。

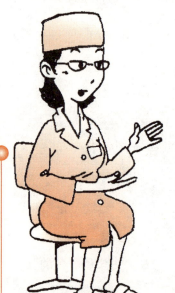

**(2) 防受凉感冒**

秋日清晨气温低，不可穿着单衣去户外活动，应根据户外的气温变化来增减衣服。锻炼时不宜一下脱得太多，应待身体发热后，方可脱下过多的衣服；锻炼后切忌穿汗湿的衣服在冷风中逗留，以防身体着凉。

**(3) 防运动过度**

秋天是锻炼的好季节，但此时因人体阴精阳气正处在收敛内养阶段，故运动也应顺应这一原则，即运动量不宜过大，以防出汗过多，阳气耗损，运动宜选择轻松平缓、活动量不大的项目。

## 第三章　日常生活保健
——小细节成就肝脏健康

### （4）防运动损伤

由于人的肌肉韧带在气温下降环境下会反射性地引起血管收缩，肌肉伸展度明显地降低，关节生理活动度减小，神经系统对运动器官调控能力下降，因而极易造成肌肉、肌腱、韧带及关节的运动损伤。因此，每次运动前一定要注意做好充分的准备活动。

## 肝病患者秋季如何防秋燥

秋季昼夜温差大，燥气当令，肝病患者若防备不好很易感冒或导致腹泻，致使慢性肝病复发；如饮食过咸或过辣，则易使肝硬化恶化；所以，我国古代医学家就替我们提供了一条对付"秋燥"的一种最佳饮食良方："要多喝蜜，少吃姜。"

蜂蜜是大自然赠给我们人类的珍贵礼物，它所含的营养成分特别丰富，主要成分是葡萄糖和果糖，两者的含量达70%。此外，还含有蛋白质、氨基酸、维生素A、维生素C、维生素D等。蜂蜜具有强健体魄、提高智力、增加血红蛋白、改善心肌等作用，久服可延年益寿。《本草纲目》记载："蜂蜜有五功：清热、补中、解毒、润燥、止痛。"现代医学也证明，蜂蜜对神经衰弱、慢性肝炎、肝硬化患者均有疗效。在秋天经常服用蜂蜜，不仅有利于这些疾病的康复，而且还可以防止秋燥对于人体的伤害，能起到除虚热、补肝气之疗效，从而使人健康长寿。

秋燥时节，一方面要多喝盐水和蜜水，另一方面不吃或少吃辛辣烧烤之类的食品，这些食品包括辣椒、花椒、桂皮、生姜、葱及酒等，特别是生姜。这些食品属于热性，又在烹饪中失去了不少水分，食后容易上火，加重秋燥对我们人体的危害。当然，将少量的葱、姜、辣椒作为调味品，问题并不大，但不要常吃、多吃，比如生姜，它含挥发油，可加速血液循环；同时含有姜辣素，具有刺激胃液分泌、兴奋肠道、促使消化的功能；生姜还含有姜酚，可减少胆结石的发生。所以它既有利亦有弊，民间也因此留下了"上床萝卜下床姜"一说，说明姜可吃，但不可多吃。特别是秋天，最好不吃，因为秋天气候干燥，燥气伤肺，加上再吃辛辣的生姜，更容易伤害肺部，加剧人体失水、干燥。在古代医书中也出现这样的警示："一年之内，秋不食姜；一日之内，夜不食姜。"看来，秋天不食或少食生姜以及其他辛辣的食物，早已引起古人的重视，这是很有道理的。

因此，为了我们自己的身体不受秋燥的伤害，当秋天来临之际，肝病患者一定要做好"晨饮淡盐水，晚喝蜂蜜水，拒食生姜"，以便安然度过"多事之秋"，以保身体健康。

## 肝病患者秋季如何进补

中医认为，燥为秋季的主气，称为"秋燥"，其气清肃，其性干燥。因此，燥邪伤人，容易耗人津液，所谓"燥胜则干"，津液既耗，必现一派"燥象"，常见口干、唇干、咽干、舌干少津、大便干结、皮肤干燥甚至皲裂等。秋燥之气以小秋为界，又有温、凉之分。如久晴无雨，秋阳暴烈，这属温燥性质；秋深初凉，西风肃杀，这属凉燥性质。无论温凉，总是以皮肤干燥、体液缺乏为其特征。因此，秋季肝病患者应进补滋阴养液之品，最好吃些雪梨、鸭梨，生食能清火，蒸熟能滋阴，有条件的不妨吃些秋梨膏、养阴清肺膏等滋阴润肺之品，对于预防秋燥均有益处。

## 为何肝病患者冬季养生忌"盲目"

肝病患者冬季进补时不能一味地"盲补"，应根据自身的情况而行，尤其应注意：

(1) 补肾填精宜为温补

肾是人体根本所在，是人体生命活动的源泉，它滋五脏的阴气，发五脏的阳气。冬季养生调养摄取食物当以补肾温阳、培本固元、强身健体为首要原则。

冬季调养摄取的食物宜温性，常以鹿肉、狗肉、羊肉、麻雀、韭菜、虾仁、栗子、胡桃仁来温补肾阳；以海参、龟肉、芝麻、黑豆等填精补髓。按照现代营养学的观点，冬季温补类的食品含热量较高，营养丰富，滋养作用强，有极为丰富的蛋白质、脂肪、糖类、矿物质等。

对肝病患者来说，每日每千克体重大约需要蛋白质1.5克，脂肪1克，糖类6克。对于一个体重60千克的人来说，每日摄入蛋白质90克，脂肪60克，糖类（碳水化合物）360克比较合适。

### （2）平衡饮食

肝脏是人体内最大的消化腺，是各种物质的代谢中心，如能把好"口"这一关，做到让生命赖以生存的各种营养物质，即蛋白质、脂肪、糖类、维生素、矿物质、纤维素、水等能按需摄入，就能使肝得到充足的营养及保护。

### （3）食补巧用补品

虽然冬季进补可以增强体质，祛病强身，但还要注意方法适当，才能取得事半功倍之效。许多人往往习惯于在冬季服些人参、鹿茸、阿胶、黄芪之类，这些补品对人体各有益处，但如果服用不当则不仅不会见效，还会带来一些不良反应。所以，冬令进补养生，首先应遵循"药补不如食补"的原则，病后肠胃功能虚弱的人更是如此。

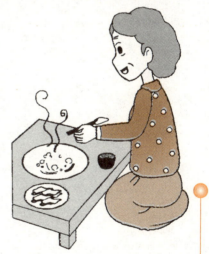

通过调整饮食，补养脏腑功能，促进消化功能和全身状况的康复，将起到药物所不能起到的作用。另外，食补与药补两大类补品各有千秋。一般来说，虚证明显或病后虚弱者，初期宜用药补；虚证不明显，目的是健身，或药补后体虚已有改善者，不妨有选择地进行食补。

### （4）药物要"精"

药物不在多，而在于精心组合，把西医的辨病与中医的辨证结合起来，把局部病变和整体失调结合起来，把微观和宏观结合起来，综合全面分析，这样制定的治疗方案往往能获得比较满意的疗效。首先应明确是哪一种肝病，才能去正规医院求助于专科医生系统治疗。

## 肝病患者冬季如何进行心理调适

在冬季，人体的各种生理功能处于抑制、减低的状态，机体内的物质代谢偏向于合成生产，往往表现为一种"内动外静"的状态，因此冬季肝病患者应注意保持体内阴精和情绪的稳定，以保养元气，使五脏安和。

# 第四章 "食"全"食"美
## ——肝病的饮食调养

## 第一节 肝病患者的饮食原则及要点

### 食疗在肝病的调养中有什么作用

根据祖国医学理论结合现代医学观点，认为食疗是人体自我调理最基本的措施。

1）食物是人体生命活动的物质基础，针对自身疾病和营养情况选择补充食品，往往胜过吃药。

2）食疗可改善人体各器官的功能，各种食品都将对人体的某种器官发挥一定的作用。

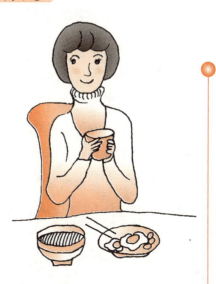

3）饮食得当则可维持生理平衡，例如：米、面、肉、蛋多属酸性食物，蔬菜、水果

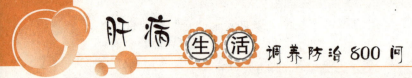

以碱性居多，适当调理有利于人体代谢的酸碱平衡。

4）用食品来调整有病的机体。肝病患者或兼有高血压、动脉硬化、肥胖的人应少食动物脂肪，食用肉类时宜用鱼、虾、瘦肉；平素兼有脾胃虚弱的人可多吃白扁豆和豆制品，因为这类食品暖脾胃、除湿热，且富含蛋白质，可调节并增强消化系统的功能。了解每种食品的基本营养成分和性味作用，用食平疴、怡情遣病，是自我疗养中最高明的"医道"。

## 肝病患者为什么要平衡膳食

对肝病患者的饮食调养，应特别注意蛋白质、糖类、维生素及脂肪的供给量。具体来说，肝炎患者的饮食应注意以下几点：

### (1) 热量适宜，忌过高

高热能可增加肝脏负担，加重消化功能障碍，影响肝功能恢复，延长病程。如能量过低会增加体内蛋白质耗损，不利于肝细胞修复和再生，故肝炎患者热能供给需要与其体重、病情及活动情况相适应，尽可能保持热能收支平衡，维持理想体重。一般成人以每日给予8370～10460千焦（2000～2500千卡）热量为宜。肥胖患者应根据体重、有无发热及病情轻重作适当调整，以防影响肝功能的恢复及脂肪肝的发生。

### (2) 高蛋白、低脂肪、适量碳水化合物饮食

它们的热量分别是总热量的17%、22%、61%左右。供给足量优质蛋白可提高酶活力，改善机体免疫功能，增加肝糖原储存，改善肝细胞脂肪变性，有利于肝细胞修复和肝功能恢复。以优质植物蛋白为主，大豆蛋白质中含支链氨基酸较多，与动物蛋白混用，更能发挥其互补作用和减少氨的来源。食用大豆以豆浆为宜，因整粒熟大豆的蛋白质消化率仅为65.3%，而加工成豆浆可达84.9%。

### (3) 供给丰富的多种维生素食物

维生素与肝病有密切关系，多种维生素储存于肝脏内，且直接参与肝内

生理生化代谢。严重肝病时，会发生维生素吸收障碍，可引起维生素 C、维生素 $B_1$、维生素 $B_2$、维生素 K、维生素 E、维生素 A 等缺乏。增加维生素的供给量，有利于肝细胞的修复，增强解毒功能，提高机体免疫力，必要时可用复合维生素制剂补充。

## 肝病患者饮食应注意什么

患者的饮食基本上是平衡饮食，蛋白质、维生素摄入充足，摄入适当能量、脂肪、碳水化合物，禁止刺激性食物、禁酒。肝炎患者所有的食物都应新鲜、卫生，保证少量多餐，每天 4～5 餐，不宜过饱。一般来说，蔬菜和水果除了有助于消化，帮助恢复体力，有利于大小便的排泄外，蔬菜水果含有丰富的维生素，特别是含有重要的维生素 C，维生素 C 有利于肝组织的修复。

## 有利于护肝的营养素及食物有哪些

肝脏是个再生能力很强的器官，因此只要营养补充得当，受损的肝脏组织就能够迅速的修复。

有利于护肝的营养素及主要来源：

### (1) 维生素 A

主要来源有牛奶、蛋黄、动物肝脏及胡萝卜、韭菜、空心菜、金针菜、苋菜、菠菜、青蒜、小白菜等。

### (2) 维生素 $B_1$

主要来源有全麦制品、豆芽、豌豆、花生以及新鲜蔬菜、水果等。

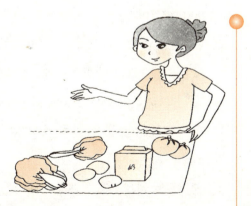

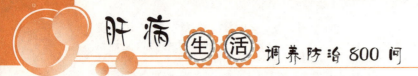

（3）维生素 $B_2$

主要来源有小米、大豆、酵母、豆瓣酱、绿叶蔬菜、动物肉类、动物肝脏、蛋类、奶类等。

（4）维生素 $B_6$

主要来源有豆类、新鲜蔬菜、动物肝脏、动物腰子、畜肉瘦肉及酵母等。

（5）维生素 C

主要来源有新鲜蔬菜、水果，尤其是柿子椒、青蒜、蒜苗、油菜、野苋菜、柑橘、鲜枣、山楂等。

（6）蛋白质

主要来源有奶类及奶制品、畜肉及禽肉类、动物肝脏、水产品、豆制品等。

## 病毒性肝炎患者的饮食配膳原则是什么

病毒性肝炎是由各种肝炎病毒所致的传染病。其饮食调养配膳原则是：

1）采用适当热量的饮食，一般成人以每日给予 8 368～10 460 千焦（2 000～2 500 千卡）热量为宜。有的肥胖患者则应根据体重、有无发热及病情轻重作适当调整，以防影响肝功能的恢复及脂肪肝的发生。

2）一般主张供给高蛋白质、低脂肪、适量碳水化合物的饮食，它们的热量分别占总热量的 19%、20% 和 61% 左右。

3）应供给丰富的多种维生素食物，必要时可用复合维生素制剂补充。

4）要合理加工烹调，提高食物的色、香、味、形，以促进患者食欲，易于消化吸收。每日总食盐量不应超过 5 克。

5）要少量多餐，每日可进食 4～5 餐。

6）忌用油煎炸食品，少吃炭熏烤肉食，过于油腻的食物及有强烈刺激性的调味品如辣椒、胡椒等应限量。绝对禁止饮酒。

7）肝病患者一定要采用低脂肪饮食。人体所摄入脂肪的消化吸收，要靠肝脏分泌的胆汁来乳化。胆汁中的胆盐进入肠道，使脂肪变成极细小的脂肪微粒，增加了与脂肪酶的接触，有利于脂肪的消化和吸收。肝病患者肝细胞炎症肿胀、胆道受挤压阻塞、胆红素代谢障碍，当脂肪摄入量多时，必然加重肝脏分泌胆汁的负担，甚至使肝 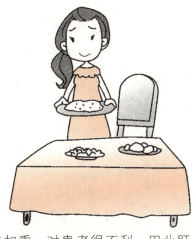 细胞炎症加重，使转氨酶上升，黄疸出现或加重，对患者很不利。因此肝炎患者特别是在急性期，应注意少吃脂类食物，多食用易消化吸收的脂肪食品，如全奶、奶油、人造奶油以及植物油等，尽可能不食或少食动物油脂，但鱼肝油例外。此时一般采用流质饮食或半流质饮食，每人每日以供给50～60克脂肪为宜。

## 肝炎患者一日和一周食谱如何配膳

按照病毒性肝炎患者饮食调养原则与供给量标准，为便于较好地落实营养要求，最好应有1份一日和一周的基本食谱，然后在这个基础上，略加调配即可。如以肉换肉，鱼换鱼，菜换菜，再在烹调方法上进行变换，使花色品种多样化，例如红烧瓦块鱼，换成烩三鲜等。安排食谱时，还要注意季节性，如一年四季的上市蔬菜、水果等品种是不同的，因此一定要结合市场供应灵活掌握。成人患者一日和一周食谱的配膳安排见表1、表2。

表1　住院肝炎患者一日食谱

| 餐次 | 食物及重量 |
|---|---|
| 早餐 | 大米粥（粳米标三50克），蜂糕（富强粉50克，白糖5克），咸菜丝（腌水疙瘩25克），卤鸡蛋（去壳87克或小的2个） |
| 午餐 | 清蒸鱼（草鱼150克），炒菠菜粉丝（100克，干15克），西红柿豆腐汤（50克），馒头（富强粉125克） |
| 晚餐 | 炒猪肝加胡萝卜（100克，50克），烹土豆丝（125克），小白菜虾皮汤（50克，干5克），大米饭（粳米标三125克） |
| 加餐 | 甜牛奶（鲜牛奶200克，白糖10克），饼干（50克） |

计算该食谱全日热量及营养素为：热量9 782千焦（2 338千卡）；蛋白质95.7克，脂肪50.5克，碳水化合物375克，维生素A当量为6 246微克，维生素B 4.45毫克，烟酸33.3毫克，维生素C 107毫克，维生素E 20.95毫克，钾2 299毫克，钠3 843.1毫克，钙691毫克，镁304毫克，铁40.1毫克，锰5.15毫克，锌15.5毫克，铜2.61毫克，磷1 372毫克，硒76微克。为易于掌握，可简化为每日进食主食（米面）400～425克，牛奶200～250克，肉、蛋、鱼等荤菜325～350克，蔬菜400～450克，花生油20～25克，食盐5克（1克食盐相当于5毫升酱油，下同），就可达到上述营养素的数量要求。

表2　肝炎患者一周的配餐食谱

| 日期 | 早餐 | 午餐 | 晚餐 | 加餐 |
|---|---|---|---|---|
| 周一 | 甜牛奶<br>甜面包<br>煮鸡蛋1个 | 大米饭<br>红烧牛肉<br>烧冬瓜香菇<br>白菜海米汤 | 烙饼<br>炒鱼片加黄瓜<br>木耳<br>拌豇豆<br>肉丝圆白菜汤 | 冲藕粉<br>蛋糕 |

## 第四章 "食"全"食"美
### ——肝病的饮食调养

续表

| 日期 | 早餐 | 午餐 | 晚餐 | 加餐 |
|---|---|---|---|---|
| 周二 | 小米粥<br>馒头<br>小卤鸡蛋2个 | 猪肉白菜馅水饺<br>肉丝拌菜（洗过）丝汤<br>凉拌海带丝 | 大米饭<br>炒瘦肉丝蒜苗<br>冬瓜氽肉丸子 | 纯鲜牛奶<br>点心 |
| 周三 | 甜豆浆<br>蜂糕<br>火腿肠片 | 黄瓜汤面<br>虾仁海参<br>凉拌芦笋 | 大米饭<br>白切鸡<br>醋烹绿豆芽<br>紫菜黄花鸡 | 果汁<br>咸面包 |
| 周四 | 大米粥<br>麻酱花卷<br>咸鸭蛋1个 | 大米饭<br>清蒸鱼<br>炒菠菜粉丝<br>西红柿豆腐汤 | 馒头<br>炒猪肝胡萝卜片<br>烹土豆丝<br>小白菜虾皮 | 甜牛奶<br>苏打饼干 |
| 周五 | 甜牛奶<br>豆沙包<br>煮鸡蛋1个 | 大米饭<br>家乡蛋皮豆腐（不辣）<br>炒柿子椒土豆丝<br>瘦肉黄瓜汤 | 馒头<br>红烧肉焖茄块<br>炒油菜海米<br>炖骨头土豆汤 | 绿豆汤<br>蛋糕 |
| 周六 | 二米粥<br>蒸饼<br>炒瘦肉末<br>咸菜丝 | 猪肉扁豆馅包子<br>西红柿蛋花汤<br>凉拌魔芋 | 大米饭<br>瘦肉片焖扁豆<br>醋熘圆白菜<br>三鲜汤 | 纯鲜牛奶<br>绿豆糕 |
| 周日 | 大米粥<br>芝麻小烧饼<br>酱瘦肉<br>八宝咸菜 | 馒头<br>清炖鸡块<br>炒柿子椒圆白菜<br>冬瓜海米汤 | 大米饭<br>炒鲜磨肉片<br>西红柿烩豆腐<br>猪肝汤 | 甜牛奶<br>点心 |

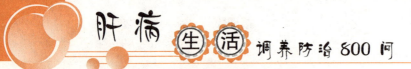

## 为何要理智使用营养品

适当服用一些保健品或补品,对改善病情会起到一定的积极作用,但要注意对症下药和适可而止。

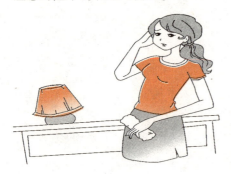

秋冬季是进补的黄金季节,但患有肝炎等肝部疾病的人如果进补不当,不仅起不到进补的效果,还会使病情加重。因为错误服用营养品导致病情加重的病例在临床上是不鲜见的。慎重服用保健品,否则会增加肝脏负担。同服药一样,进补也要对症。

服用补品必须对症。有一个黄疸性肝炎患者,在患病期间服用人参,结果越补越重。因为黄疸性肝炎属于肝胆湿热,医生还在用大黄给病人清热,而病人反而服用性质较热的人参,结果是越补病情越严重。缺什么补什么,对身体是有益的;但是若盲目补充,同样是有害的,比如大量补钙盲目,有可能造成肾结石。

保健品或补品只能起到辅助治疗肝病的作用,是不可能替代药物的。

## 肝病患者饮食的烹调方式有什么讲究

烹调技术直接影响食品的营养成分,因此不同的食品有不同的烹调要求。如肉类食品的烹调一般有红烧、清炖和快炒三种。但从保存食品维生素的角度看,清炖瘦猪肉时,维生素 $B_1$ 被破坏60%~65%;急火蒸时维生素 $B_1$ 损失约45%,而炒肉时损失仅为13%,因此荤菜尽量采用急火快炒的方法。至于蔬菜则要先洗后切,切后尽快下锅,同样急火快炒,炒时可加些肉汤或淀粉,使色香味美,而且对蔬菜中的维生素 C 有稳定作用。骨头做汤时应设法敲碎并加少许醋,可以促进钙、磷的溶解、吸收。

做主食时，也应根据不同类别选择合适的方法。如搓洗可使大米中的B族维生素损失1/4；米饭先煮后蒸则可使B族维生素损失约50%。用75%的玉米面加25%的黄豆面蒸窝窝头，可减少维生素$B_1$及维生素$B_2$的损失。菜汤、面条汤、饺子汤中含有食物30%~40%的水溶性维生素，因此适当喝汤并不是小题大做。另外油炸食品宜少吃，因为其中的维生素$B_1$几乎都被破坏了，而且脂肪加热到500℃~600℃时，会产生致癌烃，长期多量吃油炸食品者容易患癌症。

## 肝病患者补充蛋白质食品应注意什么

常人为维持轻微劳动每天所需蛋白质约70克，肝病患者为利于肝细胞的再生修复，因此一天需要90~100克的蛋白质。给病毒性肝炎患者补充蛋白质时应注意以下几点：

1）瘦肉中蛋白质含量只有16%~25%。如瘦牛肉中的蛋白质为20%，而鸡肉中的蛋白质占25%。就是说如果吃100克牛肉，则仅能摄取20克蛋白质。

2）动植物蛋白质要等量搭配或至少3∶1搭配。摄入的蛋白质在消化后被分解为氨基酸才能吸收，然后在肝脏制造成人类最重要的肌肉和血液成分的蛋白质。由于动植物蛋白质所分解的氨基酸有所不同，人体有8种氨基酸自身不能制造，一定要由外源供给。当动植物蛋白质每天等量搭配、均衡提供时，可弥补彼此不足，明显增加蛋白质的利用率。适量的植物蛋白能抑制动物性脂肪量，减低对动脉硬化的影响，保证必需氨基酸的充分吸收利用。

3）多余的蛋白质是增肥发胖的基础，并以脂肪形式储存。一天吃肉、蛋、鸡、鱼太多，实际吸收增多，而真正利用的仍只有每日需要量。多余的蛋白质反而增加肝脏负担，要把它转化为脂肪储存，导致人为发胖甚至脂肪肝。因此对肝病患者来说，不宜把1星期的蛋白质总量在1~2天内吃光。乱吃多浪费。如能把1周的蛋白质分成7等份，每天吃相等分量，将是一种既

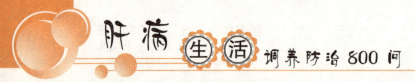

节约又合理的营养调配。

4)饮食均衡很重要。有的肝病患者发胖不愿吃含糖食品。人一天必须摄入400克左右的糖才能保证热量供给,否则好不容易制造出的蛋白质,都被移作热量去消耗,岂不太可惜了吗?在饮食的均衡上每天还一定要注意补充含维生素、微量元素丰富的蔬菜、水果、五谷杂粮,尤其绿色蔬菜、海藻、菇类都应混合搭配才有利于肝病的康复。生物学家发现,当人把蛋白质食品和蔬菜一起吃下去时,胃分泌的消化液比单吃一种食物要多得多,所以绝不能忽视瓜菜水果和谷类对蛋白质的辅助作用。

5)重型肝炎或肝硬化有肝昏迷趋势的患者,应少食甚至禁食蛋白质。肝昏迷恢复后的患者供给蛋白质也应从低量开始。临床上,个别患者因多吃1个鸡蛋而诱发肝昏迷也是可以见到的,遇到这类情况,饮食上应完全听从医嘱。

## 甲型肝炎患者饮食应注意什么

甲肝是我国法定的常见急性传染病之一。甲肝病毒主要通过患者或隐性感染者粪便污染的食物、水和物品传播。因甲肝病毒在肝脏中复制导致肝细胞损害,患者常出现发热、厌油、腹痛、腹泻及黄疸等一系列临床症状。

### (1) 搞好饮水卫生

加强饮水消毒,不论是自来水,还是井水、河水、塘水都要消毒。如50公斤水加漂白粉精片1片,就可杀灭甲肝病毒;如已有甲肝流行可适当加大漂白粉精用量。为防止水源和农作物受到污染,不要用新鲜粪便下田,不要在河塘内洗甲肝患者的衣物等。

### (2) 不吃不干净的食物,不喝生水

生吃瓜果要洗净。毛蚶、蛤蜊等水产品可能黏附甲肝病毒,不要生吃或半生吃。直接入口的食物如酱菜、凉拌的菜,不要在可能受污染的水中洗涤。

### (3) 讲究卫生

餐具茶具的卫生。

### (4) 有肝炎流行时，勿办酒席

因甲肝患者在症状出现之前大便中就有病毒排出，在甲肝流行时自办酒席，宾客中可能有尚未发作的患者，容易引起参宴者甲肝暴发。

### (5) 早发现、早隔离、早治疗

甲肝患者症状明显出现以前，传染性很强，所以愈早发现、早隔离，就愈能减少传染的危险。在甲肝流行期，托幼机构要加强对儿童的检查，以便早期发现患者，早期隔离。甲肝患者的住室、活动的房间和衣物要消毒。

### (6) 及时接种丙种球蛋白

儿童体内抵抗甲肝的抗体水平很低，所以，与甲肝患者有过接触日起2周内，及时接种丙种球蛋白，能保护不发病。

### (7) 可用中草药预防

服用垂柳汤：取新鲜嫩垂柳枝连叶100克，加水500毫升，煎至300毫升，分2次口服，连服4天；口服板蓝根冲剂：成人每次1袋（或1块）每日2次，沸水冲服，连服5~10天。儿童减半。

## 乙肝患者应遵循怎样的饮食原则

乙肝患者在饮食上应非常注意，否则就会造成乙肝病情的反复，加速乙肝向肝癌的转化，所以患者饮食非常重要。乙肝患者饮食应该按照以下原则：

1）均衡饮食，以主食为主，多吃蔬菜和水果。

2）不吃不洁净的食物，尤其是霉变的花生以及没有腌制好的酸菜。

3）少吃动物油和肥肉。

4）不要酗酒，不要空腹饮酒，空腹饮酒更容易吸收乙醛。

5）吃烧烤时不要吃直接与炭火接触的食物，其含有的致癌物比电烤和加铁板烤的要多。

6）腌制食品容易造成微生物污染，会伤肝。可适当补充B族维生素和矿物质。

## 肝硬化患者的饮食调养原则是什么

肝硬化患者除需要充分休息与药物治疗外，还必须通过饮食调养来达到营养治疗。营养治疗的目的是促进肝功能的恢复，阻止肝硬化的发展、改善肝硬化的症状，增强机体抗病能力，因此要供给高蛋白、高碳水化合物、充足的维生素和适量脂肪的少渣饮食。其食疗原则是：

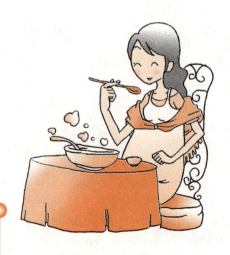

### （1）高蛋白质

治疗肝硬化必须有充足的蛋白质，以保护肝细胞，并修复与再生肝细胞，因而每日应供给蛋白质100～130克，或者按每千克体重1.5～2克计算供给量。当肝功能衰竭或肝性昏迷征象出现时，肝脏的去氨作用减弱，为减轻肝脏负担和减少血氨升高，蛋白质的摄入量应严格限制，可视病情而定量。

### （2）高碳水化合物

每日供给量为350～450克，可防止毒素对肝细胞的损害。

### （3）充足的维生素

多进食富含维生素B、维生素C、维生素A、维生素D、维生素E、维生素K、维生素$B_{12}$和叶酸的食物，当饮食中不能满足需要时，可以用维生素制剂补充。

### （4）适量脂肪

一般每日供给量为50克左右，不超过60克（约占总热量的20%）。因为

## 第四章 "食"全"食"美
### ——肝病的饮食调养

脂肪能增加食物味道,过少则有碍食欲,所以不能过分限制,但也不宜过高。胆汁性肝硬化则应采用低脂肪、低胆固醇的饮食。

上述每日营养素的总热量为 9 623～11 715 千焦（2 300～2 800 千卡），也可按每日每千克体重 146～167 千焦（35～40 千卡）供给上述食物量。

#### (5) 锌的供给量

肝硬化患者血清锌水平降低,尿锌排出量增加,肝中含锌量减少,而微量元素锌对肝细胞有保护作用,故必须注意锌的供给量,每日不应低于 15 毫克。宜多吃瘦猪肉、牛肉、羊肉、鱼、虾等富含锌的食物。

#### (6) 食盐

每日供给 5 克。一旦合并腹水及水肿,应少用或禁用食盐以及其他含钠多的食物,食盐摄入量以不超过 2 克为宜。进水量应限制在 1 000 毫升以内。严重腹水患者每日摄入钠量应控制在 500 毫克以内。

#### (7) 少量多餐

每日进食 4～5 餐。供给细软易消化、少纤维、少刺激性的半流质或软饭饮食。

## 肝硬化腹水患者的饮食应注意什么

肝性腹水的出现,提示肝脏功能进入失代偿状态,肝硬化腹水的患者要注意严格限制进入体内的盐和水的量。这种限制本身就是治疗腹水的重要措施。大约有 10% 的腹水患者仅仅通过严格控制进水量和进盐量,再加适当的休息和营养就可以使腹水消退。

一般来说,患者每天总进水量应控制在 1 500 毫升左右。临床上以尿量的多少来调整进水量。对于食盐给肝硬化腹水患者造成的影响,一般认为,普通腹水患者每天进食的盐量,只能相当于正常人的 1/4（约 2 克氯化钠）,严重的腹水患者则要禁盐,可用无盐酱油来调味。有些食物（如面包、汽水、方便面）中,含有大量的盐,腹水患者在选择时要加以考虑。腹水患者常常表现为血清白蛋白较低。因此适当地提高患者食物中蛋白质含量是十分必要的。可以根据病情,多服些赤小豆活鱼汤、甲鱼汤、牛肉糜等高蛋白食物。如有肝性昏迷先兆的患者,则应严格控制蛋白质的摄入量,以免诱发肝昏迷。

## 脂肪肝患者的饮食调养原则是什么

饮食调养是脂肪肝患者的基本治疗措施。通过合理改变膳食种类及数量,既能保证儿童及青少年患者的正常生长发育,维持成年患者正常体力和生理功能,又能最大限度地使脂肪肝及基础疾病得到有效控制。因此,饮食调养既是治疗手段,也是预防脂肪肝进一步恶化的重要措施。脂肪肝患者的饮食调养原则如下:

### (1) 合理控制热能摄入量

糖类、蛋白质和脂肪为食物中的能量来源,其需要量要根据患者的年龄、性别、体重和劳动程度而定。能量摄入量不足,就无法保证儿童、青少年正常的生长发育及维持成年人的正常体力和生理功能,而摄入过高能量会使患者体重增加,脂肪合成增多,从而加速肝细胞脂肪变性。因此,合理控制每日能量的摄入量,对治疗脂肪肝十分重要。

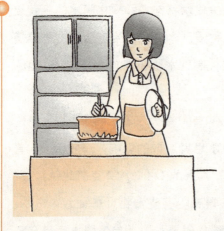

### (2) 增加蛋白质供给量

高蛋白膳食可避免体内蛋白质消耗,有利于肝细胞的修复和再生。蛋白质中的许多氨基酸都有抗脂肪肝作用。高蛋白提供胆碱、蛋氨酸等抗脂肪因子,使肝内脂肪结合成脂蛋白,有利于将其顺利运出肝脏,防止肝内脂肪浸润。因此,脂肪肝患者应适量增加蛋白质供应量，按每日每千克体重 1.5～1.8 克供给或每日总摄入量 90～120 克为宜，其中优质蛋白应占 35% 以上。供给蛋白质的食物可选用瘦肉类、鱼虾类、牛奶、鸡蛋清及少油豆制品等。

### （3）适量糖类饮食，限制单糖和双糖的摄入

高糖类，尤其是高蔗糖营养，可增加胰岛素分泌，促进糖转化为脂肪，较易诱发肥胖、脂肪肝、高血脂症及龋齿等。脂肪肝患者应摄入低糖食品，禁食富含单糖和双糖的食品，如高糖糕点、干枣、糖果及冰淇淋等。一般人需糖量为每日每千克体重 2～4 克。糖类的主要来源为米、面等主食。

### （4）限制脂肪摄入

脂肪中的必需脂肪酸参与磷脂的合成，能使脂肪从肝脏中顺利运出，对预防脂肪肝有利。但食入过高的脂肪可使热能增高，不利于改善病情。因此，应供给适量脂肪，每日 40～50 克为宜。烹调用油应使用植物油，植物油不含胆固醇，而所含谷固醇、豆固醇和必需脂肪酸都有较好的去脂作用，可阻止或消除肝细胞的脂肪变性，对于治疗脂肪肝有利。对含胆固醇高的食物，如动物肝脏、鱼子、蛋黄、脑髓等，应适当限制。

### （5）补充维生素

患肝病时肝脏贮存维生素能力降低，如不及时补充，就会引起体内维生素缺乏。为了保护肝细胞和防止毒素对肝细胞的损害，脂肪肝患者应多食富含各种维生素的食物，如新鲜蔬菜、水果、菌藻类等。

### （6）补充微量元素硒

硒与维生素 E 联用，有调节血脂代谢，阻止脂肪肝形成及提高机体氧化能力的作用，对高血脂症也有一定的防治作用。动物性食物如肝、肾、肉、蛋和海产品等都含有丰富的硒。

### （7）增加膳食纤维摄入量

膳食纤维可促进肠道蠕动，有利于排便；它与胆汁酸结合，增加粪便中胆盐的排出量，有降低血脂和胆固醇的作用；它可降低糖尿空腹血糖水平，

改善糖耐量曲线,还可增加饱腹感,防止饮食过量,有利于控制患者的饮食。脂肪肝患者的膳食纤维摄入量可从每日20~25克增至40~60克。膳食纤维的主要来源为粗杂粮、干豆类、海带、蔬菜和水果等。

## 肝癌是吃出来的吗

俗话说病从口入,这是人人皆知的道理。肝癌也不例外。

那么吃什么样的食物容易患肝癌呢?主要是进食霉变的食品,如霉变的花生、玉米、大豆、豆类食品等。这些霉变的食物有利于黄曲霉菌的繁殖,在黄曲霉菌代谢过程中产生的黄曲霉毒素,是一种剧毒物质,它的毒性是砒霜的68倍,有极强的致癌作用。

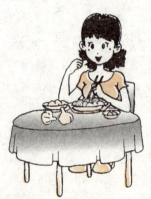

科研人员用被黄曲霉毒素污染的饲料喂猴子,发现猴子行动迟缓、食欲不振、昏睡直至死亡。如果减少黄曲霉毒素的剂量,延长喂养时间,猴子肝脏里就长了恶性肿瘤——肝癌。用鸭子做实验,用含少量黄曲霉毒素的玉米作饲料喂养,所有的鸭子均得了肝癌,这些实验充分证实了黄曲霉毒素具有很强的毒性和致肝癌的作用。黄曲霉毒素不仅毒性强,化学性质也很稳定,在温度高达280℃以上才能被破坏,所以千万不能吃霉变的食物,把住病从口入这一关,预防肝癌,才能保持健康的身体。

肝癌的发生除了与进食霉变食品有关外,更重要的是与乙型及丙型肝炎病毒感染相关,也应引起大家注意。

## 肝昏迷患者每天应供给多少营养素

早期肝昏迷患者一定要用低蛋白饮食,其每天的营养素供给见下表。

# 第四章 "食"全"食"美
## ——肝病的饮食调养

### 肝昏迷患者低蛋白饮食营养素计算表（全日用量）

| 食物名称 | 重量（克） | 蛋白质（克） | 碳水化合物（克） | 热能（千卡） |
| --- | --- | --- | --- | --- |
| 每日要求量 | | 20 | - | 1500左右 |
| 大米（糙米） | 100 | 8.3 | 74 | 352 |
| 面粉 | 100 | 9.9 | 74 | 352 |
| 红果（山里红） | 50 | 0.4 | 11 | 47 |
| 蜂蜜 | 100 | 0.3 | 80 | 321 |
| 杏 | 100 | 0.9 | 10 | 44 |
| 糖 | 30 | - | 30 | 120 |
| 鸭梨 | 100 | 0.1 | 12 | 49 |
| 水果酱 | 50 | - | 50 | 200 |
| 共计 | 630 | 19.9 | 341 | 1485 |

注：可将上列食物做成半流质饮食：大米煮成粥，面粉可做成面条或面片，水果可做成果汁或煮水果等。

如患者咀嚼不良，可将所有水果及水果糖分别改成果汁，蔬菜制成菜泥加白糖等以方便其吞咽。

## 肝昏迷患者的一日食谱如何组配

### 肝性昏迷者少渣半流一日食谱

| 餐次 | 食物及重量 |
| --- | --- |
| 早餐 | 大米粥（粳米标三50克），蜂糕（富强粉50克，白糖10克），苹果酱（50克） |

续表

| 餐次 | 食物及重量 |
|---|---|
| 加餐 | 冲藕粉20（白糖15克，开水冲至300毫升）克，甜面包1个（50克） |
| 午餐 | 西红柿末（100克去皮和籽），煮细挂面（富强粉60克，花生油15克，食盐1克，味精少许） |
| 加餐 | 橘子汁（100克，白糖5克，开水200毫升） |
| 晚餐 | 大米粥（粳米标三50克），馒头（富强粉50克），炒嫩黄瓜丝（黄瓜100克，花生油10克，食盐1克，味精少许） |

计算该食谱全日热量及营养素为：热量6987千焦（1670千卡）；蛋白质29.6克，脂肪30.3克，碳水化合物320克，铜1.1毫克，锌5.23毫克。上列食谱基本符合前述要求，但微量元素铜、锌都不足，应注意从饮食外补足。

## 儿童肝病患者的饮食原则是什么

儿童的肠胃功能较成年人要弱得多，患肝炎后造成消化功能紊乱。因此，给肝病儿童饮食调养时要根据肝病儿童的生理病理变化情况。

### （1）以细软易消化、无剧烈刺激性的食物为宜

肝病儿童由于生理病理变化及临床特点，如导致胃肠道消化功能紊乱、肾功能受损等，所以要求所供给的食物以细软易消化、无剧烈刺激性为宜。

### （2）给予高蛋白质饮食

患病毒性肝炎时肝脏受到损害，需要补充足量的蛋白质来加强肝细胞的再生与修复，故应给予高蛋白质饮食，而且要多选用优质蛋白质。但过多蛋白质会加重肝脏负担，反而对肝脏的恢复不利。因此，每日每千克体重的蛋白质供给量以2～3克为宜。

### （3）适当掌握糖类的供给量

一般以占全日总热量的61%（约70克）即可。糖类合成肝糖原对已受损

的肝脏有保护作用，故在急性期应采用较上述用量稍高的高糖类饮食，过了急性期阶段即可恢复上述正常量。

（4）供给适量脂肪

肝病儿童急性期胆汁分泌减少，有明显食欲不振、恶心、呕吐、厌油等消化道症状，脂肪不易被消化，故饮食要求清淡少油腻，适当限制脂肪的供给量是必要的。不过脂肪可促进食欲，有利于脂溶性维生素吸收，因此也不宜过分限制。其全日脂肪供给量以50克左右为宜，其中用于烹调的油不应超过10~15克，并尽可能用植物油。

（5）低盐饮食

1日一般不宜超过3克食盐。

（6）避免食用含纤维较多的蔬菜

如芹菜、韭菜等；忌用含脂肪较高的肉类及油炸食品；应多吃一些低脂肪的瘦肉及纤维含量较少的蔬菜、水果，如黄瓜、嫩油菜、苹果、橘子等。

当高维生素膳食的供给达不到要求时，可在多吃点水果的基础上，另给予维生素制剂补充。

## 老年肝病患者饮食原则是什么

老年肝病患者的饮食保健应遵循以下原则：

（1）高蛋白质饮食

实验证明，老年肝炎患者的消化吸收功能减弱，对蛋白质的利用能力不如青壮年，故其供给量应高于正常成人，每日每千克体重蛋白质的供给标准为1.5~2克。要多吃牛奶、禽蛋白、脱脂奶制品、鱼虾类、瘦肉等，以及煮烂软的黄豆及其制品。不要吃生蛋、干炒整粒黄豆或油炸的豆类，少吃或不吃不易消化的油炸类硬质食品。尽量少吃富含嘌呤碱的食品，如沙丁鱼、肾、肝、浓肉汤等。

（2）低脂肪饮食

老年肝病患者不宜过多食用动物性油脂，应多食用富含不饱和脂肪酸的

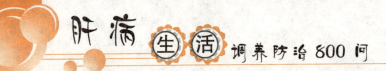

植物油，如大豆油、橄榄油、葵花籽油、花生油、玉米油、香油等，这对减轻肝脏代谢负荷和防治心血管疾病等都有好处。因此，每日脂肪供量不应超过 50～60 克。为防止过早动脉硬化，老年肝炎患者应限制进食富含胆固醇的食物，如动物脑、蛋黄、肾、肝、鱼卵、奶油等，每日摄入食物胆固醇量以不超过 500 毫克为宜。

### (3) 清淡、易消化饮食

老年肝炎患者常因牙齿脱落，咀嚼功能受到影响，消化功能减弱，故应多采用烧、炒、蒸、煮、炖等烹调方法，禁用剧烈刺激性调味品和烈性酒。适当控制产生纯热量的油脂、食糖和粮食类食物，以避免形成脂肪肝、体重超重，预防老年性疾病的发生。

### (4) 低盐饮食

食盐摄入过量，常是高血压发病率与脑卒中死亡率增高的原因之一，因此，一般每日食入 5～6 克食盐即可。

### (5) 多饮水

每日通过饮水、喝汤等来供给充足的水分，一般为 1 500～2 000 毫升。

### (6) 饮食有规律

忌暴饮暴食，1 日 3 餐，每餐荤素搭配或粮、豆、菜混食，以保持饮食平衡。有的老年肝炎患者消化功能不好，食欲不振，也可少量多餐，如每日五餐，并采用半流质饮食。条件许可的话，每日可供给 150～200 克水果。维生素在饮食上供给不足时，可用维生素制剂补足。

## 酒精肝患者应遵循怎样的饮食原则

酒精肝患者常并发蛋白质热量不足和多种维生素缺乏，身体营养状态的改变与酒精肝的预后密切相关，因此饮食调养对改善酒精肝的预后十分重要。当然，饮食调养和一切治疗的前提是，酒精肝患者必须戒酒。酒精肝患者的饮食应注意以下几点：

1）摄入高能量、高蛋白、高维生素的饮食，以改善营养不良的身体状况。酒精肝患者每日应摄入每千克体重35千卡以上的能量。高蛋白质饮食，可从每天每千克体重0.5克，逐渐增加到每天每千克体重1.0～1.5克。高维生素饮食应包括B族维生素等多种维生素。

2）严格限制脂肪摄入。脂肪的热量以占总热量的15%～20%为宜。膳食应富含不饱和脂肪酸和必需氨基酸，富含支链氨基酸的辅助治疗并无必要。

3）对需要逐步戒酒者，应减少深海鱼油等多不饱和脂肪酸的过量摄入，以免加剧酒精性肝损伤。

## 多吃动物肝脏可以补肝吗

民间流传着以"肝"补肝的食疗法，认为肝病患者常吃猪肝或其他动物肝脏可促进康复。这一说法有一定道理，因为动物内脏不仅含有丰富的优质蛋白质，所含的矿物质和维生素也较肉类多，其中的钙、磷、铁等营养成分不仅对养生健体有益，还具有补血补铁、补肝明目的作用。

然而，动物内脏胆固醇含量较高，如1千克猪肝含胆固醇高达400毫克以上，大量胆固醇的摄入增加了患者已有损伤的肝脏的负担，严重时可影响患者的消化吸收功能，甚至造成脂肪代谢紊乱。所以，老年性肝炎及伴有高脂血症的患者不宜多食猪肝。

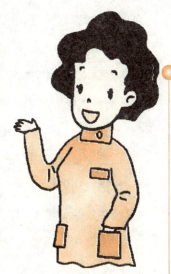

还有一些肝病患者最好少食或不要食用动物肝脏，比如丙型肝炎患者存在铁代谢障碍，平常饮食中最好少用动物肝脏等含铁成分高的食物；动物肝脏中的铜含量丰富，例如每100克猪肝中含铜25毫克，而有些代谢性肝病如肝豆状核变性、血色病患者不宜多食含铁、铜高

的食物。因为正常人进食含铜多的食物，铜离子参与生理生化作用后，多余的铜可与血清氧化酶结合从尿中排出，不会在体内积蓄；而严重肝病患者由于肝功能低下，不能调节体内铜的平衡，过多的铜在肝脏及脑组织内积聚，可引起黄疸、贫血、肝硬化、腹水，或发生手足震颤、语言不清等症状，严重者发生肝昏迷死亡。

## 第二节 肝病并发症的饮食原则及要点

### 肝病患者合并糖尿病的饮食如何安排

肝脏是糖代谢的重要场所。当肝脏发生病变时，可使糖代谢发生障碍。如患病毒性肝炎时就可引起糖代谢紊乱，若不及时治疗即可并发糖尿病。此类糖尿病往往没有单纯性糖尿病典型症状如"三高一低"等，而仅仅表现为高血糖和尿糖阳性，且多是在肝病治疗过程中发现的。

肝病患者在饮食上需要补充高能量食物来促进肝细胞的再生与修复，而糖尿病则要求低糖饮食，因此饮食的合理安排显得尤为重要。

肝病合并糖尿病患者每天供应的热量以 8 300～9 600 千焦（2 000～2 300 千卡）为最好。尽可能地选用高蛋白、低脂肪、低糖的食物。

1）豆制品是首选食品，它不仅能提供大量的蛋白质，而且不含胆固醇，对患者有好处。

2）其次是低脂肪的肉类，如鱼肉、兔肉、牛肉等。

3）主食应以粗粮为主，因其淀粉（即糖）含量低，同时含有大量维生素和微量元素等。

4）水果因含糖量过高，应少食。

5）另外，还可以大量食用新鲜蔬菜，如黄瓜、番茄等，以补充人体所需的维生素。

## 肝炎患者有溃疡病史如何安排饮食

溃疡病患者的饮食要求比较特别，应忌食生冷、不易消化的食物等，以免诱发和加重病情，因此有溃疡病史的人患肝炎后要特别注意合理安排饮食。归纳起来，此类患者在饮食上必须注意以下几点：

（1）**食用高蛋白和易消化的食品**

如牛奶、禽蛋、鱼肉等。特别要指出的是，酸奶不仅可以提供大量的优质蛋白质，而且对溃疡病患者有益。

（2）**少食多餐**

如果每次进餐过多，不仅会加重胃肠道负担，而且会使胃酸分泌过多，不利于溃疡的愈合。

（3）**定时进餐**

定时进餐有利于胃酸和消化液有规律地分泌。不定时进餐会打乱消化道的生物钟。

（4）**细嚼慢咽**

要充分利用牙齿的粉碎功能和分泌的唾液，以形成容易消化、吸收的食糜。

（5）**避免零食**

如果两餐间吃零食或糖块、甜食，会影响胃肠道消化液的正常分泌，妨碍正餐的进食量和吸收。

（6）**饮水有节**

正餐前1小时正是胃酸的积聚阶段，若喝咖啡、浓茶、汽水、凉开水或含水量较多的饮料、白酒等，不仅会冲稀胃酸，削弱消化能力，而且对胃有刺激性，会促使溃疡、胃炎等的急性发作。

(7) 不宜过饱

过饱会造成胃窦部过度紧张,增加促胃泌素分泌,对消化性溃疡很不利。

## 肝炎并发冠心病患者的饮食原则是什么

各种肝炎均可与冠心病同时存在,对于肝炎并发冠心病的患者,其饮食调养原则如以下几点:

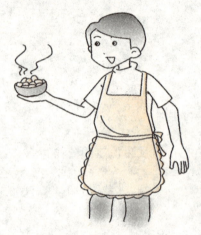

(1) 避免高脂肪饮食

肝炎并发冠心病的患者,应避免高脂肪饮食,因为如果脂肪摄入过高,就会造成脂肪肝,并加重心脏负担,因此,肝炎并发冠心病的患者在饮食上要限制总热量的摄入。避免过多的动物性脂肪和高胆固醇的食物,如肥肉、动物内脏、奶油、椰子等。提倡清淡饮食,多食富含维生素的食物,如新鲜蔬菜和水果。西红柿和橘子含有大量的维生素C,维生素C有加强肝脏排出胆固醇的作用,对冠心病患者有益。要多食富含植物蛋白的食物,如豆制品。膳食中要以植物油为食用油,如茶油、麻油、豆油、菜油、玉米油等。植物油主要为不饱和脂肪酸,它能抑制脂质在小肠的吸收和抑制胆汁酸的再吸收,从而减少胆固醇的合成。

(2) 采用高蛋白饮食

蛋白质是肝细胞再生所需的主要原料。一般情况下,蛋白质的供给量高于健康人,宜占总热量的15%~18%。如果出现腹水、血压增高,就要控制蛋白质的摄入。一旦出现肝性脑病就要严格控制或停止蛋白质供给。

(3) 热量的供给

适当的热能既能保证肝脏活动有足够的能量,又可节省蛋白质的消耗,对肝脏组织的细胞再生和功能恢复是有利的,同时还可补偿由于患病造成体内消耗，促进康复。一般来说，如果无发热及其他并发症时，成人每日热能宜2 000千卡左右。肥胖患者应适当限制热量。过去曾强调对此类患者应有足够的高热能供应。科学认为，高热能易引起肥胖，而肥胖常常是肝炎并发脂肪肝的主要原因，同时肥胖也增加了心脏的负担，对疾病的康复极为不利。

（4）适量的糖类（碳水化合物）

对糖类（碳水化合物）的要求，应根据病情及病程的不同时期，给予适当的数量，使肝脏有足够的肝糖原储存，以维持肝脏的功能。但如果患者服食过多的葡萄糖、果糖、蔗糖等，不但无益，反而有害。因为吃糖过多，会加重胃肠胀气，同时容易加速脂肪的储存，促进体重增加，引起肥胖，最终加重肝脏、心脏的负担，不利于康复。

（5）少量多餐

肝炎患者有厌油、纳差等症状，食物应合理加工烹调，提高其色、香、味，以促进食欲，保证易于消化吸收。要注意少量多餐。

## 肝炎并发高血压患者的饮食原则是什么

肝炎并发高血压病患者的饮食调养应遵守以下几点：

1）饮食中要限制钠盐的摄入，每日应小于5克；对并发有肝功能衰竭、心力衰竭者，则钠盐的摄入量更应严格限制在3克以下。

2）饮食中适当补充钾盐，使钾与钠的比例维持在1.5：1的水平。对使用利尿酸、速尿等利尿剂者，由于镁泄增加，应适当增加含镁食物的摄入，如各种干豆及鲜豆类、香菇、荠菜、苋菜、菠菜、桂圆等。

3）肝炎并发高血压时，要维持热能平衡；对肥胖或超重患者应限制热能摄入，以使体重达到并保持在标准体重范围。

4）适当增加饮食中锌与镉的比例，要多吃一些坚硬干果、豆类以及各种粗粮，多饮茶。要限制动物性脂肪和胆固醇的摄入。多摄食一些有保肝降压作用的食物，如芹菜、豆芽、鲜蘑菇等。不宜食用天然甘草、奶酪等。

## 乙肝合并肠功能紊乱的饮食如何安排

引起乙肝合并肠功能紊乱的原因多而繁杂，如控制饮食不适当，则会使病期拖得很长，影响肝病治疗，乙肝合并肠功能紊乱的饮食调养原则如下：

### (1) 注意饮食

主食以精制米面为好，如富强粉、上等粳米等，烹制成易消化的食品。避免用食物纤维含量高的粗粮，如小米、玉米面和全麦粉等，以减少机械性刺激造成肠道的损害。副食以瘦肉、鱼、鸡、动物的肝、蛋类等作为提高蛋白质的主要来源，当然豆腐等豆制品也不例外，要多食用。牛奶视患者病情而定，如不加重腹泻、腹胀者可用，否则限用或不用。

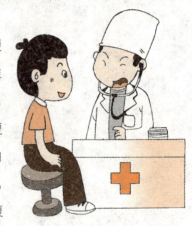

### (2) 少食油脂食物

用植物油，尽可能不用动物脂肪。禁食油炸及脂肪过多的食品，如肥肉、花生米、芝麻、油酥点心、油条、炸糕等。

### (3) 切忌吃生冷或强烈刺激性食物

如生黄瓜、辣椒等。不要吃粗纤维的蔬菜，如芹菜、韭菜等。对过敏性食物要绝对避免。

### (4) 少食多餐

每日4~5餐。

## 妊娠合并乙肝患者的饮食原则怎样的

妊娠期的妇女，不仅要维持自身的营养需要，还要同时供给胎儿足够的营养素与热量，尽可能减少胎儿生长发育的不利影响。其妊娠合并乙肝的饮食调养应按照以下原则：

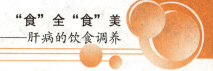

第四章 "食"全"食"美
——肝病的饮食调养

### (1) 充足的维生素

妊娠患者必须供给充足维生素。这是妊娠期正常生理功能所必需,也是满足胎儿健康发育和避免畸形的需要。

叶酸参与合成脱氧核糖核酸及核糖核酸。由于妊娠期雌激素、孕酮分泌增加,加之肝炎病毒的破坏,造成叶酸的代谢紊乱,易使患者产生巨红细胞性贫血。此外,有报道指出,妊娠肝炎患者如果缺少叶酸,胎儿发生神经系统缺陷的危险性增高,如无脑儿、脊柱裂等神经管畸形。因此,孕妇对叶酸的需要量较成年女子约增加1倍,应多进食动物肝、肾及含叶酸多的蔬菜。

胎儿生长发育需要大量的维生素C,当患肝炎时,母体的维生素C更易发生不足,故妊娠肝炎患者每日维生素C的供给量标准应为80~100毫克。

### (2) 补充铁和钙

妊娠期铁的需要量增高,孕妇除需要补充自身消耗外,尚需储留相当数量的铁,以补偿分娩时的损失,同时胎儿也要储存一部分铁,以供出生后6个月内的消耗。因此,妊娠期每日饮食中铁的供给量应以18毫克为宜。饮食中的铁,以动物性食物中铁的吸收率较高,一般为10%~20%;而植物性食物中铁的吸收率则较低,如粳米仅为1%,大豆为7%。可见应多食动物肝脏、血、瘦肉、蛋黄等富含铁质的食物,豆类及各种绿叶菜等也是含铁较多的食物,宜多吃。

### (3) 补充钙和磷

妊娠期钙和磷对胎儿的发育极其重要。母体血钙降低时,可发生肢体抽搐,严重者导致骨质疏松症。因此,每日应供给钙1.5克,可多吃含钙量高的牛奶与奶类食品,为使钙吸收好,需供给维生素D。

### (4) 补充维生素

要保持人体健康,从营养学角度讲,既不能缺乏营养,也不能营养过剩,而且各种营养素之间要保持适当的比例,这就是营养全面、平衡。为了预防癌症,在营养平衡中要着重防止摄入热量过多,控制高脂肪,供应充足的维生素、无机盐和微量元素，适当增加食物纤维，尤其是膳食中要有足够的优质蛋白、维生素 A、维生素 C、维生素 E 和 B 族维生素与微量元素硒等。控制热量和高脂肪，选用低热量、低脂肪饮食，这是预防癌症的基本饮食原则。高热量、高脂肪可使人肥胖，体重超重者比体重正常的人更易患癌症，按营养需求，每天应补充足够的蛋白质，尤其是优质蛋白和人体必需的氨基酸，对增强体质、免疫防癌十分有利。

## 肝病并发胆管感染的饮食原则是什么

由于肝脏分泌的胆汁成分的改变和肝脏吞噬病原菌能力减退等原因，容易并发胆管炎症，对这些患者，一方面需积极治疗肝病和胆管疾病。另一方面也应注意饮食调养，肝病并发胆管感染的饮食调养如下：

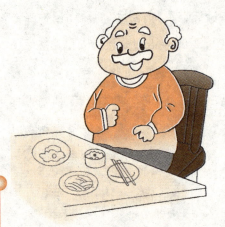

### (1) 蛋白质应按照正常需要量供给

蛋白质可促进胆囊收缩，有利于胆囊排空。适量的蛋白质可以保护肝脏，修复受损的肝细胞，可进食鸡、鱼、瘦肉、兔子肉等，鸡蛋以蛋清为主，应该减少蛋黄的摄入（每日可食用2~3个）。

### (2) 控制脂肪摄入量

由于脂肪可促进胆囊收缩素的产生，故应限制脂肪的摄入。急性发作期，患者应禁食或严格限制脂肪量，可给予高糖类（碳水化合物）的流食，如米汤、果汁、杏仁、藕粉等，症状缓解后，可逐渐增加食物的品种与脂肪量，脂肪以食物油为好，减少动物油，如猪油、黄油、牛油的摄入，忌食肥肉、鱼子、动物内脏等含脂肪和胆固醇高的食物。

### (3) 补充足够的维生素

患者可多食用一些蔬菜、水果，如柑橘、苹果、西红柿等。脂肪限制会影响脂溶性维生素的吸收，应注意补充些维生素 A、维生素 D 等。

### （4）足量糖类（碳水化合物）的摄入

糖类（碳水化合物）是热量的主要来源。糖类（碳水化合物）易于氧化，能迅速供给人体热能。另外糖类（碳水化合物）还具有保肝解毒的作用。当肝脏储备了足够的糖原时，可以免受一些有害物质的损害。肝脏内糖原较多时，对某些化学毒物如乙醇（酒精）、四氯化碳、砷等的解毒能力就强，对细菌感染引起的毒血素的解毒能力也强。

## 第三节 保护肝脏，饮食有忌

### 肝炎患者为何不宜大量吃糖

有的患者听说肝炎的饮食离不开高糖，肝炎的治疗常要输葡萄糖，因此认为大量吃糖对肝炎的治疗有利。其实，每日补充适量葡萄糖对肝炎患者来讲是迫切需要的。每 1 克葡萄糖可产生 16.7 千焦（4 千卡）热量。正常人每日需 8 368 千焦（2 000 千卡）的热量维持生命需要，而肝炎患者则每日需要更多热量才能维持体内代谢功能，并促进肝病恢复。但是肝细胞的修复还必需补充蛋白质、维生素和少量脂肪。过量吃糖对肝炎患者不但无益，反而有害。因为糖只能满足身体热能的需要，却不能代替蛋白质、维生素之类的营养物质；另外过多葡萄糖在体内可转变为磷酸丙糖，并在肝内合成低密度脂类物质，使血中三酰甘油（甘油三酯）等脂肪物质增多。体内三酰甘油增高可使血流减慢及血黏度增加，因而微血管中红细胞和血小板可能发生聚集和阻塞现象，重者可继发出血，使心、脑、肝及肾对氧的利用减少而造成器质性病变。另外肝炎患者由于休息较多，体力活动减少，补充营养过剩，体内脂肪沉积，身体发胖，若再大量补充糖类营养，则更加容易促使体内脂肪类

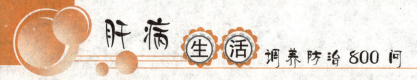

物质增多,甚至引起高血脂和脂肪肝,可使原有肝炎病变加重,迁延不愈。所以肝炎患者,无论是早期、慢性期或恢复期都不宜大量吃糖。

## 肝炎患者为何忌过多吃水果

饮食要讲究营养,更要注意适量。肝炎患者每日适当吃点水果,有益于健康。如果吃得太多,就会加重消化器官的负担,导致消化和吸收功能障碍。如橘子吃多了,容易"上火",引起咽喉肿痛、嗓音嘶哑;梨吃多了会伤脾胃;柿子吃多了,大便会干燥,原有痔疮的人就会便血;荔枝吃多了,会出现四肢冰冷、无力、多汗、腹痛、腹泻;未熟透的葡萄、苹果中含有较多的酸类和发酵的糖类,对牙齿有腐蚀性,易造成龋齿。据报道,75%的7岁以下儿童对水果中含的果糖吸收不好,家长过量给孩子吃水果及果汁,不仅影响孩子们正餐的食欲,还使大量果糖不得不从肾脏排出。患肝炎的孩子肝功能已不正常,容易引起尿液变化,出现"水果尿",就有可能引起肾脏病理性改变,反而为肝功能的康复制造障碍。

## 肝炎患者为何不宜吃蛋黄

鸡蛋性味甘、平。鸡蛋熟吃,有补气血、安五脏的作用。凡久病、大病之后,或产后体虚,或胎动不安,均可作为滋补食疗之品。生鸡蛋以沸水冲服,有滋阴清热,熄风安神的功效。

《本草纲目》记载:"卵白能清气,治伏热、目赤、咽痛诸疾,卵黄能补血,治下痢,胎产诸疾。"但肝炎病人只能吃蛋白。蛋白中含有丰富的蛋白质和蛋白氨酸,有利于肝脏功能的恢复。蛋白中的蛋白氨酸还含有碱甲基、胆碱等成分,可阻止脂肪在肝脏里贮存,防止脂肪肝的形成。蛋黄中含有较多的脂肪、胆固醇,而这两种物质的代谢要在肝内进行,会增加肝脏的负担。所以,肝炎病人不宜吃蛋黄。

另外,产妇、病后初愈者及体虚者在摄食过量鸡蛋后,会出现头晕目眩、四肢乏力、腹部闷胀之症,重者还会出现昏迷,现代科学称这种现象为"蛋白质中毒综合征"。过食者肠道内会产生大量的氨,这种有毒的氨溶入血液中就会导致中毒现象。

与此同时,一些完全没有消化分解的蛋白质亦会在肠道内腐败,分解出羟、酚等化学物质。这些化学物质对人体毒害甚大,尤其是对神经系统。

## 肝硬化患者为什么不宜"多粗少精"

现代人已经充分认识到了粗粮对人体健康的重要性。粗粮中含有大量的膳食纤维和维生素,对现代人精细而缺乏食物纤维的饮食是个很好的补充。据有关学者统计,粗粮还具有一定的抗癌作用,其中所含的纤维素能够抵抗胃癌、肠癌、乳腺癌等多种疾病。

尽管粗粮对人们的身体有诸多好处,但是肝硬化患者应该严格控制粗粮的食用量,主要有以下几个原因:

### (1) 粗粮质地粗糙,容易划破食管中曲张的静脉

在肝硬化患者中,患静脉曲张的比率很大,一般病情到了中后期都伴有食管静脉曲张的症状。粗粮质地较硬,很容易在下咽的过程中划破食管中曲张的静脉而造成大出血,从而让病情变得难以控制。

### (2) 粗粮会影响食物的消化

一般来说,粗粮较细粮更难消化,在胃里停留的时间更长。这样就加重了胃的负担,使患者的消化吸收能力进一步减弱。

### (3) 过食粗粮会造成人体一些基本营养元素的缺乏

人们常说的"面有菜色"就是这个道理。一般来说,孕妇、生长期的青少年都不宜吃大量的粗粮。肝硬化患者需要大量的营养支持,因此也不宜多吃粗粮。

## 为什么肝病患者别吃碱馒头

肝炎患者在饮食上有一条非常重要的原则，那就是要低钠饮食。低钠饮食最重要的就是要做到少吃盐，但是如果认为只要少吃盐就能做到低钠饮食，那就大错特错了。实际上人们的烹调食物中有很多材料都是含钠的，碱馒头就是一例。

碱馒头是用小苏打做发酵剂的馒头，小苏打的化学名称叫碳酸氢钠，是一种明显的含钠食材。所以用小苏打发酵的食物都含有大量的钠离子，容易引起肝病患者的水钠潴留，所以肝病患者不能吃碱馒头。

肝病患者在制作馒头的时候，可以用干酵母等发酵剂，这样不仅发酵的效果更好，对身体也没有损害。此外，肝病患者在购买面包的时候也要注意不能购买含盐的面包，而要买无盐面包。

有些家庭为了图省事，做面条时不自己擀，而是买现成的挂面。其实挂面中也含有大量的钠盐成分，非常不利于乙肝患者的健康，所以乙肝患者也不能食用。

还有一些其他调料也是含有钠盐的，比如味精就是以谷氨酸钠为主的一种调味剂，所以肝病患者也不能多吃。

为了控制钠盐的摄入量，肝病患者在平时的生活中要处处小心。每一种食材都要仔细分析它的营养成分，确认不含钠离子后才能放心食用。

## 为什么上消化道出血的患者要禁食禁水

消化道出血患者禁食、禁水是为了使胃肠道得到充分休息，以促使出血部位组织的修复、再生及愈合。如果此时进食或进水，会引起胃肠道蠕动，不利于出血部位的愈合，甚至可使刚愈合的部位再次出血。故应严格禁食、禁水，待出血停止后再逐渐恢复饮食。

## 为何忌长期饮用纯净水和矿泉水

水的硬度是以所含矿物质的含量来决定的。如果每升水中含 50 毫升以下的矿物质，就可以称为特低矿物质含量，50~500 毫克称为低矿物质含量，1500 毫克以上称为高矿物质含量。

人们日常所喝的矿泉水一般矿物质含量在 500~1 500 毫克，但是这个矿物质含量不是对身体最健康的。对人体最健康的水应该是具有 50~500 毫克的矿物质含量，而且这样的水口感非常好，有一定的甜味。

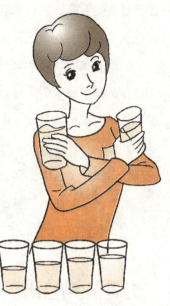

如果水中矿物质含量过高，会给肾脏造成很大负担，而且有些矿物成分含量过高就会对人体健康造成威胁，比如矿泉水中如果含有过多的钠离子，就会使肝病患者产生水钠潴留，引起浮肿和腹水。

既然矿泉水对人体的健康有不利影响，那么纯净水是不是对人体健康就有利了呢？当然不是。纯净水中矿物质含量过低，常喝会造成人体内矿物质的严重缺乏，所以肝病患者不要多喝。

其实对人体最健康的水就是烧开后自然冷却的白开水，这样的水因为已经加热过，其中的气体含量少了一半，水分子之间的凝聚力增强，与人体细胞里的水的特性最为接近，所以很容易被人体吸收。

## 为何忌饮含香精色素的饮料

人在剧烈运动后，体温升高，身体又热又渴。特别是在夏天的时候，人运动后大量出汗，感觉口干舌燥，口渴难耐。这时如果能吃上一些清凉的冷饮，真是非常痛快。但是如果人们在运动后无节制的吃冷饮，就会对身体产生不利的后果,给人体健康带来损害。

人在剧烈运动时,体温有时会达到39℃,为了保持体温的恒定,当体温升高后,人体的散热功能也随之加强,除皮肤蒸发出大量汗液之外,口腔和呼吸道的水分也大量蒸发,所以会感到口渴。然而如果这时吃大量的冷饮,会使胃肠受到强烈的刺激,产生收缩,所以人们常常可以听见咕噜咕噜的声音,有时还会引发腹痛和腹泻,从而使肝病患者加重症状。

运动后吃冷饮还会降低营养的吸收率,使肝病患者更加营养不良。人体的营养是被小肠中的毛细血管吸收的,而当血管遇到冷的刺激时,血管就会缩小,减少营养的吸收,造成肝病患者营养不良。

此外,那些没有被人体吸收的营养成分转入大肠后,成了大肠杆菌繁殖的条件,于是肠道内毒素大量增加,进一步加重了肝脏的解毒负担。

所以,运动后不要立即吃冷饮,而是要平静几分钟后,喝一些温度适宜的汤水、饮料等,这样才不会对肝脏造成损害。

## 为何肝病患者要少吃蛋白质饮食

原则上病毒性肝炎患者应多吃一些蛋白质含量丰富的食物。但重型肝炎或肝炎后肝硬化出现肝性脑病的早期,却不宜吃大量蛋白质食物。因为此时患者的消化功能减退,摄入的蛋白质食物不但不能很好地被消化、吸收,反而会在肠道内经细菌分解,产生氨。氨是一种有毒的代谢产物,正常情况下氨的解毒主要是通过肝脏合成尿素,由肾脏排出体外。但在重型肝炎及肝炎后肝硬化失代偿期,由于肝细胞损伤较重,使氨转化为尿素的能力降低,造成体内氨积聚,引起腹胀、腹泻;同时,血氨很容易通过血—脑脊液屏障进入脑组织,诱发肝性昏迷。因此,要严格限制这类患者的蛋白质摄入量,待病情好转后,方可逐渐增加蛋白质食物。

## 肝病患者在什么情况下要少吃鱼

鱼美味可口，营养丰富，含有人体所必需的蛋白质（占15%~18%）、脂肪（占1%~3%，且在常温下多呈液体，易被消化、吸收）、矿物质（磷、碘、钾、钙、镁较多）、维生素（维生素A、维生素D）等。因此，在我国民间常把鱼汤作为患者或孕妇常用的"补品"。

但是鱼肉中含有二十肽六烯酸（EPA），具有防止胆固醇黏附于血管壁和抑制血小板凝集的作用。因此，当慢性肝炎、肝炎后肝硬化或重型肝炎有出血倾向时，进食较多鱼可能会加重毛细血管的出血或使出血症状加重。另外，鱼肉在体内分解、代谢时可产生氨，能诱发肝硬化或者使重型肝炎患者产生肝性昏迷，故此时也应少吃或者不吃鱼。

## 肝炎合并胃溃疡患者不宜吃哪些食物

肝炎与溃疡病皆属消化道疾病。因饮食不当可以引起病情急剧变化，所以患者必须重视每日饮食，避免食物的机械性与化学性的刺激。所谓机械性刺激就是指食物的体积大，质地坚硬，含粗纤维较多。这样的食物在胃内停留的时间较长，对胃黏膜的刺激就大，同时还可使胃酸分泌明显增多。此外，油煎炸的食物，诸如炸猪排、炸糕等；坚果类的食物，如花生、玉米等；含粗纤维多的食物，如干豆、粗粮、雪菜、芹菜、韭菜、藕、黄豆芽、竹笋以及老菜皮等均不宜食用。生冷的食物，如大量冷饮、凉拌菜等，也不宜食用。化学性刺激就是指能够刺激胃酸增多的食物，如咖啡、浓茶、可可、巧克力，还有浓肉汤、肉汁、过多的味精、香料等，均可刺激胃酸分泌增多。辛辣的调味品，如芥末、胡椒等，还有其他调味品，如茴香、桂皮、花椒等，亦应不用或少用。空腹时切勿吃柿子，以免引起"柿石"。

酒精可损伤胃黏膜，降低它的防御功能。因此，肝炎合并胃溃疡患者不能饮酒、吸烟，急食亦应属禁忌之列。产酸产气的食物，如地瓜、土豆、糖、醋、腐乳、过甜的点心等，还有生葱、生蒜、生苤蓝、生萝卜、葱头、蒜苗等，也应少吃。

## 为何忌吃表皮有黑斑的烤红薯

红薯俗称地瓜，是一种很常见而又营养价值很高的食品。红薯中含有丰富的糖、维生素，就总体营养而言，是粮食和蔬菜中的佼佼者，欧美人称它为"第二面包"。

红薯有很多种做法，可以蒸或煮，还可以做成菜肴。在所有的烹制方法中，人们最喜爱的就是碳烤。每年一到冬天，各种烤红薯的小商贩就遍布城市的各个角落。虽然烤红薯物美价廉，但是对健康却存在着一些隐患。

有的小商贩在进货时没有选用上好的红薯，而是选择那些受了黑斑病污染、表皮有黑斑的红薯，夹在好的红薯中一起买。经过碳烤之后，红薯表皮的黑斑已经很难看出，消费者食用后就会对身体产生不良影响。

有关专家称，黑斑病菌能够释放出番薯酮和番薯酮醇等有毒物质，这些有毒物质会使红薯变硬、发苦，这种病菌并不能在水煮、火烤的情况下消灭，吃入人体后对肝脏有害。有些急性发作的病人会产生呕吐、腹泻的症状，有的甚至会发烧、气喘。

所以，人们在食用红薯的时候尽量要挑选没有被黑斑病污染的。为了安全起见，人们可以去超市购买表皮光洁的新鲜红薯，用微波炉烤制，这样才能放心食用。

## 为了孩子，为何要少吃螃蟹

螃蟹是一种营养丰富、味道鲜美的食品。每到秋天，正是虾肥蟹壮之时，这时候大多数家庭都会买些螃蟹品尝。孩子一般都非常喜欢吃螃蟹，有时吃了几只仍不肯罢休，但是如果这样无节制地吃下去，对孩子的身体很没有好处。

## 第四章 "食"全"食"美
—— 肝病的饮食调养

螃蟹膏黄肥腻，属于高脂肪、高胆固醇一类的食物，不容易消化，多吃会极大地加重肝脏的负担。因为螃蟹属于冷食，吃到胃里容易引起胃肠凝滞，从而引起胀气呕吐。

蟹肉黄还含有一定量的异性蛋白，进入人体循环后，有些过敏体质的人会引起胃肠痉挛、皮疹、哮喘等反应。

此外，患有冠心病、高血压、动脉硬化的小孩不宜吃蟹黄，因为蟹黄中胆固醇含量过高；伤风、胃痛、腹泻的小孩也不宜吃，容易引起病情加重；肝炎活动期、胆结石、胆囊炎的小孩也最好不要吃螃蟹，以免引起病情加重。

虽说螃蟹多吃对孩子的身体有很多不利影响，但是家长也不要因噎废食，完全不让孩子吃螃蟹，体质健康的孩子是可以适当吃一些螃蟹的，只要保持每餐吃1~2只，一般是不会引起各种消化疾病的。

同时，为了缓解螃蟹的寒性，人们做螃蟹的时候一定要加入大量的姜，这样对机体的调节就更有好处了。

## 肝病患者为何要忌吃油条

制作油条时必须加入明矾，明矾是一种含铝的无机物。如果天天吃油条，日久天长所积累起来的铝的数量就相当惊人了。被摄入人体的铝，虽经肾脏可以被排除一部分，但由于天天大量积蓄，是很难排净的。体内的铝达到一定的数量时，便对大脑及神经细胞产生毒害作用，甚至对大脑神经细胞及肝脏产生毒害，引发老年性痴呆症。

## 肝病患者为何忌喝隔夜菜汤

一顿饭吃完以后，剩些菜汤是常有的事，通常就随着洗碗筷倒掉；而有些精打细算的家庭主妇认为菜汤有油有味有营养，倒掉太可惜，便留着第二天吃。从表面上看，前者为浪费，后者为节俭。然而，看似节俭的做法对身体却是有危害的。

青菜含有较多的硝酸盐类,煮熟后若放置过久,在细菌的分解作用下,硝酸盐会还原成为亚硝酸盐。人喝了这种菜汤,其中的亚硝酸盐就会进入胃、肠,并被吸收进入血液中。正常血液中的红细胞里有一种叫血红蛋白的物质,它能携带大量的氧气供机体需要。而亚硝酸盐能使正常的血红蛋白氧化成高铁血红蛋白,失去携带氧气的能力,从而使人体发生缺氧症状,严重的甚至会导致死亡。

另外,许多资料表明,亚硝酸盐有一定致癌作用,长期吃隔夜菜汤,可导致肝癌。因此,不宜喝隔夜菜汤。

## 肝病患者为什么忌吃罐头食品及腌制食品

罐头食品不仅含糖量高,而且含有一定量的防腐剂,有一定的毒性,对肝炎患者有害,因为肝脏的解毒过程会加重其负担。

萝卜、白菜、雪里蕻等蔬菜中,含有一定量的无毒硝酸盐。腌菜时由于温度渐高,放盐不足10%,腌制时间又不到8天,造成细菌大量繁殖,使无毒的硝酸盐还原成有毒的亚硝酸盐。但咸菜腌制9天后,亚硝酸盐开始下降,15天以后则安全无毒。

因此,肝病患者应慎食或忌食罐头及腌制食品。

## 肝病患者为何忌吃松花蛋

松花蛋在其制作过程中大多含有一定量的铅,而铅在人体内能取代钙质,故人们经常食用松花蛋,会使钙质缺乏和骨质疏松,还会引起铅中毒,所以不管是肝病患者或是健康人士都不宜长期食用松花蛋。

第四章 "食"全"食"美
——肝病的饮食调养

## 肝病患者为什么忌吃臭豆腐

肝病患者不宜吃臭豆腐，因为臭豆腐在发酵过程中很容易被污染，还会有大量挥发性盐基氨以及硫化氢等，这些都是蛋白质分解的腐化物质，吃多了对健康无益。

## 防治肝病，为何不可吃田鸡

有很多人因为吃田鸡，导致中毒性肝炎。为什么田鸡能够引发中毒性肝病呢？原因不在于田鸡本身，而在于农作物中农药的使用。田鸡在自然环境中接触到的水、空气和食物中都有大量的农药污染，这些污染物质在田鸡的体内沉积下来，人吃了这样的田鸡就很容易引发中毒性肝炎。如果是人工养殖的田鸡，就不会有这

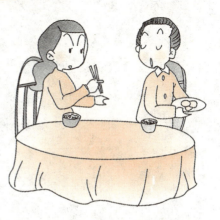

样的危害，但是饭店为了节省资本，一般都从进货商手中购买价格低廉的从田间捕捉来的田鸡，这样就对顾客的身体造成了严重的危害。

所以为了预防肝病，人们最好不要吃田鸡，这样做对环境的保护也是很有好处的，可谓一举两得。

## 防治肝病，为何要远离洋快餐

近年来，洋快餐成了城市的饮食新宠，很多白领阶层和小孩都有吃洋快餐的饮食习惯。洋快餐一般价值不菲，而且含有大量的脂肪，极易引起肥胖。

在有些西方国家，人们的体重大大超标，100公斤的人已经不算稀奇了，很多人的体重能够达到200公斤。西方人的饮食一般以高蛋白、高脂肪为主，这样的饮食习惯是非常不健康的，极易引起各种消化系统疾病和心脑血管疾

病，肝病就是其中之一。

一般肥胖的人都有不同程度的脂肪肝现象，尤其是腹部容易发胖的人，更容易引起肝脏的病变。所以人们在日常的饮食中尽量不要吃洋快餐，也不要给孩子买。最健康的饮食应该要严格控制脂肪和热能的摄入量，并保证充足的维生素供应，这样才是远离肝病的好办法。

## 肝病患者为何忌吃发物

"发物"通常是指能激发业已静止的疾病成为活动性疾病的一类食物。如肝炎患者在肝功能已恢复正常、肝炎的症状消失后食用"发物"，肝功能又出现异常，出现消化道或过敏反应症状。因此我们所说的"发物"概念，主要是指一些有伤肝作用的或可引起过敏反应的食物，如酒类、鱼、虾、蟹等。

肝炎患者在饮食中除忌酒外，平时易引起过敏反应如腹胀、腹泻、荨麻疹、水肿等的食物，也应尽量不吃，以免影响肝炎康复。至于一般民间流传的"发物"对肝炎的康复并无多大影响。但应注意的是，"发物"常以腥味者居多，在服用中药汤剂过程中，最好加以避免。

## 肝病患者为什么不宜吃麻辣烫

麻辣烫是北方的一道美食，在冬天里吃上一顿热乎乎的麻辣烫不但是一种精神上的享受，还能够驱除寒气，所以很多人在冬天都喜欢吃麻辣烫。

然而肝病患者最好不要吃麻辣烫，原因主要有以下几点：

**（1）辛辣的食物容易刺激胃黏膜和食道，引起损伤**

肝病患者一般有食道胃底静脉曲张的并发症，有的还伴有消化性溃疡，吃辛辣的食物容易使溃疡面的创伤加重，造成曲张静脉的破裂。所以吃辛辣食物非常容易引起严重的后果，肝病患者最好少吃。

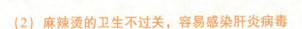

**(2) 麻辣烫的卫生不过关，容易感染肝炎病毒**

麻辣烫需要很多调料，有些小店为了省钱，就不及时更换汤底，这样，麻辣烫的菌群含量就严重超标了，很容易造成各种感染。肝病患者如果因为食用麻辣烫而再次感染肝炎病毒，很容易使病情加重变得难以处理。

**(3) 麻辣烫中一般都有罂粟成分，会对肝脏造成损害**

有些黑心的麻辣烫小店为了招徕顾客，在麻辣烫中加入罂粟壳，使麻辣烫变得更加美味，吸引更多的回头客。然而长期食用含有罂粟成分的麻辣烫，就会对人体脏器造成损害，肝脏也会受到连累。

所以肝病患者为了健康最好不要吃麻辣烫，可以自己在家准备一个清汤的火锅，少放辣椒等刺激性的调味料，用这样的自制火锅代替麻辣烫，不但营养，而且健康。

## 肝病患者为何不宜经常吃过烫食物

吃过烫的食物很容易造成消化道黏膜的损伤，据统计，有相当一部分食道癌患者有吃过烫食物的坏习惯。肝病患者的食道血管有曲张的现象，更不能受刺激，如果因此导致胃或者食管的静脉破裂，就会引发严重的出血，极易造成出血性休克危及生命。

同时，长期吃烫的食物对人体味觉系统也是一种损伤。过烫的食物会破坏舌面的味蕾，影响人的味觉神经，引起食欲下降等问题。

所以肝病患者在吃饭的时候一定要有耐心，等饭菜凉一些再吃，最好使饭菜保持在20℃，这样不但对身体没有损害，饭菜的味道也是最好的。

## 肝病患者为什么忌吃沙丁鱼

消化道出血是肝硬盘化患者常见的并发症和死亡原因。食鱼又往往是诱发出血的因素之一。过去大多认为，出血是由于鱼刺破食管曲张的静脉而引起的。目前看来，食用某些鱼后，导致体内凝血功能发生改变，可能是更重要的原因。

据报道，有些鱼中含有一种叫二十碳五烯酸的物质。二十碳五烯酸的代谢产物之一——前列环素能够抑制血小板聚集，而肝硬化患者凝血因子生成障碍，血小板数本来就较低，若进食含二十碳五烯酸的鱼后，血小板凝集作用减低，就容易引起出血，出血后难以止住。

二十碳五烯酸在不同鱼类中的含量大不相同，如沙丁鱼、青花鱼、秋刀鱼和金枪鱼，含量较多，而真绸鱼、比目鱼、鲤鱼等的含量就少得多。所以有些肝硬化患者为了增加体内蛋白质以消除腹水，食用鲤鱼汤，不会诱发出血。但是，对含二十碳五烯酸较多的鱼不宜食用。

## 第四节 明星食物，护肝就这么吃

### 为什么芝麻对护肝有益

中医认为，芝麻味甘性平，为滋补强壮品，具有抗氧化、保肝、润肠和血、补肾、乌发之功效，能预防动脉硬化、改善高脂血症、防止机能老化、预防骨质疏松和贫血。

芝麻中含有一种特殊物质——芝麻素，经加热后分解，可生成芝麻酚等抗氧化物质，是其香味的来源。芝麻含有较多的不饱和脂肪酸，如油酸、亚油酸的含量均达40%以上，这些物质对老年人尤为重要。芝麻所含氨基酸达17种之多，尤其是蛋氨酸含量特别高。

芝麻还含有多种维生素和矿物质，被视为高能食物。芝麻含有丰富的维生素E，具有抗氧化作用，可阻止体内产生过氧化脂质，防止体内其他成分受到脂质过氧化物的伤害。芝麻中还富含卵磷脂,能补脑、增强记忆力,有防止头发过早变白、脱落等作用。

近来临床与动物实验发现,芝麻中的芝麻素具有抗氧化、保肝、控制血压等功能。芝麻素可减轻因连续摄入酒精或四氯化碳而造成肝脏损伤的程度,具有保肝功能。另一项动物研究也显示,芝麻素具有清除自由基的能力。芝麻素的抗氧化活性将随剂量增加而提高,甚至比维生素 E 的效果更佳。在芝麻素与肝癌生成的影响方面,动物实验发现,芝麻素在肝癌初始期和催化期都能减少患病大鼠肝中的癌前期细胞数目,低浓度的芝麻素饮食可能可以作为肝癌生成的抑制剂。

## 为什么韭菜对护肝有益

韭菜含挥发性精油、含硫化合物及丰富的膳食纤维,可促进胃肠蠕动,增强消化功能,改变肠道菌群,有效预防习惯性便秘,对预防肠癌有很好的效果,还可杀菌消炎,降低血脂,对部分心血管疾病有一定的疗效。韭菜含膳食纤维较多,能锻炼咀嚼肌,有效预防龋齿的发生。韭菜含蒜氨酸,与维生素 $B_1$ 结合后生成蒜硫胺素,能加速乳酸分解,抗疲劳、促恢复。此外,韭菜还有增进食欲、稳定情绪、促进发汗等功用。韭菜还含丰富的钙和铁元素,对于骨骼、牙齿的形成和预防缺铁性贫血有重要作用。

中医认为,韭菜性味辛、温,有温补肝肾、固精止遗、行气活血、温中开胃之功效。《本草纲目拾遗》言其"温中下气,补虚,调和脏腑,令人能食,益阳,止泄白脓、腹疼痛"。韭菜的种子名韭子,中医认为,韭子性味辛、甘、温,有温肾壮阳、固精止遗之功效,适用于阳痿、遗精、遗尿、小便频数、腰膝酸痛等。用韭子研成粉末,每天早、晚各服 15 克,以开水送服,对治疗阳痿有效。

韭菜在不同季节食用、应用不同做法会有不同功效。夏季食用,可消食导滞、除积健脾;冬季食用,可温肾壮阳。水煎外洗可治神经性皮炎;

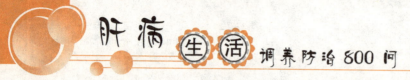

捣烂外敷治疗荨麻疹；捣烂取汁，每次服10～20毫升，治疗便血、尿血、鼻血等出血症。

## 为什么菠菜对护肝有益

菠菜有清热除烦、敛阴解渴、润燥通便、滋阴平肝、畅通血脉的功效，适用于高血压、头痛、目眩、风火赤眼、便血、消渴、便秘等患者。

菠菜所含有的胡萝卜素可在人体内转变成维生素A，维护正常视力和上皮细胞的健康。经常食用菠菜，可起到增强人体的免疫力、促进儿童的生长发育、防治夜盲症的作用。

菠菜中所含的酶可促进胃和胰腺的分泌和消化功能，具有润肠导便的作用；所含的大量膳食纤维，可促进肠道蠕动，防治便秘；菠菜所含的铁质对缺铁性贫血有较好的辅助治疗作用；菠菜中所含的微量元素，能促进人体新陈代谢。

## 为什么胡萝卜对护肝有益

胡萝卜有补中健脾、下气化滞、补肝明目、益肺润燥、壮阳、利尿、杀虫的功效，适用于消化不良、小儿疳积、咳嗽、夜盲症、便秘等患者。

胡萝卜含有多种胡萝卜素，它们进入人体后，在人的肝脏及小肠黏膜内经过酶的作用，其中有50%可转化成维生素A。维生素A具有补肝明目的作用，并可防止上皮细胞发生癌变。胡萝卜还含有甘露醇，它是一种低渗性、具有利尿作用的化合物，可使血液中渗透压增高，以便使肠道中过多的水分重新吸收到血液中，由肾脏排出，因而可有利于治疗腹泻、肝腹水。

## 为什么番茄对护肝有益

番茄营养丰富，含有维生素C、胡萝卜素以及多种无机元素，有促进消化液分泌、增进食欲和胃内酶的作用。同时还能止血、降压、防暑、改善肝功能。

肝炎患者经常食用番茄等蔬果，还可补充丰富的多种维生素和无机盐，有利于肝细胞的修复、凝血因子的补充和肝细胞的保护。

番茄所含的番红素，可帮助消化，还有利尿作用，这对于肝炎患者食欲不振和急性期巩膜皮肤黄染者，无疑是良好的食疗食品。

另外，番茄还具有独特的抗氧化能力，除了保护正常的细胞，还能清除自由基，使脱氧核糖核酸及基因免遭破坏，能阻止癌变进程。番茄除了对肝病患者有预防作用外，还能有效减少其他各种癌症的发病危险。

番茄含有维生素C，有清热解毒、健胃消食、凉血平肝、补血养血、降低血压之功效，对高血压、贫血、头昏、肾脏患者也有良好的辅助治疗作用。

## 为什么菜花对护肝有益

菜花营养很全面，尤其是含有丰富的维生素C，可以增强肝脏解毒能力，促进生长发育，并能提高机体的免疫力，预防感冒和坏血病的发生。

菜花含有抗氧化防癌症的微量元素，长期食用可以减少乳腺癌、直肠癌及胃癌等癌症的发病概率，被誉为"抗癌新秀"。

菜花是含有类黄酮最多的食物之一。类黄酮可以防止感染，可以防止胆固醇氧化，阻止血小板聚集，是最好的血管清理剂，能减少心脏病以及脑卒中（中风）的危险。

## 为什么萝卜对护肝有益

研究证明，萝卜是一剂天然的防癌良药。那么，萝卜为什么能防癌呢？这主要与萝卜中含有一种名为干扰素诱生剂的抗肿瘤活性物质有关，它能刺激细胞产生干扰素，从而达到防癌的效果。

萝卜的食用方法十分重要，它会直接影响其防癌作用的发挥。现已证实，萝卜只有在生吃、细嚼时方可使其中含有的抗肿瘤活性物质的有效成分释放出来，才能达到一定的防癌作用。同时，还应注意用量上的控制，一般以每日或隔日食用100～150克为宜，且要注意食后半小时内不要喝饮料，以防有效成分被稀释。

## 为什么洋葱对护肝有益

1）洋葱中的挥发性物质如硫醇、二甲二硫化物、二烯丙基二硫化物与二烯丙基硫醚、三硫化物、硫代亚磺酸盐和少量柠檬酸盐、苹果酸盐等，因此具有辛辣气味。

2）洋葱含多种有利于健康的成分，含有较多的与谷胱甘肽相类似的成分。谷胱甘肽是肝脏中的蛋白质成分，在肝脏中有维持造血机能的作用，是肝脏解毒机能不可缺少的物质基础，可用来治疗过敏症、药物中毒、妊娠中毒、眼睛疲劳等。洋葱还能解酒，这也是因为所含谷胱甘肽类物质提高了肝脏的解毒机能。

中医认为，洋葱味甘、微辛，性温，有平肝润肠、活血化瘀、宽中下气等作用，并可消食发汗、解表祛寒、排毒。

## 为什么荠菜对护肝有益

荠菜所含成分中包括荠菜酸等多种有机酸、多种氨基酸、糖类、酰胺、黄酮贰、黑芥子贰等，此外还含丰富的维生素C、钙以及黄酮、胆碱、乙酰胆碱等多种生物碱。

中医认为，荠菜味甘、性平、无毒，可明目、利脏、和中、补肝、益胃，有清热止血、利尿消肿之功效。

第四章 "食"全"食"美
——肝病的饮食调养

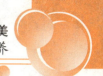

## 为什么苦瓜对护肝有益

苦瓜中含有大量的维生素 C，食用后能够促进机体的新陈代谢，增强人体免疫力。而且苦瓜有解毒利尿的效果，对肝炎引起的肝腹水有一定的辅助治疗之功效。现代的科技研究表明，苦瓜还具有一种独特的苦味成分——金鸡纳霜，能抑制过度兴奋的体温中枢，起到消暑解热、清心开胃的作用。

## 为什么莴苣对护肝有益

莴苣性冷味苦，有利五脏、通经脉、坚筋骨、白牙齿、明耳目、利小便的功效。莴苣的营养较为丰富，含有蛋白质、脂肪、碳水化合物、膳食纤维、胡萝卜素、维生素 $B_1$、维生素 $B_2$、维生素 C、钙等成分。莴苣中还含有一定量的微量元素锌、铁，所含的钾离子也很丰富，约是钠盐中钾含量的 27 倍。肝病患者食用莴苣，有利于补充营养，改善病情。

莴苣的含钾量比较高，有利于促进排尿，减少对心房的压力，对高血压和心脏病患者也极为有益。每 100 克莴苣中含碘 8 微克，这种微量元素对于人的基础代谢、心智和体格发育甚至情绪的调节都有重大的作用，也能起到防治血管硬化的作用。

## 为什么冬瓜对护肝有益

冬瓜含钠量低，是一种温和的利尿剂，冬瓜皮更为中医常用的利尿消肿良药。经常食用冬瓜，不仅可满足肝病患者的多种营养需求，还能对急性肝炎湿热内蕴型患者起到清利湿热、消退黄疸的作用；对肝炎后期肝硬化、肝腹水患者具有一定的利尿消肿功能，食用冬瓜皮效果更佳。

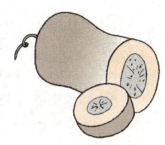

## 为什么香菇能防止癌症转移

香菇营养丰富，味美可口，越来越受到人们的喜爱。有人说，吃香菇可治疗癌症；也有人说，吃香菇可以预防癌症。癌症患者坚持经常食用香菇可防止癌细胞的转移，这已被抗癌专家研究证实。

近些年来，各国抗癌药物的筛选者发现，香菇浸出液具有较强的抗癌作用。香菇中含干扰素诱导剂，它能诱导机体生成更多的干扰素，从而达到抑制和干扰体内病毒生长繁殖、增强机体免疫力的作用。据报道，有科学家已从蘑菇中提取出一种类多糖化合物的抗癌物质。这种化合物中含有15%的蛋白质，它不但抗癌作用温和、无毒性，而且与其他抗癌药物合用，可减少药物剂量。据统计，成功率达35%以上。

综上所述，香菇对各种癌症患者是有一定辅助治疗作用的。有人认为，一些手术后期需要治疗的癌症患者，如能经常持续食用香菇，如煮香菇汤喝等，有对癌症辅助治疗作用。因此，一些抗癌专家建议，癌症患者最好能坚持经常食香菇。

## 为什么山药对护肝有益

山药味甘，性平，具有补脾养胃、补肾涩精、养阴生津的功能，适用于慢性肝病脾虚泻泄、腰膝酸软、纳呆腹胀者。如与鸡内金同用，还有消积化滞的功效，适用于小儿肝脾肿大者。因其具有养阴生津的功效，常用于肝源性糖尿病的防治。

在治疗急性肝炎中，山药多与其他扶正祛邪药配伍，可起到协同作用。如配合黄芪、太子参等药物共用，可治疗乙型慢性活动性肝炎，具有促进人体细胞、体液免疫和淋巴细胞转化率，改善肝细胞营养和肝内微循环，促使肝细胞再生，抑制HBV血清抗原等作用，对自觉症状改善、肝功能恢复、$\gamma$-球蛋白、$\gamma$-GT、抗原抗体五项指标的改善均有较明显效果。

## 为什么大豆及豆制品对护肝有益

大豆有"绿色牛乳"的美誉，又被人们形象地比喻为"植物肉"，含有丰富的蛋白质、钙、磷、铁、B族维生素及中等量脂肪及少量碳水化合物。大豆蛋白质的氨基酸组成与人体需要的氨基酸很接近，特别是赖氨酸含量丰富。用大豆做成的豆制品，像豆浆、豆腐，对缺钙和贫血的肝病患者非常有益。

猪牛肉、鸡蛋类食品含蛋白较高，但如果这些东西摄入过多，可导致脂肪肝和动脉硬化。大豆及其豆制品是一种低脂肪食品，富含可以控制脂肪肝的不饱和脂肪酸。另外，还含有可分解脂肪的胆碱，可以燃烧多余脂肪的卵磷脂等，故多食用豆制品对肝脏是有保护作用的。

应该强调的一点是，食用大豆及其豆制品时，应将其加热煮熟后再食用。生大豆中含有一种抗胰蛋白酶的物质，能抑制胰蛋白酶的消化作用，使大豆难以分解为人体可吸收利用的各种氨基酸。经过加热煮熟后，这种物质被破坏，消化吸收率随之提高。

干豆类几乎不含维生素C，但发成豆芽后，其含量明显提高，黄豆发芽后第6~7天时维生素C的含量最高，而绿豆芽含的维生素C又比黄豆芽高。

所以，肝炎患者多食用大豆及豆制品，不仅可以补充适量的植物蛋白质，还可以补充各种维生素，对肝脏的修复是非常有益的。

## 为什么红枣对护肝有益

红枣不仅是一种深受人们喜爱的食品，也是一味常用的中药。现代药理学研究表明，红枣具有保肝、健脾、降低胆固醇、升高白血球、抗过敏等医疗作用。

从营养学方面来看，红枣含有大量的蛋白质、氨基酸、糖类、有机酸、维生素A、维生素$B_2$、维生素C以及钙、钾、铁、镁、磷等微量元素，对肝脏患者的营养供给很有好处。

红枣内含有三萜类化合物，这种物质能够抑制肝炎病毒的活性；红枣还能强化人体单核吞噬细胞的吞噬功能，使人体免疫力大大提高，肝脏的功能也随之加强；红枣中所含的丰富蛋白质和氨基酸能够避免肝病患者形成低蛋白血症，从而避免了腹水和浮肿的发生。

总之，红枣对肝脏患者具有很好的保健功效，所以肝病患者应该每天食用一些红枣。

红枣的食用方法有很多，生食、蒸、煮都可以，还可以放在菜里做调料，也可以放在粥里做成枣粥。红枣和其他食材一起熬汤，也是一种非常不错的滋补方法，最常见的有红枣莲子汤、红枣花生汤等。

一般人们每天吃 10～30 克的红枣就够了，如果多吃会导致上火，也会使胃中胀气，所以不要过多食用。

## 为什么玉米对护肝有益

小米具有理气化痰、健脾养胃的作用，对食欲不振和大便秘结有一定的功效。小米属于五谷之一，食用后能够健脾益胃、消肿解毒，对病后体虚者有滋养的作用。另外，小米中的脂肪含量较少，能够避免体内形成脂肪，对脂肪肝患者也有缓解症状的作用，适宜脂肪肝患者日常调理食用。

小米还具有防止泛胃、呕吐、滋阴养血的功效，可以使产妇虚寒的体质得到调养，帮助她们恢复体力。

## 为什么大米对护肝有益

大米性平，味甘，具有补中益气、健脾养胃、通血活脉、强身健体的功效，经常食用，可使人身体健康，容光焕发。米粥和米汤具有补脾、养胃、益肝、滋阴、润燥的功效，并能刺激胃液的分泌，有助于食物的消化。

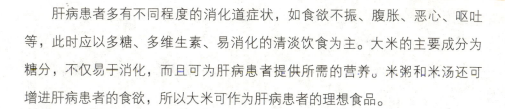

肝病患者多有不同程度的消化道症状,如食欲不振、腹胀、恶心、呕吐等,此时应以多糖、多维生素、易消化的清淡饮食为主。大米的主要成分为糖分,不仅易于消化,而且可为肝病患者提供所需的营养。米粥和米汤还可增进肝病患者的食欲,所以大米可作为肝病患者的理想食品。

## 为什么葡萄对护肝有益

葡萄中含有很多天然的活性物质、纤维素和维生素,对肝炎患者非常有好处。中医认为,葡萄性平,能够补益气血,强筋骨,利小便。

现代科学证明,葡萄中含有一些多酚类物质,这些物质是天然的自由基清除剂,具有很强的抗氧化作用,能够有效调节肝细胞的修护功能,减少外界因素对肝细胞的侵害。实验证明,葡萄还有一定的抗炎作用。因为它能与病毒、细菌中的蛋白质结合,使病毒和细菌失去致病能力,不但是鲜葡萄有抗炎的能力,就连葡萄叶、葡萄干都有一定的抗炎、抗病毒能力。

肝病患者后期容易出现腹水和浮肿的现象,葡萄中含有丰富的葡萄糖和维生素,能够提高血浆白蛋白含量,减轻腹水和浮肿的症状。

肝病患者还容易疲劳和神经衰弱,葡萄中含有的葡萄糖、有机酸、氨基酸、维生素等对大脑神经有兴奋作用,所以能够缓解神经衰弱和疲劳。

肝炎患者因为对脂肪的消化能力减弱,所以很容易并发脂肪肝。多吃葡萄可以避免脂肪肝的产生,因为葡萄中含有大量的果酸,能够有效帮助脂肪的消化。

此外,多吃葡萄干能够使肝炎患者补充更多的铁,促进机体的恢复;葡萄根用水煎服能够起到利胆退黄的作用,对黄疸型肝炎有辅助治疗效果。

## 为什么芒果对护肝有益

芒果所含的芒果甙有明显的抗脂质过氧化和保护脑神经元的作用,能延缓细胞衰老、提高脑功能，还可明显提高红细胞过氧化氢酶的活力和降低红细胞血红蛋白。

中医认为，芒果性平，味甘、酸，能益胃止呕、解渴利尿，对口渴咽干、食欲不振、消化不良、晕眩呕吐、咽痛音哑、咳嗽痰多、气喘等症有一定辅助疗效，能起到抗菌消炎、防癌抗癌、止呕止晕、美化肌肤的作用，可有效防治高血压、动脉硬化，还有很好的凉血和退烧效果，并能消除体臭。

芒果核有清热作用，用芒果核煎水一大碗，代茶饮用即可。

## 为什么西瓜对护肝有益

西瓜，古人称之为"天然白虎汤"。其性寒，具有清热解暑、除烦止渴、利尿降压等作用，可以治疗许多热盛津伤的热病。西瓜中含有大量的糖、维生素，还可以清热利湿，使体内的湿热从小便得解。

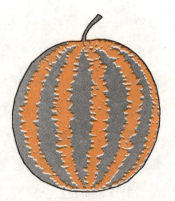

现代研究证明，西瓜汁及皮中所含的无机盐类有利尿作用，所含的配糖体具有降压作用，所含的蛋白酶可把不溶性蛋白质转化为可溶性蛋白质。因此，西瓜对肝炎患者非常适合，是治疗肝炎天然的食疗"良药"。

## 为什么李子对护肝有益

李子味甘酸，性凉，具有清热生津、泻肝涤热、活血解毒、利水消肿之功效。并有解酒毒、清醒的作用，适宜于治疗胃阴不足、口渴咽干、腹胀水肿、小便不利等症状。

李子对肝病有较好的保养作用，每天食用3个李子，对慢性肝炎有很好的疗效，唐代名医孙思邈评价李子时曾说："肝病宜食之。"

李子中的维生素 $B_{12}$ 有促进血红蛋白再生的作用,适度食用对于贫血者大有益处。

李子的悦面养容之功十分奇特,经常食用鲜李子,能使颜面光洁如玉,用李树花擦面,可以祛除面部的粉刺,李子酒就有"驻色酒"之称,实为现代美容养颜不可多得的天然精华。

## 为什么猕猴桃对护肝有益

猕猴桃是一种营养丰富、酸甜可口的水果。同时它也是一种保健品,对一些重要疾病的治疗都有辅助作用,对老年人的保健也非常有益。肝病患者多吃猕猴桃能起到保肝护肝的作用,猕猴桃的保肝作用主要是通过以下几方面来实现的:

(1) 提高人体的免疫功能

肝病患者若是免疫力下降,就会导致病情的恶化,如果免疫力提高,就会使病情趋于平稳。猕猴桃中含有大量的抗氧化物质,能够有效提高人体的免疫力,所以非常适合肝病患者服用。

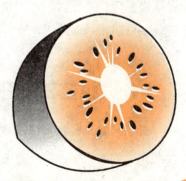

(2) 猕猴桃有很好的通便作用,降低肠道内的毒性,减轻肝脏的排毒负担

猕猴桃中含有丰富的膳食纤维,可以帮助消化,防止便秘,快速清除肠道内的有毒物质。

(3) 猕猴桃有一定的抗癌作用,能够防止肝细胞发生癌变

肝炎和肝硬化的癌变率都很高,所以肝病患者平时一定要注意防止肝细胞的癌变。猕猴桃中含有抗突变成分谷胱甘,能够抑制诱发癌症的基因突变,所以能够起到预防癌症的作用。

(4) 猕猴桃具有镇静安神、缓解抑郁的功效

肝病患者往往伴随着相应的情志改变,如果长期生活在不良的情绪

下，会使肝病病情加重。猕猴桃中含有一种血清促进素，这种物质能够使人情绪稳定。此外，猕猴桃中还含有天然肌醇，对肝病患者的抑郁情绪也有很好的调整作用。所以肝病患者多吃猕猴桃，更容易保持安稳平静的心态。

## 为什么梨对护肝有益

梨性甘，味凉，入肺胃经，有润肺清燥、止咳化痰、养血生肌的作用。对急性气管炎和上呼吸道感染的患者出现的咽喉干、痒、痛、音哑、痰稠、便秘、尿赤均有良好疗效。

近年来，科学家还指出，吃梨对高血压、心脏病患者也大有裨益。因梨能降低血压，清热镇静，减轻头晕目眩、心悸耳鸣等症状。梨的营养丰富，能保护肝脏，帮助消化，所以也常作为肝炎和肝硬化的辅助治疗食品。

## 为什么蜂蜜对护肝有益

蜂蜜又名白蜜，其性平味甘，归脾、肺、大肠经。祖国医学认为其能补中缓急、润肺止咳、滑肠通便。正如《本草纲目》所云："蜂蜜入药之功有五：清热也，补中也，解毒也，润燥也，止痛也。"现代科学已证明，蜂蜜营养丰富，含有葡萄糖、蔗糖、果糖及与人体血清浓度相近似的多种无机盐、相当数量的维生素（维生素 $B_1$、维生素 $B_2$、维生素 $B_6$）、丰富的矿物质（铁、铜、锰、磷、钾等）和多种人体需要的酶（淀粉酶、脂酶、转化酶等，是含酶最多的食品之一）。此外，蜂蜜中还含有一种具有强大杀菌和抑菌能力的抗生素——蚁酸。

蜂蜜气味芳香，营养丰富，不但是营养滋补之佳品，而且历来被视为良药，广泛用于临床。如《本草纲目》早就指出：蜂蜜"生则性凉，故能清热；熟则性温，故能补中；甘而和平，故能解毒；柔而濡泽，故能润燥；缓可去急，故能止心腹肌肉疮疡之痛；和可以致中，故能调和百药而与甘草同功"。目前，临床上主要用于治疗脾胃虚弱、倦怠食少、脘腹作痛、肺虚久咳、肺燥干咳、咽干等证及肠燥便秘之证。此外，因蜂蜜有一定的解毒作用，也有用于外敷疮疡、烫伤及解药物之毒等。现代医学则主要用于治疗胃炎和慢性肝炎等，如肝炎急性期和慢性肝炎活动期伴胃、十二指肠黏膜损伤者较宜服用，对肝炎、肝硬化伴便秘者尤为适宜。

综上可以看出，肝病患者适当食用蜂蜜对机体的康复十分有益。但在食用蜂蜜时，一定要注意食用方法及相关事项。如治疗便秘时不能用沸水冲服，更不能煮沸后食用。在服用时间上，以早、晚空腹时服用为好。另外，因其能助湿，令人中满，且可滑肠，故有湿热痰滞、胸闷不宽及便溏泄泻者忌服。

## 为什么花粉对护肝有益

人们都知道，花粉是一种美容的佳品，在古代，女性就是以花粉驻颜的。经现代科学研究，花粉不仅可以用来美容，而且还有保健的功效。营养学家指出，花粉是一种营养最全面的食物，具有强身健体、消除疲劳、延缓衰老的作用。同时，花粉对肝病患者而言也是一个好的养生食品，能给肝病患者带来以下几方面的良性调节：

(1) **增强机体免疫力**

肝病患者往往伴随着免疫力低下的情况，免疫力低下可导致肝病进一步恶化，可影响肝病的治疗，例如乙肝患者之所以不能用药物清除乙肝病毒就是因为患者的免疫力低下，所以食用花粉能够使肝病患者更容易治疗和恢复。

(2) **能够保护肝细胞，促进肝细胞的自我修复**

花粉对肝脏的保护和修复作用是由多种因素引起的：花粉中的单糖有助于肝糖原的生成；花粉中的B族维生素和铜、镁、锌等微量元素参与肝脏多种酶的形成，并能激发酶的活性；花粉中含有多种激素，其中赤霉素、芸苔素、促性腺素和雌激素等都对肝脏细胞有保护和修复作用。

(3) 能够全面调节肝病患者的生理功能.

花粉具有加强患者的机体营养水平,恢复患者的消化吸收功能,调节机体的酸碱平衡,提高人体血液质量及调节微循环障碍的功能。因此,花粉能够给肝病患者带来全面的机体调节。

## 为什么甘薯对护肝有益

甘薯又称红薯、地瓜、白薯等,不但健脾益气,强筋骨,还有解毒、美颜、清热的功效。

甘薯对人体器官黏膜有特殊的保护作用,可抑制胆固醇的沉积、保持血管弹性、软化血管、防止动脉硬化、防止肝肾中的结缔组织萎缩,对于患慢性肝炎的人来说,是一种重要的营养食品。

## 为什么花生对护肝有益

花生有润肺、和胃、补脾、通乳、降压、通便等功效,适用于燥咳、反胃、水肿、脚气、乳汁不足、贫血、便秘、失眠多梦等症。

花生红衣富含止血素,能对抗纤维蛋白的溶解,具有良好的止血作用。可用于治疗内外各种出血症,使受损的肝脏血管得到修复与保护。

## 为什么枸杞子对护肝有益

枸杞子既可作为坚果食用,又是一味功效卓著的传统中药材,自古以来就是滋补养生的佳品。枸杞子可以提高机体免疫力,具有补气强精、滋补肝肾、抗衰老、消渴、暖身体、抗肿瘤的功效,故有"却老子"之称。

枸杞子中含有一种有效成分——甜茶碱,有抑制脂肪在肝细胞内沉积、促进肝细胞再生的作用。对于肝病患者来说,枸杞子中的甜茶碱能防止肝脏内过多的脂肪贮存,有防治脂肪肝的作用。枸杞叶中所含的叶绿素有助于肝脏解毒,同时还能改善肝功能。因此,慢性肝病患者,尤其是脂肪肝患者,不妨经常食用枸杞子。

## 为什么牡蛎对护肝有益

牡蛎肉内含有人体必需的10种氨基酸、牛磺酸、糖原、多种维生素和海洋生物特有的活性物质。除此之外,牡蛎中还含有丰富和比例适当的锌、铁、铜、碘、硒等微量元素。牡蛎壳则含有80%~90%的碳酸钙,少量磷酸钙、硫酸钙、镁、铝等无机物,有机物仅占约1.72%。

现代医药研究表明,牡蛎所含的钙盐能致密毛细血管,以减低血管的渗透性。牡蛎入胃后,与胃酸作用,形成可溶性钙盐而被吸收入体内,起到调节体内电解质平衡、抑制神经肌肉兴奋的作用。牡蛎所制成的药品已被临床上用于免疫力低下性疾病、肝病、高脂血症、动脉硬化、糖尿病、肾脏病、肿瘤等慢性疾病的治疗。

## 为什么兔肉对护肝有益

兔肉有"荤中之素"的说法,所含瘦肉占95%以上,且其纤维细嫩,易咀嚼,消化率达85%。兔肉的营养成分有四大特征:一是高蛋白,营养丰富;二是低脂肪,常吃没有发胖之虞;三是卵磷脂含量丰富,可改善记

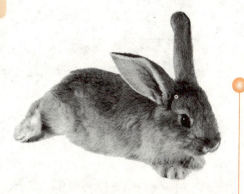

忆力和防止脑功能衰退,抑制血小板凝聚,阻止血栓形成,保护血管壁,防止动脉硬化;四是胆固醇含量很少。兔肉含较多人体必须的赖氨酸、色氨酸等,可使皮肤细嫩、滋润。

中医认为,兔肉有补中益气、止渴健脾、滋阴凉血、解毒的功效,对消

渴羸瘦、胃热呕吐、便血等有一定疗效。《本草纲目》中记载：兔肉性寒味甘，具有补中益气、止渴健脾、凉血、解热毒、利大肠之功效。老年人和体弱者，尤其是肾气亏损、精血不足、阴虚阳痿、精神萎靡不振的人，常食兔肉有祛病健身作用。

兔肉加鲤鱼等份炖食，可治疗慢性气管炎；兔肉加蛇肉等份炖食，可治瘫痪；兔肉加适量红枣炖食，可改善虚弱体质；兔肉加胡椒烹制可治胃寒，并有一定防癌抗癌作用。

## 为什么鲤鱼对护肝有益

鲤鱼的肉、胆、血均可入药。其肉性味甘、平，有下水气、利尿消肿之功效，可开胃健脾、利小便、消腹水、消水肿、止咳镇喘及通乳。对治疗门静脉肝硬化、慢性肾炎、消瘦性浮肿、孕妇水肿、产妇乳汁不通或量少、全身虚弱、妇女月经不调、妇女血崩、腰痛、头昏心跳、不思饮食、咳嗽气喘、脚气肿痛、步行艰难等症均有良好的辅助疗效。

鲤鱼能供给人体优良的蛋白质，其蛋白质的利用率高达90%以上。鱼肉松软，易消化吸收和利用，很适宜儿童、产妇、孕妇及年老、身体虚弱者食用。

鲤鱼的脂肪大部分由不饱和脂肪酸组成，呈液态。这种不饱和脂肪酸有良好的降低胆固醇的作用。因此，长期食用鲤鱼不仅能增加多种营养、维护健康，还能防治冠心病、延年益寿，兼有滋补食疗作用。

## 为什么鲫鱼对护肝有益

鲫鱼有健脾利湿、和中开胃、活血通络、温中下气的功效，对于脾虚弱、水肿、溃疡、气管炎、哮喘、糖尿病等有很好的滋补作用。

鲫鱼的营养非常丰富，而且全面，对于先天不足、后天失调以及手术后、病后体虚形弱者是很有益的。

研究发现，人体肿瘤可产生一种具有类似激素功能的蛋白，这种蛋白经血液到达体内脂肪组织后直接使脂肪组织分解。二十碳五烯酸（EPA）通过直接阻止这一肿瘤蛋白，可使肿瘤患者消瘦的过程得到逆转。

由此可见，多吃鱼类对肝病患者是颇有好处的。

## 为什么蛤蜊对护肝有益

蛤蜊肉具有滋阴明目、软坚、化痰的功效。

蛤蜊肉中含有两种特殊的胆固醇，它们兼有抑制胆固醇在肝脏合成和加速排泄胆固醇的作用，从而能使体内胆固醇下降，它们的功效比常用的降胆固醇的药物谷固醇更强。

## 为什么黄鱼对护肝有益

一般新鲜的黄鱼眼球饱满，角膜透明清亮，鳃盖紧密，鳃色鲜红，黏液透明无异味，肉质坚实有弹性，头尾不弯曲，手指压后凹陷能迅速恢复。体表有透明黏液，鳞片完整有光泽，黏附鱼体紧密，不易脱落。

不新鲜的鱼眼角膜起皱，鳃盖易揭开，鳃色变暗呈淡红色，黏液有异味，肉质稍松软，手指压后凹陷不能立即恢复，体表黏液多不透明，鳞片光泽较差且易脱落。

黄鱼干又称黄鱼鲞，以鲜大黄鱼腌制晒干而成。优质黄鱼干的肉质紧密硬实，呈丝状，洁净有光泽，气味清香，不泛油。

## 为什么酸奶对护肝有益

牛奶是营养价值很高的食物，但是很多人并不喜欢喝纯牛奶。而酸奶是很多人喜欢的食物，因为味道清凉可口，喝完之后身体还很舒服。

肝病患者多喝一些酸奶也是有好处的，主要体现在以下几个方面：

### (1) 降低血氨

肝病患者血液中氨的含量往往过高，对很多脏器都有毒性，尤其是对神经系统的毒害作用最大。一旦血中氨的含量超过一定数值，就会引发肝性脑病，危及患者的生命。喝酸奶可以减少氨在肠道中的吸收，从而减低血氨的浓度。

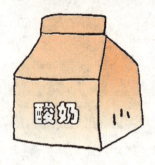

### (2) 平衡肠道菌群

如果肝病患者肠道内积存大量细菌，就会加重肝脏的解毒负担，不利于病情的恢复。酸奶中含有大量对人体有益的乳酸杆菌，进入肠道后能够抑制其他有害细菌生长，同时能够减少细菌分解时所产生的氨、吲哚等有毒物质，所以能大大降低肠道的毒性。

### (3) 能够降低人体胆固醇

酸奶中含有很多耐热的低分子化合物、乳清酸、钙等，这些物质能够减少体内胆固醇的消化和吸收，所以对降低血脂、防止脂肪肝的形成非常有好处。

总之，喝酸奶好处多多，患者不妨在日常饮食中多加入一些酸奶，一定对健康大有好处。

## 第五节 肝病患者的食疗方

### 肝炎患者的食疗方有哪些

中医认为"药食同源"。食疗之所以有效，在于它发挥了食物和药物的双重作用，不仅可以营养机体，补益脏腑，而且可以调和阴阳，益寿防老，因此对病毒性肝炎有一定的辅助治疗作用。

肝炎急性期或活动期多为肝胆湿热所致，在迁延期及恢复期则属肝郁脾

## 第四章 "食"全"食"美
### ——肝病的饮食调养

肾亏虚。前者表现为发热、肝区痛、肝大、黄疸、肝功能损害（如转氨酶明显升高）、消化道症状（食欲不振、恶心、呕吐）、舌质红、苔黄腻、脉数等，以清热祛湿为主。后者则表现为纳食不佳、乏力虚弱、多汗、腹泻、肝区痛或肝大、有压痛，肝功能正常或异常、腰酸背痛、精神不佳、口干舌燥等，应疏肝解郁，健脾补肾。

(1) 肝胆湿热型

### 金针芦笋

**原料**：金针菇、芦笋适量。

**做法**：煮熟拌食，可加少许盐及味精，汤也可吃。

**功效**：有活血通络、改善肝内微循环、清热消炎的作用。

### 田基黄煮猪肝

**原料**：田基黄30克，猪肝100克。

**做法**：猪肝切片，加适量水煮沸，待肝熟，加盐少许，吃肝及汤，服7天左右。

**功效**：养血，补肝，明目。

### 鸡骨草红枣汤

**原料**：鸡骨草30克，红枣30克。

**做法**：共煮汤，每日1次，连服7~10天。

**功效**：退黄清热。

### 茅根茵陈肉汤

**原料**：白茅根50克，茵陈10克，瘦猪肉50克。

**做法**：① 瘦猪肉切丝，共煮汤。

② 待肉熟后再煮 5 分钟，去药渣，加盐少许，吃汤及肉丝，每日 1 次，连吃 7 天。

**功效**：清热解毒，清除肝胆湿热炎症。

### 瓜蒌藕粉羹

**原料**：瓜蒌粉 10 克，藕粉 20 克。

**做法**：① 先用凉水适量调和。

② 然后以沸水 200 毫升加糖适量拌成羹糊，置小锅内用火加温调糊，每日 1 次。

**功效**：有清热作用。

### 王瓜根肝糊汤

**原料**：王瓜根 10 克（捣碎），猪肝 200 克，鸡肉汤（或肉骨头汤），胡萝卜 1 条。

**做法**：① 先将猪肝在开水里焯一下，将猪肝切成细丁备用。

② 将猪肝丁与胡萝卜丁、王瓜根一起放入鸡肉汤内用小火慢煮直至成糊状，加盐及调料。如无王瓜根，可用黄精或麦褐子代替。

**功效**：强化肝脏功能。

(2) 肝郁脾肾亏虚型

### 当归黄精甲鱼汤

**原料**：当归 9 克，黄精 12 克，甲鱼（500 克左右）1 只。

**做法**：甲鱼弄净切块，与上两味煨煮成汤，吃汤和甲鱼，每日 1 次，连吃 2~3 次为一疗程。

**功效**：有养血补阴、益肝的作用。

第四章 "食"全"食"美
——肝病的饮食调养

## 雪梨荸荠鸭汤

**原料**．雪梨2个，荸荠100克。

**做法**．❶ 雪梨去皮切片；荸荠去皮切片。

❷ 雪梨、荸荠加鸭肉250克（用瘦肉，去油、切块）煮汤，再加少量葱、姜、味精和盐，吃汤、梨、荸荠和鸭肉，每周吃1~2次，也可当菜肴常吃。

**功效**．对肝阳上亢等症有很好的功效。

## 大蒜鲫鱼汤

**原料**．大蒜头10克，（鲫鱼250克以上）1条。

**做法**．❶ 大蒜头切碎，鲫鱼去内脏，弄干净。

❷ 先将大蒜在油锅内略爆一下，然后加水及鱼，待熟后加盐少许，吃鱼喝汤。

**功效**．治疗急性肝炎。

## 五味大枣汤

**原料**．五味子9克，八月扎9克，红枣15枚。

**做法**．共炖汤，加适量冰糖。每日1次，连吃一段时间。

**功效**．治疗小儿黄疸。

## 扁豆核桃炖羊肉

**原料**．白扁豆30克，核桃仁20克，羊肉200克。

**做法**．羊肉切块，一起炖烂熟，加酱油及糖适量。可当菜肴常吃。

**功效**．有健脾补肾的作用。

### 海带银耳羹

**原料.** 海带50克,银耳20克。

**做法.** 海带洗净切碎,银耳泡发后与海带一起加水用小火煨成黏稠羹状,加冰糖适量,1天服完。可常服。

**功效.** 养肝明目,调理肝血。

### 山药米仁粥

**原料.** 山药30克,米仁50克,糯米50克。

**做法.** 山药切碎,加水适量共煮粥,咸甜任意。

**功效.** 常吃有健脾利湿、益肝的作用。

## 肝硬化患者的食疗方有哪些

肝硬化患者的饮食调理十分重要,调整得好,可以保护肝脏功能,减轻肝脏负担,控制和缓解病情的发展。肝硬化患者除遵守肝病的一般饮食原则外,可选用下列食疗方:

### 鳖甲红枣汤

**原料.** 鳖甲15克,红枣10枚,米醋2匙,白糖半匙。

**做法.** ❶ 先将鳖甲用热锅炒热,5分钟后加糖、醋翻炒至汁将干时盛起。

❷ 与红枣一起倒入小沙锅中,加水炖0.5~1小时,喝汤吃枣,2个月为1个疗程。

**功效.** 适用于肝硬化初期患者。

### 五味蛋白蛋

**原料.** 北五味子250克,新鲜青壳鸭蛋12个,白糖4匙。

**做法** ❶ 先将五味子洗净浸泡,用小火煎1小时,滤出汁水,将北五味子汁水倒入小沙锅中,加白糖溶化备用。

❷ 鸭蛋洗净,煮至半熟,大火煮3分钟,离火冷却,用粗筷子在蛋壳一头开一个洞,流出大部分的蛋黄后,注入五味子甜汁,封口,全蛋再糊上一层黄泥,烘干,再洗净后,洞口朝上放入蒸笼蒸1小时,即可食用。

**功效** 适用于肝病患者。

### 清蒸蒜头甲鱼

**原料** 甲鱼2只(每只200~500克),蒜头100克。

**做法** 甲鱼活杀留蛋和肝后,腹部十字形剖开,放入蒜头、酒、生姜、盐少许,旺火蒸30~40分钟即可。每日2次,饭前吃肉喝汤,每次半只左右。注意必须趁热吃。

**功效** 滋阴补阳,散结平肝。

## 肝硬化并发血小板的食疗方有哪些

### 龙眼花生汤

**原料** 龙眼肉15克,连皮花生30克,鸡蛋1枚。

**做法** 同炖汤饮食,每日1次。

**功效** 龙眼性温,益血宁心,花生皮促生血小板,故对血小板减少者较合适。

### 清蒸莲藕

**原料** 莲藕、连皮花生各适量。

**做法** ❶ 鲜藕洗净,连皮花生捣碎备用。

**②** 将捣碎的花生与芝麻、冰糖合并纳入藕孔中，文火蒸熟，随意常食。

**功效** 藕性寒凉，可止血；花生、芝麻养血，加速血小板再生。

### 枸杞参枣鸡蛋汤

**原料** 枸杞子10克，红枣10枚，党参10克，鸡蛋2枚。

**做法** ❶ 把枸杞、红枣、党参放砂锅内同煮成汤。

❷ 鸡蛋煮熟后去壳取蛋，再煮片刻，吃蛋饮汤。此为1日量，分2次食用。

**功效** 该药膳有补气养血的功效。

### 花生党参汤

**原料** 花生红衣6克，红枣10枚，党参10克。

**做法** ❶ 把花生皮、红枣、党参用砂锅加水煮成汤。

❷ 弃掉党参、花生皮药渣，吃红枣喝汤。此为1日量，分2次食用。

**功效** 该药膳有养心健脾，益气摄血的功效。对于病后体虚、血小板减少性紫癜均有良效。

### 韭菜炒猪血

**原料** 韭菜80克（洗净），猪血50克。

**做法** 同用武火炒熟，加盐调味，当菜食。

**功效** 韭菜活血，猪血补血，故有补血化瘀的良好作用。

### 清蒸马齿苋

**原料** 马齿苋适量

**做法** 马齿苋洗净，置于米饭上蒸熟，以大蒜、香油佐味，当菜食。

**功效** 马齿苋性凉，能止血，血小板减少、大便带血者常食最为合适。

## 第四章 "食"全"食"美
——肝病的饮食调养

## 肝硬化并发白细胞减少的食疗方有哪些

### 蘑菇瘦肉汤

**原料**：鲜蘑菇200克，瘦猪肉200克。

**做法**：水适量，煮汤，加食盐调味、佐膳。

**功效**：方中蘑菇性凉味甘，入脾胃经，含多种氨基酸、维生素和矿物质，能健脾开胃。

### 黄芪血藤炖母鸡

**原料**：母鸡1只，黄芪50克，鸡血藤50克。

**做法**：① 将鸡宰杀后去内脏，取鸡血与黄芪、鸡血藤拌和，置鸡腹内。

② 加水适量慢火炖熟，后加入少许食盐调味，饮汤食肉。

**功效**：能补气养血，适用于白细胞减少伴头昏、乏力者。

### 红枣杞子炖猪心

**原料**：红枣30克，枸杞20克，猪心1个。

**做法**：将猪心切开，红枣、枸杞子放入猪心内，慢火炖熟食用。

**功效**：用于治疗白细胞减少伴头晕、心悸、气促等。具有益气生血、补心定惊的作用。

### 沙参玉竹煲老鸭

**原料**：沙参50克，玉竹50克，老鸭1只。

**做法**：① 将老鸭宰杀后去毛和内脏，洗净。

② 将老鸭同沙参、玉竹放入瓦煲内加水文火焖煮至烂，调味后饮汤吃鸭。

**功效**：功能为滋阴补血，用于治疗白细胞减少伴心烦、口渴、少津等症。

## 肝病患有糖尿病有哪些食疗方

肝病和糖尿病都是需要非常注重饮食调理的疾病。肝病患者的饮食原则是高蛋白、低脂、低盐；糖尿病的饮食护理则是严格控制糖分的摄入量，少吃甜食，多吃植物纤维含量高的食物。

当患者兼有糖尿病和肝病两种疾病时，很多食物都被列为禁忌了，但是有一种食物非常适合这样的患者食用，那就是蜂蜜。

在中医古籍中，蜂蜜被记载有"润脏腑、调脾胃"的功效。据现代研究发现，蜂蜜含有丰富的营养，除了葡萄糖和果糖之外，还含有蛋白质、无机盐、多种维生素以及钙、镁、钾等微量元素，对神经衰弱、高血压、冠心病、糖尿病、肝病等都有一定的疗效。常服蜂蜜可以调理气血，延年益寿。

以下是几款以蜂蜜调制的食疗方，对肝病合并糖尿病的患者非常有好处。

### 蜂蜜萝卜汁

**原料** 白萝卜500克，蜂蜜100克。

**做法** ① 将白萝卜洗净，切丁，放入沸水中煮沸捞出，控干水分，晾晒半日。

② 然后放入锅中，加入蜂蜜，用小火煮沸调匀，晾凉后服食。

**功效** 滋阴养肝。

### 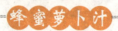蜂蜜鲜藕汁

**原料** 鲜藕200克，蜂蜜适量。

**做法** 将鲜藕洗净，切片，压取汁液；按1杯鲜藕汁加蜂蜜1汤匙的比例调匀服食。每日2~3次。

**功效** 适用于脂肪肝、中暑口渴等。

## 第四章 "食"全"食"美
—— 肝病的饮食调养

### 鲜百合蜂蜜饮

**原料**：鲜百合50克，蜂蜜1~2匙。

**做法**：百合放碗中，加蜂蜜拌和，上屉蒸熟，睡前服用。

**功效**：促进肝细胞再生。

### 芹菜蜜汁

**原料**：鲜芹菜100克，蜂蜜适量。

**做法**：芹菜洗净，捣烂，绞汁，与蜂蜜同炖温服，每日1次。

**功效**：平肝清热，解毒利湿。

## 肝病患者风寒头痛应如何食疗

风寒头痛是指因感受风寒邪气而引发头疼的一种疾病。治疗这种疾病的方法有很多，但是有些药材对人体的肝脏有损害，所以肝脏患者不宜采用。以下几款食疗方能够很好地祛风寒止头痛，对肝脏也没有损害，不妨试一试。

### 葱姜红糖汤

**原料**：葱白20克，生姜10克，红糖10克。

**做法**：将以上食材放在适量水中熬煮，待汤汁浓稠后饮其汤。

**功效**：葱白有发汗解表的作用；生姜性热，是祛风寒的佳品；红糖温中补气血，能够增强人体抵抗力，使病情得到更快的缓解，因此此方对风寒头痛的肝病患者效果良好。

### 加味防风粥

**原料**：防风15克，白芷10克，葱白20克，粳米80克。

**做法** ① 将防风、白芷、葱白先煎取药汁，去渣取汁备用。

② 用粳米煮粥，待粥将熟时调入药汁即可食用。

**功效** 防风是祛风的圣品，因此对缓解风寒头痛效果显著；白芷能够祛风散寒，通窍止痛，对缓解风寒头痛效果良好；葱白能够发汗解表，使体内风寒邪气尽快除去；粳米性味平和，是滋补佳品，非常适合风寒外感的人服用。四味药对肝脏没有任何损伤，因此很适合肝病兼外感风寒的人服用。

## 各型黄疸型肝炎患者的食疗方有哪些

临床上不管是甲型、乙型、丙型、丁型病毒引起的黄疸肝炎，在肝功能代偿期内，根据自身征象，都可选用本组12个药膳方。

### 玉米须蚌肉汤

**原料** 玉米须50克，蚌肉120克。

**做法** ① 先将蚌肉放入瓦罐文火煮熟。

② 放玉米须一起煮烂。每次吃蚌肉30克，喝汤100毫升。急性黄疸肝炎期每日2次。黄疸消退后隔日1次。

**功效** 玉米须甘平，利胆利尿；蚌肉甘寒，清热解毒；共奏清利湿热、平肝退黄之功。

### 泥鳅炖豆腐

**原料** 豆腐（整块）300克，活泥鳅250克（洗净），水1000毫升。

**做法** ① 泥鳅、豆腐分别洗净，把豆腐放入瓦罐内。

② 泥鳅放入瓦罐，文火加热时会钻入豆腐里，直至泥鳅肉熟烂，吃泥鳅肉和豆腐，喝汤（可少许加食盐）。1日2次分服，可治急慢性黄疸型肝炎。

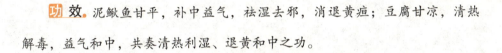

**功效** 泥鳅鱼甘平，补中益气，祛湿去邪，消退黄疸；豆腐甘凉，清热解毒，益气和中，共奏清热利湿、退黄和中之功。

### 蚬肉茵陈汤

**原料** 蚬肉150克，茵陈30克。

**做法** 加水浸没中药，煎汤，1日2次分服。

**功效** 茵陈、蚬肉均有清热解毒、利湿退黄之功。适用于急慢性黄疸肝炎湿热并重者。

### 荸荠煎鸡蛋

**原料** 荸荠250克，鸡蛋1个。

**做法** 荸荠打碎，加水煮沸打入鸡蛋。1日2次分服。

**功效** 荸荠甘寒，清热化痰，利湿退黄；鸡蛋益气和中，增加营养。适于治疗肝病湿热黄疸者。

### 鸡蛋田基黄汤

**原料** 鲜田基黄150克（干品45～75克），鸡蛋2个。

**做法** 鲜田基黄与鸡蛋煮汤，喝汤吃鸡蛋。每日1次，7～10天为1个疗程。

**功效** 主治慢迁肝炎黄疸或无黄疸患者。田基黄甘淡凉，清热解毒消肿；鸡蛋甘平，护肝益阴，能奏清热利湿、解毒消肿之功。

### 黄花菜汤

**原料** 鲜黄花菜45克（干品20克）。

**做法** 黄花菜加水煮沸后加少许盐，饮食菜汤。

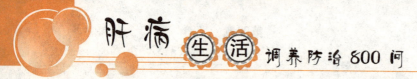

**功效** 黄花菜甘平，清热利胆利尿。适用于黄疸型肝炎脾胃湿热、小便不利者。

### 鸡骨草枣汤

**原料** 鸡骨草30克，红枣10枚。

**做法** 食谱加水煎服，1日分2次服。

**功效** 鸡骨草甘凉，清热退黄舒肝健脾。适用于各型肝炎、肝硬化。

### 薏苓粳米粥

**原料** 薏苡仁60克，粳米150克，土茯苓20克。

**做法** ❶ 薏苡仁、粳米、土茯苓分别洗净，备用。
❷ 将土茯苓用纱布包好，和薏苡仁、粳米一起同煮成粥。去土茯苓喝粥。

**功效** 大米甘平，薏苡仁甘淡微寒，土茯苓甘凉，全方清热除湿，健脾和胃，适用于各型黄疸、无黄疸急慢性肝炎和肝病患者。

### 干姜茵陈饮

**原料** 干姜9克，茵陈30克。

**做法** 食材加水1000毫升，煎至400毫升加红糖。每次200毫升，1日2次服。

**功效** 干姜温中散寒；茵陈利湿退黄；红糖温补缓中。全方温中散寒，利湿退黄。适用于寒湿中阻的黄疸型肝炎。

### 竹沥粥

**原料** 淡竹沥水15克，小米50克（淘净）。

**做法** 小米加水文火熬成粥，临熟时下淡竹沥汁搅匀，置凉后空腹食之。

**功效**。竹沥甘寒，降火润燥，益阴除烦；小米益气补脾，养胃生津。合用有养阴清热，豁痰开窍之功，适用于急性黄疸肝炎黄疸发热、烦躁不宁、热毒内陷、痰火阻窍的有肝昏迷先兆的患者。凡属阴黄有寒湿者不宜食此粥。

### 三白西瓜汁

**原料**。选用白皮、白瓤、白子的三白西瓜1个，或用无子西瓜1个。

**做法**。用洁净纱布绞挤西瓜汁液。每次用量50～100毫升，日服数次。

**功效**。西瓜性味甘凉，含多种氨基酸、糖类、酶、微量元素及维生素有机酸等，有天然白虎汤之称，能清热、养阴、利尿，常用于感染性高热神昏、口渴烦躁、身目皆黄尿少等证。对急慢性黄疸肝炎、重型肝炎均有辅助治疗作用。

### 虎杖甘草粥

**原料**。虎杖18克，甘草9克，大米50克。

**做法**。将虎杖、甘草加水600毫升在沙锅中煎2小时，去渣取汁煮大米成粥，放置后喝凉粥。

**功效**。虎杖活血通络，清利湿热，利胆退黄；甘草通经脉，利血气，清热解毒；大米补中益气，健脾和胃。此粥适用于急慢性肝炎消退黄疸。黄疸消退后仍可继续服用。

## 肝癌的食疗方有哪些

### 翠衣番茄豆腐汤

**原料**。西瓜翠衣30克，番茄50克，豆腐150克。

**做法**。将西瓜翠衣、番茄和豆腐全部切成细丝做汤食。经常食用。

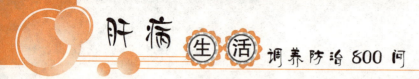

**功效** 具有健脾消食，清热解毒，利尿、利湿等功效，虚寒体弱不宜多服。

### 枸杞甲鱼汤

**原料** 枸杞子30克，甲鱼150克。

**做法** 将枸杞子、甲鱼共蒸至熟烂即可，枸杞子与甲鱼汤均可食用。每周1次，不宜多食，尤其是消化不良者、失眠者不宜食。忌白酒、辣椒、母猪肉、韭菜、肥肉、油煎炸、坚硬的食物及刺激性调味品。

**功效** 具有滋阴、清热、散结、凉血，提高机体免疫功能。

### 茯苓清蒸桂鱼汤

**原料** 茯苓15克，桂鱼150克。

**做法** 加水及调料同蒸至熟烂即成。吃鱼喝汤。

**功效** 具有健脾利湿，益气补血功能。

### 蓟菜鲫鱼汤

**原料** 蓟菜30克，鲫鱼1条。

**做法** 蓟菜与鲫鱼共同煮汤，加适当调料即成，经常食用。

**功效** 具有消瘀血、止吐、改善症状之功效。但脾胃虚寒、无瘀滞者忌服。

### 芡实炖肉

**原料** 芡实30克，猪瘦肉100克。

**做法** 两者一起放沙锅中加水适量炖熟后去药渣，吃肉喝汤。经常食用。

**功效** 此膳泻火、祛瘀、通便，有腹水者可用此方。

## 薄荷红糖饮

**原料**：薄荷15克，红糖60克。

**做法**：煎汤后加糖调味即成，可代茶饮。

**功效**：此药膳清热，利湿、退黄，有黄疸、腹水者可选用。

## 青果烧鸡蛋

**原料**：青果20克，鸡蛋1只。

**做法**：先将青果煮熟后再加入鸡蛋，共同煮混后即可食用。每周3次，每次1个鸡蛋。

**功效**：可破血散瘀，适用于肝癌瘀痛、腹水明显者。

## 猕猴桃根炖肉

**原料**：鲜猕猴桃根100克，猪瘦肉200克。

**做法**：将上述两物在沙锅内加水同煮；炖熟后去药渣即成。经常食用。

**功效**：具有清热解毒，利湿活血的作用。

## 苦菜汁

**原料**：苦菜、白糖各适量。

**做法**：苦菜洗净捣汁加白糖后即成，每周3次。

**功效**：具有清热作用，适宜于肝癌者口干厌食等症。

## 马齿苋卤鸡蛋

**原料**：马齿苋适量，鲜鸡蛋2个。

**做法**：① 先用马齿苋加水煮制成马齿苋汁。

② 再取300毫升，用马齿苋汁煮鸡蛋。每天1次，连汤服。

**功效** 能够清热解毒，消肿祛瘀、止痛，适宜于重型肝癌发热不退、口渴烦躁者。

### 藕汁炖鸡蛋

**原料** 藕汁30毫升，鸡蛋1只，冰糖少许。

**做法** ① 鸡蛋打碎搅匀后加入藕汁。

② 拌匀后加少许冰糖稍蒸熟即可。可经常服食。

**功效** 有止血、止痛、散瘀的作用。适宜于肝癌有出血者。

### 山药扁豆粥

**原料** 淮山药30克，白扁豆10克，粳米100克。

**做法** ① 将山药洗净去皮切片。

② 白扁豆煮半熟加粳米、山药煮成粥。每日2次，早、晚餐食用。

**功效** 具有健脾化湿，适用于晚期肝癌病人脾虚，泄泻等症。

## 脂肪肝患者的食疗方有哪些

### 决明子粥

**原料** 决明子10～15克，粳米100克，冰糖少许，或加白菊花10克。

**做法** ① 先把决明子炒至微有香气，取出。

② 待冷却后煎汁，或与白菊花同煎，去渣，放入粳米煮粥，将熟时加冰糖。

**功效** 清肝，明目，通便。

### 海带烧木耳

**原料** 鲜海带250克，黑木耳40克，芹菜100克，香醋12克，精盐4

## 第四章 "食"全"食"美
—— 肝病的饮食调养

克,味精3克,白糖8克,葱白10克,姜片3克,料酒20克,生油25克。

**做法** ① 海带洗净择去梗,切成1厘米宽的条,用沸水煮一下,葱白切段,芹菜洗净切段。

② 黑木耳发透,拣去杂质,洗净。

③ 旺火起油锅,爆炒葱白、姜片,倒入海带、木耳,加白糖、香醋、精盐、料酒及酌加素汤烧半小时,倒入芹菜、调味精即可。

**功效** 治疗脂肪肝。

### 芙蓉豆腐汤

**原料** 豆腐400克,水发香菇25克,牛奶100克,鲜蘑菇25克,青笋50克。食盐适量,胡椒粉少许。白糖适量,味精少许,水淀粉20克。

**做法** ① 豆腐用刀背或汤勺捶蓉,盛入碗内,加牛奶、食盐、味精、水淀粉搅匀。

② 上笼先用旺火蒸,再改用小火蒸10分钟,待成蛋羹状时离火,用汤勺舀入盘内。

③ 将香菇、蘑菇、青笋分别洗净,香菇切薄片,青笋切菱形片,待用。

④ 将锅置中火上,下油和素汤,放香菇、蘑菇、青笋,煮熟后捞出并摆在豆腐羹四周。

⑤ 汤汁中加食盐、胡椒粉、白糖、味精,用水淀粉勾芡,起锅后浇在豆腐羹上即成。

**功效** 适用于肥胖、脂肪肝、肝硬化等。

### 虫草香菇炖豆腐

**原料** 冬虫夏草10克,香菇20克,豆腐200克,精盐、味精、葱花、姜末等调料适量。

**做法** ① 将冬虫夏草、香菇用冷水泡发、洗净,香菇切丝。

❷ 将香菇与豆腐放入油锅，煸炒片刻，加精盐、味精、葱花、姜末等调料适量，加入适量清水，放进冬虫夏草，用小火煮30分钟，即可食用。

**功效** 本食疗方益气健脾，对脂肪肝的调养极有帮助。

## 原发性肝癌的食疗方有哪些

### 甲鱼山楂汤

**原料** 甲鱼1只（约500克），山楂60克。

**做法** 取甲鱼洗净，放入炖锅内，加入山楂及适量清水炖煮，熟后即可食用。

**功效** 中医认为，甲鱼能软坚散结，并且含有丰富的蛋白质，适宜肝癌患者长期食用。

### 莱菔子煮牛肉

**原料** 莱菔子30克，牛肉60克。

**做法** 莱菔子、牛肉一起水煮，熟后食用。

**功效** 坚持长期食用，有助于预防肝癌的复发。

## 女性肝病患者兼有闭经的食疗方有哪些

月经停止6个月以上称为闭经。有些闭经是属于生理性的，如妇女在孕期、哺乳期、绝经期前后都会产生闭经的现象，这是正常的。除此之外的闭经都是因机体的某些疾病所产生，属于病理性闭经。

很多疾病都容易导致闭经，如脑垂体病变、卵巢病变、内分泌系统病变等。有些肝病也能导致闭经，如肝硬化等。因此，肝病女患者有相当一部分有闭经的现象。

# 第四章 "食"全"食"美
## ——肝病的饮食调养

女性肝病患者一旦发现自己有闭经的现象,应该立即加以调整。如果长期闭经,会导致子宫萎缩,治疗起来也会更加困难。以下两款食疗方对闭经有一定的疗效,不妨试一试。

### 乌豆双红汤

**原料**。乌豆50克,红花5克,红糖30克。

**做法**。将乌豆、红花加入清水适量,在锅里煮至乌豆熟透;去掉红花,放入红糖调匀。

**功效**。本方具有滋补肝肾、活血行经、美容乌发功效。适用于血虚气滞型闭经。

### 薏苡煎

**原料**。薏苡仁、薏苡根各30克。

**做法**。薏苡仁、薏苡根切段水煎,去渣饮汁。早、晚空腹饮,连用10余剂。

**功效**。本方具有利浊去湿、引血下行的功效。适用于痰浊水饮阻滞胞经之闭经。同时薏苡仁对肝病还有一定的保健作用,非常适合肝病患者服用。

## 肝病出现鼻衄的食疗方有哪些

急慢性肝病常有出血的伴随症状,具体表现为鼻出血或牙龈出血。有的人素来有鼻出血或牙龈出血的疾病,后来又患了肝炎。肝炎患者的鼻出血症状常常很重,严重影响患者的健康,也会给患者带来很大的心理负担。因此肝炎患者要注意减少鼻出血的发作次数,增进健康,可以采用以下的食疗方。

### 藕节西瓜粥

**原料**：鲜藕节榨汁250毫升，西瓜榨汁250毫升，粳米100克。

**做法**：共煮粥，熟时加适量白糖服用，每日1~2次。

**功效**：主治肝火上逆型鼻出血。

### 枝子菊花茅根粥

**原料**：生枝子10克（打碎），菊花15克，鲜茅根50克，粳米60克。

**做法**：将生枝子、菊花、鲜茅根煎水取汁350毫升和粳米煮粥，熟时加适量食盐调味服食，每日1次。

**功效**：主治肝火上逆型鼻出血、头痛、目赤等。

### 空心菜蜂蜜露

**原料**：空心菜120克，白萝卜500克，蜂蜜50克。

**做法**：将空心菜、白萝卜捣烂绞汁，蜂蜜调匀，分2次服用，每日1剂。

**功效**：平肝明目，清热解毒。

### 生地山茱萸肉粥

**原料**：生地30克，山茱萸肉15克，粳米100克，白糖适量。

**做法**：同煮粥服用。

**功效**：补肝益肾。

### 花生衣煎水

**原料**：花生衣15克，红枣10枚（去核），白糖适量。

第四章 "食"全"食"美
——肝病的饮食调养

**做法**。水煎分2次服用。

**功效**。养血止血，散瘀消肿。

## 第六节 肝病患者的营养美食推荐

### 有益护肝的五谷杂粮类美食有哪些

#### 芝麻白糖糊

**原料**。芝麻500克，白糖适量。

**做法**。❶ 将芝麻择洗净，放入铁锅用文火炒香后晾凉。

❷ 捣碎成粉末状，装入瓦罐内备用。每次取2汤匙芝麻粉，放入碗中，加适量白糖，用开水冲服。

**功效**。滋阴补血，养肝益肾，乌须发，长肌肉，填精髓。适用于平时调补，对早衰、肺燥咳嗽、皮肤干燥、肝肾阴虚引起的头发早白及老人便秘等症有益。

#### 红枣桂圆紫米粥

**原料**。红枣6粒，桂圆35克，紫米80克。

**做法**。❶ 将红枣、桂圆、紫米洗净，放入锅中，加入清水煮沸。

❷ 煮沸后，转小火熬煮成粥。

**功效**。红枣具有抑制乙肝病毒的功效，桂圆具有补血功用，这道粥品具有疏肝解毒、养血安神、补充体力的作用。

## 降压燕麦薏米粥

**原料.** 炒决明子15克，燕麦、薏米各40克，菊花10克，砂糖2小匙。

**做法.** ① 燕麦、薏米洗净，浸泡约2小时。

② 将炒决明子、菊花放入锅中，加水煎煮，去渣留汁。

③ 把做法1和做法2放入锅中煮滚，转小火熬煮成粥后，加砂糖拌匀即可食用。

**功效.** 决明子可保肝、降压、降脂；菊花有消炎、抗菌、解毒及明目的功效；两者搭配食用，具有清热去火、明目及降压通便的功效。

## 红小豆粥

**原料.** 红小豆、大米各50克。

**做法.** 将红小豆、大米淘净煮粥，顿服。每日1次。

**功效.** 利水生津，消肿祛瘀。适用于急性肝炎，症见双目发黄、排尿少黄、乏力食少者。

## 红小豆薏米粥

**原料.** 红小豆、薏米各50克。

**做法.** 将红小豆、薏米淘洗干净，放入锅中，加水共熬成粥。

**功效.** 健脾利湿，清热解毒。适用于酒精性脂肪肝、酒精性肝炎等患者。

## 黑芝麻糯米粥

**原料.** 黑芝麻30克，糯米60克，砂糖1小匙。

**做法.** ① 将黑芝麻捣碎。

② 把糯米洗净，与黑芝麻同时放入锅中，加入清水熬煮成粥。

## 第四章 "食"全"食"美
### ——肝病的饮食调养

❸ 最后加砂糖调味即可。

**功效**：清肝解毒。黑芝麻含丰富的不饱和脂肪酸、卵磷脂、蛋白质、钙质、铁质及维生素E等，有利于预防贫血、活化细胞，还能消除血管中的胆固醇。

### 薏米绿豆粥

**原料**：薏米30克，绿豆30克，白米60克，砂糖1小匙。

**做法**：❶ 薏米、绿豆洗净后，浸泡约2小时备用。

❷ 将做法1及洗净的白米放入锅中，加水煮滚后，转小火熬煮成粥。

❸ 最后加砂糖调味拌匀即可。

**功效**：清肝解毒。薏米可增进人体免疫力；绿豆具有抗过敏、降低胆固醇的作用；两者搭配食用，能清热解毒、滋养脾胃，还可辅助治疗慢性肝病。

### 大枣花生汤

**原料**：红枣50克，花生30克，红糖50克。

**做法**：❶ 花生用水冲洗干净后，用清水浸泡15分钟，捞出。

❷ 红枣洗净后，挖去核。

❸ 将红枣和花生一同放入锅中，加入适量清水和红糖，搅拌均匀，用武火煮沸后，改用文火煮，待红枣和花生全部煮烂后即可。

**功效**：清热补血，滋阴养肝。适宜慢性肝炎患者及肝硬化患者饮用。

## 有益护肝的保健家常菜有哪些

### 香菇炒茭白

**原料**：茭白200克，香菇5朵，姜丝适量，香油1/2小匙，盐适量，食用油适量。

**做法.** ① 香菇洗净切片；茭白洗净去老茎及皮切丝。

② 热锅放食用油，爆香姜丝后，依序放入香菇、茭白拌炒。

③ 最后加盐调味，淋上香油，拌匀即可食用。

**功效.** 茭白的叶酸，能帮助受损的肝细胞再生；香菇可降低胆固醇，并预防肝硬化。此菜特别适合肝病患者食用。

### 海蜇丝香拌芹菜

**原料.** 芹菜70克，水发海蜇皮15克，紫洋葱30克，盐、醋适量。

**做法.** ① 将紫洋葱及海蜇皮洗净切丝；芹菜去叶、洗净后，切段。

② 取锅煮水，依序分别将芹菜及海蜇丝汆烫沥干。

③ 把所有材料及调味料拌匀即可。

**功效.** 芹菜可保肝降压、清热利尿，并促进排便；海蜇皮能清热降压、养阴润肠；多吃此菜，具有护肝降压、祛风利湿的功效。

### 洋葱咕噜肉

**原料.** 猪五花肉、洋葱、黄瓜、罐头菠萝、大葱、蒜末、干淀粉、湿淀粉、芝麻油、白醋、白糖、番茄酱、辣酱油、盐、味精、料酒、胡椒粉、花生油各适量。

**做法.** ① 猪肉切成2厘米厚的片，两面剞上交叉的花刀，再切成2厘米见方的块。洋葱剥去外皮，切块。黄瓜切滚刀块，菠萝切2厘米见方的块。大葱从中间剖开，切成段。

② 将肉块放入盆内，加料酒、盐、味精、胡椒粉、芝麻油拌匀，腌制入味，再加湿淀粉拌匀取出，滚上一层干淀粉，用手攥成圆形肉团。

③ 白醋、白糖、番茄酱、辣椒油、盐加适量清水调成糖醋汁。

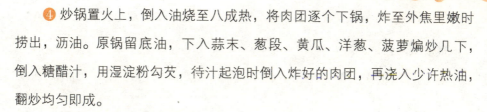

## 第四章 "食"全"食"美
—— 肝病的饮食调养

❹ 炒锅置火上，倒入油烧至八成热，将肉团逐个下锅，炸至外焦里嫩时捞出，沥油。原锅留底油，下入蒜末、葱段、黄瓜、洋葱、菠萝煸炒几下，倒入糖醋汁，用湿淀粉勾芡，待汁起泡时倒入炸好的肉团，再浇入少许热油，翻炒均匀即成。

**功效** 保肝护肝，预防癌症。

### 山药扁豆鲤鱼汤

**原料** 鲤鱼1条（约500克），白扁豆30克，淮山药40克，干姜3克，盐适量。

**做法** ❶ 将鲤鱼剖腹，去鳞、鳃及内脏，洗净。

❷ 鲤鱼入锅，放入白扁豆、淮山药、干姜和适量水，加盐调味，煮约25分钟即成。

**功效** 适用于肝硬化腹水、食欲不振、肢体浮肿、小便不利、大便溏薄者的食疗调补。

### 番茄煮牛肉

**原料** 牛肉100克，番茄450克，食油、精盐、糖适量。

**做法** ❶ 将番茄洗净切块。

❷ 将牛肉切成块，在铁锅内放入适量食油，待八成热时，放入牛肉块炒至八分熟，加适量精盐及番茄炒熟，可加少许水，放入糖同煮至熟即可。

**功效** 养肝，补血，降脂。适用于脂肪肝有胁痛者。

### 黄瓜炒鸡蛋

**原料** 鸡蛋3个，黄瓜225克，蒜末5克，精盐3克，味精2克，湿淀粉10克，植物油50克。

**做法** ❶ 将黄瓜洗净，沥去水，切成0.2厘米厚的菱形片。鸡蛋磕入容器内搅散成鸡蛋液。

❷ 锅内放植物油35克烧热，倒入鸡蛋液煎熟成均匀的片状，出锅倒入漏勺，沥去油。

❸ 锅内放余下的植物油烧热，下入蒜末炝香，下入黄瓜片煸炒到微熟，下入鸡蛋片，加入精盐、味精炒匀到熟，用湿淀粉勾芡，出锅装盘即成。

**功效** 黄瓜具有抗菌、化毒、预防肿瘤的作用，对慢性肝炎和迁延性肝炎有食疗效用。鸡蛋可滋阴润燥，补血养心，安神定魄。适用于慢性肝炎患者。

## 菊花腐竹拌菠菜

**原料** 菠菜250克，腐竹100克，菊花10克，葱10克，姜10克，盐、味精、油各适量。

**做法** ❶ 将菊花洗净，撕成瓣；菠菜洗净，去老叶、根须；腐竹洗净，用水泡软；将菠菜、腐竹切成约3厘米长的段，再分别用沸水焯至熟透，捞出，投入凉开水中浸凉，捞出沥水，装入盘中。

❷ 在盘中放入菊花瓣、葱丝、姜丝，加入精盐、味精，再加上花椒油，拌匀即成。

**功效** 疏风清热，明目解毒，滋阴润燥，利水消肿。适用于乙肝病患者春季食用。

## 芹菜莲子煲大枣

**原料** 芹菜叶100克，莲子50克，大枣40枚。

**做法** ❶ 将芹菜洗净，莲子去芯，大枣去核洗净。

❷ 取一沙锅，将芹菜、莲子、大枣一同置入锅中，加适量清水。

## 第四章 "食"全"食"美
——肝病的饮食调养

③ 先用大火煮沸，再改用小火煮 20～30 分钟即可。

**功效**：清肝潜阳，燥湿利尿，清热养血。适用于肝炎患者春季食用。

## 有益清肝的茶饮有哪些

### 枸杞菊花茶

**原料**：枸杞 20 粒，菊花 10 朵，砂糖 10 克。

**做法**：① 将枸杞、菊花洗净备用。

② 在锅中放入清水、枸杞、菊花，以大火煮滚后，转小火煮 10 分钟。

③ 加砂糖拌匀后，即可饮用。

**功效**：菊花有疏风清热、解毒明目的作用，枸杞能降低血中胆固醇，有利于预防冠心病，这道茶饮可做为夏季清热消暑的保健饮品。

### 黄芪沙参茶

**原料**：黄芪、沙参、麦门冬各 11 克。

**做法**：① 将黄芪、沙参、麦门冬分别洗净，装入棉布袋备用。

② 在锅中放入水及包好的黄芪、沙参、麦门冬，用大火煮滚后，转小火煮 10 分钟即可。

**功效**：黄芪、沙参、麦门冬，都有帮助养肝、补充体内阳气的作用，多喝此道茶饮，可强心、保肝，并有镇痛解热、祛痰生津的功效。

### 车前草保肝茶

**原料**：车前子 20 克，茵陈 100 克，白糖 80 克。

**做法**：茵陈、车前子加 1000 毫升水，煮取 800 毫升，入白糖拌匀即成。

**功效**：清热除湿，利胆退黄。适宜于慢性肝炎患者食用。

### 青皮麦芽饮

**原料.** 麦芽30克，青皮10克。

**做法.** ❶ 将麦芽、青皮洗净入锅，加水适量。

❷ 先用大火烧开，再用文火煮5分钟即可。

**功效.** 疏肝止痛。适用于肝郁脾虚型患者食用。

### 葛花荷叶茶

**原料.** 葛花15克，鲜荷叶60克（或干荷叶30克）。

**做法.** ❶ 将荷叶洗净切成丝，葛花洗净，均备用。

❷ 荷叶丝与葛花同入锅中，加水适量，煮沸10分钟，去渣取汁即成。当茶频饮，当日服完。

**功效.** 清热利湿，降脂轻体。适用于痰瘀交阻型肝硬化，症见肝脏肿大且质地较硬、肝区疼痛或压痛明显、苔淡黄、脉弦数者。

### 郁金清肝茶

**原料.** 广郁金10克，炙甘草5克，绿茶2克，蜂蜜25克。

**做法.** 将广郁金、炙甘草、绿茶加水1000毫升，煮沸10分钟，取汁，调入蜂蜜即可。每日1剂，频饮。

**功效.** 疏肝解郁，利湿祛瘀。适用于肝炎、肝硬化、脂肪肝及肝癌患者。

### 大枣木耳茶

**原料.** 大枣10枚，黑木耳30克，冰糖适量。

**做法.** ❶ 将黑木耳、大枣洗净，放入沙锅中。

❷ 加适量清水，用武火煮沸，再用文火煮20分钟左右即可。

**功效.** 此茶养血。适用于肝肾阴虚的肝硬化患者。

# 第四章 "食"全"食"美
## ——肝病的饮食调养

### 茉莉花茶

**原料**：茉莉花5克，白糖适量。

**做法**：把茉莉花放进杯内，用沸水冲泡，加白糖适量调匀即可。可反复冲泡，连服20天。

**功效**：疏肝解郁，理气止痛。适用于肝郁脾虚型患者。

## 有益护肝的蔬果汁有哪些

### 甘蔗黄瓜汁

**原料**：甘蔗（切块）500克，小黄瓜200克，蜂蜜1小匙。

**做法**：① 将甘蔗块放入水中，浸泡半天，放入果汁机中，加入适量冷开水打匀沥汁。

② 把小黄瓜切块，放入果汁机中，加入适量冷开水打匀。

③ 将甘蔗汁和黄瓜汁混合，加入蜂蜜调味拌匀即可。

**功效**：甘蔗有清热、益胃、止咳的作用；小黄瓜能有效降低胆固醇，并排出体内毒素。常喝甘蔗黄瓜汁，可治肝炎、反胃呕吐、小便不顺等。

### 丝瓜饮

**原料**：老丝瓜1个，白糖适量。

**做法**：将丝瓜切碎，加水煎成汤，加入白糖调匀即成。

**功效**：适用于肝癌后期见吐血症状者的食疗滋补。

### 清肝蔬果汁

**原料**：小番茄50克，柠檬1/2个，西芹50克，菠萝100克，苹果20克，蜂蜜1小匙。

**做法.** ❶ 将小番茄洗净；西芹洗净、切段；菠萝、苹果、柠檬去皮、切块。

❷ 把小番茄、西芹、菠萝、苹果、柠檬放入果汁机中，加入适量冷开水打匀。

❸ 加入蜂蜜调味，拌匀即可。

**功效.** 番茄、柠檬可清热解毒、保肝利尿，搭配有平衡血压、促进新陈代谢作用的西芹，一起打成果汁饮用，有助于清除积存于肝脏内的毒素。

### 芒果牛奶饮

**原料.** 芒果1个，牛奶适量。

**做法.** ❶ 芒果洗净，取果肉切碎，用家用榨汁机榨取汁液。

❷ 牛奶倒入锅中煮沸，加入芒果汁搅匀即可。

**功效.** 抗菌消炎，防癌抗癌，止呕止晕，美肤养颜。

### 甘蔗黄瓜汁

**原料.** 甘蔗、黄瓜各1000克，白糖少许。

**做法.** ❶ 鲜甘蔗去皮，切碎，用清水浸泡半日后榨取汁液。

❷ 黄瓜去皮、去籽，切成细丝，榨取汁液。

❸ 甘蔗汁和黄瓜汁混合，加入白糖搅匀即成。

**功效.** 清热生津，除热解毒，下气润燥。适用于肝炎，症见内热伤津、反胃呕吐、小便不畅、咽喉肿痛者。

### 芹菜汁

**原料.** 新鲜芹菜（包括根、茎、叶）500克。

**做法.** ❶ 将芹菜洗净，晾干。

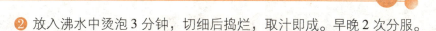

## 第四章 "食"全"食"美
—— 肝病的饮食调养

❷ 放入沸水中烫泡3分钟,切细后捣烂,取汁即成。早晚2次分服。

**功效** 平肝降压,利湿祛脂。适用于各种类型的脂肪肝,对肝经湿热型脂肪肝伴发高血压病患者尤为适宜。

## 有益养肝的汤羹有哪些

### 灵芝猪肝汤

**原料** 猪肝150克,灵芝10克,盐适量。

**做法** ❶ 将灵芝洗净,并用清水浸泡;猪肝洗净、切片备用。

❷ 在锅中加入清水煮滚后,放入灵芝、猪肝煮至再度沸腾,转小火煮至猪肝熟透。

❸ 加盐调味,拌匀即可。

**功效** 灵芝有清血、解毒、保肝、整肠的作用;猪肝可补肝明目、养血安神;常食用灵芝猪肝汤,有益心肺、补肝肾的功效。

### 木耳红枣腰花汤

**原料** 猪腰2个,木耳5克,红枣5粒,葱段适量,盐、胡椒粉适量。

**做法** ❶ 将猪腰剖开,剔除筋膜,以清水浸泡30分钟后,捞起切块,均匀抹盐,腌上10分钟,再用清水洗净。

❷ 把木耳用温水泡发、去蒂、洗净;红枣洗净、拍扁、去核。

❸ 在锅中加水,放入所有材料,以大火煮滚后,转小火续煮1个半小时,最后调味拌匀即可。

**功效** 猪腰有补肾气、通膀胱的功效,搭配可健胃、增强免疫力的木耳食用,不仅能养肝补肾,还有助于提高免疫力。

## 二皮红枣鲤鱼汤

**原料** 冬瓜皮、西瓜皮各250克，鲤鱼1条（约500克），红枣20枚，葱花、姜末、黄酒、味精、香油、植物油各适量。

**做法** ❶ 鲤鱼宰杀，洗净后备用。冬瓜皮、西瓜皮洗净，切成细丝状，盛入碗中。红枣洗净。

❷ 炒锅置火上，加植物油烧至六成热，投入葱花、姜末煸炒出香味，随即放入鲤鱼，加入黄酒，将其两面煸片刻。

❸ 加足量清水，放入红枣、冬瓜皮丝、西瓜皮丝，改用小火煨煮1小时，待鲤鱼肉熟烂时加入味精、香油，拌匀即成。

**功效** 适用于肝癌伴水肿者的食疗滋补。

## 海参猪肝汤

**原料** 水发海参60克，猪肝60克。

**做法** 猪肝切块，与水发海参一同入锅，共炖成汤即可。每日1剂，连用10～15日。

**功效** 适用于肝硬化、脾功能亢进引起的贫血者的食疗滋补。

## 三鲜冬瓜汤

**原料** 冬瓜500克，水发冬菇100克，罐头冬笋100克，鲜汤1000毫升，植物油10毫升，精盐3克。

**做法** ❶ 将冬瓜去皮、瓤洗净，切成0.5厘米厚的片；冬笋切成0.2厘米厚的片；冬菇去蒂，切成薄片。

❷ 将汤锅置火上，放入植物油，烧至七成热，下入冬瓜片翻炒，加入鲜汤。

❸ 当冬瓜煮至快熟时，下入笋片、冬菇片同煮至冬瓜烂熟，加入精盐调

## 第四章 "食"全"食"美
—— 肝病的饮食调养

味，盛入汤碗内即可。

**功效.** 温中健胃，清肝泻火。适用于肝炎患者、肥胖症患者等人食用。

### 黄花瘦肉羹

**原料.** 水发黄花菜 100 克，猪瘦肉 50 克，精盐 1 克，红糖 25 克，湿淀粉 30 克。

**做法.** ① 将水发黄花菜掐去老根，洗净，挤去水，切成 1 厘米长的段。猪瘦肉洗净，沥去水，剁成末。

② 沙锅内放入清水 700 毫升，下入猪瘦肉末搅散，用大火烧开，下入黄花菜段搅散，烧开，再改用小火煮至熟烂。

③ 加入精盐、红糖搅匀至溶化，用湿淀粉勾芡成稀糊状，出锅装碗即成。

**功效.** 清热利湿，补血扶正。适宜于病毒性肝炎症见正气不足者食用。

### 黄芪山药羹

**原料.** 黄芪 30 克，鲜山药 150 克，精盐或白糖适量。

**做法.** ① 将黄芪洗净，鲜山药洗净切片。

② 将黄芪放锅内，加水适量，煮 30 分钟，滤去药渣，放入鲜山药片，再煮半小时，加精盐或糖调味即成。

**功效.** 健脾益肾，强心补气，降压保肝。适用于慢性肝炎，症见精神疲乏、气短懒言、面色苍白、大便稀薄者。

### 灵芝黄芪汤

**原料.** 灵芝 15 克，黄芪 15 克，猪瘦肉 100 克，生姜、胡椒、食盐、鸡精各适量。

**做法.** ① 将猪瘦肉洗净，切成小块，放入沸水焯去血水，捞出。

❷ 将猪瘦肉与灵芝、黄芪同入锅中炖熟，用生姜、胡椒、食盐、鸡精调味即成。食肉饮汤。

**功效**：健脾温肾，化气行水。适用于脾肾阳虚型肝硬化，症见腹部胀满、脘闷纳呆、神疲畏寒、肢冷水肿、排尿短少、面色萎黄、舌质淡白者。

## 有益护肝的肉类美食有哪些

### 香菇木耳炒猪肝

**原料**：香菇30克，黑木耳20克，新鲜猪肝200克，葱花、姜末、黄酒、湿淀粉、鸡汤、香油、盐、味精、酱油、红糖各适量。

**做法**：❶ 香菇、黑木耳分别拣去杂质，洗净，放入温水中泡发，捞出（浸泡水勿弃去），香菇切成片，黑木耳撕成瓣。

❷ 猪肝洗净，切片，放入碗中，加入葱花、姜末、黄酒、湿淀粉，抓揉均匀。

❸ 炒锅置火上，加油烧至六成热，下葱花、姜末煸香，投入猪肝片急火翻炒，加入香菇片及木耳，继续翻炒片刻，加适量鸡汤，倒入浸泡香菇、木耳的水，加盐、味精、酱油、红糖，小火煮沸，熘匀，用湿淀粉勾薄芡，淋香油即成。

**功效**：补肝肾，健脾胃，益气血。

### 红烧兔肉

**原料**：兔肉500克，葱姜末、盐、黄酒、酱油、冰糖、味精、湿淀粉、花生油各适量。

**做法**：❶ 兔肉洗净，切成块，入开水锅氽一下去掉血水。

❷ 锅里倒入适量油，烧至温热后放入葱姜末和兔肉翻炒几下，加入黄酒、

## 第四章 "食"全"食"美
——肝病的饮食调养

盐、味精、冰糖,文火烧20分钟,再加入酱油,勾芡即可。

**功效**：保护肝脏,治疗肝病。

### 金针云耳炒鸽肉

**原料**：鸽肉300克,百合30克,金针菜30克,黑木耳10克,蒜片、姜片适量,食用油1大匙,盐、酱油、砂糖、淀粉适量。

**做法**：① 将鸽肉块汆烫后,拌入调味料,静置约20分钟。

② 把金针菜、黑木耳、百合用清水泡软后,洗净备用。

③ 热锅中放入食用油、鸽肉略拌一下,捞出；用同一锅,爆香蒜片、姜片后,放入所有调味料拌炒均匀即可。

**功效**：鸽肉有补肝肾、益气血的功能,搭配可疏通血管的黑木耳,有利于肠胃的金针菜及清热养阴的百合,能有效帮助肝脏运作。

### 红烧鲤鱼

**原料**：鲤鱼1条(约600克),熟火腿片25克,熟鸡肉片25克,笋片25克,蘑菇片25克,蒜片、葱段、黄酒、味精、酱油、精盐、生姜片、湿淀粉、麻油、植物油、胡椒粉、鲜汤各适量。

**做法**：① 鲤鱼去鳞、鳃、内脏,洗净,在鱼两侧剞上几刀,用精盐、黄酒腌渍一下,放入油锅炸一下捞出。

② 待油锅烧至三成热,放入葱段、生姜片、蒜片煸香,加入笋片、蘑菇片、火腿片、鸡肉片炒一下,再加入鲤鱼、鲜汤、酱油、精盐、胡椒粉、味精烧至鱼熟入味,把鱼盛入盘内。

③ 把汤汁调好味,用湿淀粉勾芡推匀,把芡汁浇在鱼身上,淋上麻油即可。

**功效**：健脾开胃,利水消肿。适用于黄疸型肝炎患者。

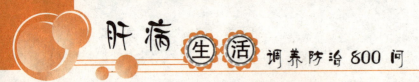

### 山楂鲤鱼

**原料**。山楂 30 克，鲤鱼 1 条（约 300 克），怀山药 30 克，生姜、精盐、味精各适量。

**做法**。❶ 把鲤鱼去鳞、腮及内脏，洗净切块，放入油锅，加生姜爆香，取出备用。

❷ 将山楂、怀山药洗净，把全部原料一起放入沙锅内，加适量水，大火煮沸，然后用小火煮 1~2 小时，加精盐、味精再稍煮即可。

**功效**。消食导滞，补脾健胃。适用于肝脾不调型急性无黄疸型肝炎患者。

# 第五章 精神调理解心绪
## ——呵护你的心"肝"宝贝

## 第一节 心理调理对护肝的重要性

### 为什么说心理治疗胜似用药

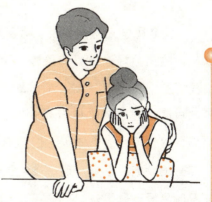

肝病是一种常见的多发病,对身体健康影响很大,可是目前还没有很理想的特效疗法,因此不管谁患了肝病,都可能产生不同程度的恐惧、紧张、急躁、悲观心理。这些失衡的心理与不稳定的思想情绪,无不直接影响着药物疗效,关系到病情恢复。事实上,我们没有必要这样。

现代医学研究表明,心理和精神因素对人体的免疫功能有着十分显著的影响。如果我们能够以一种平和的心态来正确看待肝病,那么肝病的改善并不是什么困难的事情。

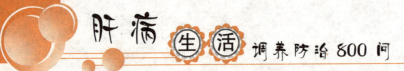

在日常生活中，肝病病人可以多进行观赏优美风景、听音乐、按摩及体育锻炼等活动，除可赏心悦目、陶冶性情、缓解紧张情绪、增强机体活力外，在一定程度上还可能通过神经—内分泌系统来调节免疫系统的功能，从而提高人体的免疫力，增进人体的健康。

## 肝病患者常见的心理问题有哪些

由于慢性病毒性肝炎病程迁延，目前尚缺乏彻底治愈的特效疗法，这无疑会使不少病人背上沉重的思想包袱，会出现各种心理障碍，心理疾病的发生率明显高于正常人。常见的有以下几种：

(1) 焦虑

在中、青年患者中多见，这个年龄段的病人上有老，下有小，承担着家庭生活的重担，由于治疗时间长，不能正常上班工作，经济收入减少，给家庭生活带来一定的困难，另外，有些患者由于病情反复发作，治疗费用高，更加重其经济负担。出现意志消沉，情绪低落，焦虑不安。部分年轻患者尚可因就业及婚姻等问题，而使心理负担加重。

(2) 恐惧

随着医学知识的普及，患者对慢性肝病的预后有一定的了解后，担心自己的病不好治，有传染性，害怕传染给家人和朋友，恐惧心理非常明显，害怕发展为肝硬化或肝癌，情绪也随肝功能的变化而变化，当有病情和自己相近或危重患者死亡时，情绪波动尤为明显，极易联想自己的预后，惧怕死亡。青年人怕因此影响学习、工作、恋爱，中年人怕配偶嫌弃而影响婚姻、家庭。而肝硬化失代偿期患者出现上消化道出血或腹水等情况时易导致恐惧。

(3) 自卑

目前由于乙肝防治知识了解不够和社会上一些人对乙肝的歧视和偏见，导致有些患者在恋爱、婚姻、家庭、就业等方面受到了影响，个别患者在社

## 第五章 精神调理解心绪
——呵护你的心"肝"宝贝

会交际上受到疏远，觉得自己不如他人而闷闷不乐，产生自卑心理。

(4) 消极

患者了解了乙肝的不良预后，有些患者看到病友出现肝硬化腹水，门脉高压症致上消化道出血或慢性重症肝炎肝昏迷死亡，心理上产生极大的压力和消极悲观的情绪，对治疗失去信心，不配合治疗甚至放弃治疗。

## 精神状态对免疫功能有什么影响

心理和精神因素对人体的免疫功能有显著影响，乙肝感染者需要社会的关爱，这是提高乙肝感染者机体免疫功能，保证他们身体健康的良药。

人的大脑皮质的功能活动与健康密切相关。免疫活性细胞分泌的某些因子，与中枢神经系统的某些递质、神经肽有相同的生物活性和作用途径，神经在分泌系统与免疫系统间有正负反馈的双向调控作用，由此构成"神经—内分泌—免疫"环路。这是一个庞大复杂的网络，有信息、有传递，相互关联、相互作用，控制着人体的内环境。人体的内环境是与人体外环境直接相通的，情绪、心理、心情等精神因素，都会对人体内环境产生影响。焦虑、忧郁等可影响细胞介导的免疫反应，使 T 细胞活性降低，从而对病毒、真菌感染的抵抗力和对肿瘤细胞的监视能力降低，还可能表现为发热、感觉迟钝、乏力、消化不良、精神不能集中等。人们在日常生活中，要多进行观赏树木、花卉、优美风景，听音乐，按摩，理疗及体育锻炼等活动，除可赏心悦目、陶冶性情、缓解紧张情绪、增强机体活动外，在一定程度上还可能通过神经—内分泌系统来调节免疫系统的功能，从而提高身体的免疫力，以增进健康。

## 肝病患者为何不要自我歧视

社会上对于乙肝存在着许多误解，患肝病的人总结出一句顺口溜"一人得病万人嫌"，这足以表明肝病病人被歧视而产生的自卑心理。有的病人因怕受到歧视，怕别人疏远自己，带病坚持上班，不敢休假，生怕别人知道，造成自己孤立无援。有的病人怕传染家人和朋友，或怕家人和朋友嫌弃，与家人隔离，不与朋友往来，处处小心，自我封闭，导致孤独。长此下去，容易产生抑郁，甚至悲观厌世。

乙肝病毒携带者和肝炎病人不要自己歧视自己，要克服自卑感，科学对待肝病的传染性，只要采取有效的预防措施，是可以避免肝炎传播的。乙肝病毒携带者和乙肝病人通过人与人之间相互交往传染给别人的概率很小，得了乙肝的病人也可以和正常人一样，照常工作学习，学校和工作单位是不可以剥夺乙肝病毒携带者和乙肝病人入学和就业的权利的。但是乙肝病毒携带者和乙肝病人要对自己的行为自律，不献血，不借用别人的牙具、剃须刀，不要随意丢弃卫生巾，在和大家共同进餐时主动提出分餐，不要近距离和别人大声讲话或面对他人打喷嚏等。

只要乙肝病毒携带者和肝炎病人不自己歧视自己，就能放松心情。

## 肝病患者如何调整自己的心情

肝病，特别是乙型病毒性肝炎是目前最常见而又较难根治的疾病。由于病情易迁延、反复，而且传染性较强，给患者带来一定的经济及心理负担，部分病人甚至会出现不同程度的心理障碍。治疗疾病除了我们经常强调的休息、营养和药物外，更要注意心理治疗。心理、社会因素与乙肝的发生、发展及预后密切相关。

病人一旦被确诊患肝炎后，常常会产生抑郁、恐惧，对未来感到担心、忧虑，表现出情绪低落、心情悲观。病人住院治疗，限制了其社会活动，生活圈子会因此而有所改变。加上出院后还要注意传染性问题，人际交往淡化，无形中把自己封闭起来，产生了孤独、自卑心理。此外，乙肝病人害怕病情迁延，久治不愈，最后发展为肝硬化。随着患病时间的延长，医疗费用的增加，患者的心理负担也会随之加重。有的病人对不顺心事物刺激的反应强度

# 第五章 精神调理解心绪
## ——呵护你的心"肝"宝贝

大于正常人,情绪不稳定,自制力下降,易被激怒,甚至对外采取攻击性行为。还有少数病人在病情几次反复后,丧失信心,不愿再严格按照医嘱去做,结果使疗效变差,康复更难。

心理障碍往往还会伴有其他相关症状,如头痛、头晕、记忆不良、失眠、胸闷、心跳加快和血压增高等。肝病患者不良心理情绪的变化,使大脑皮质处于抑制状态,不仅影响休息与饮食,还会引起内分泌—免疫功能紊乱。肝脏内分布着丰富的交感神经,气恼、忧愁会直接导致肝细胞缺血,影响肝细胞的修复和再生,可见心理状态对肝病患者的病情和预后起到举足轻重的作用。

得了肝病后,良好的心理是康复的关键。其实开启调节心理、通向健康大门的钥匙就在自己手中。漫漫人生中,没有人能不生病的,人在遭遇不测时,应及时调整心态,遇难莫愁。不然,精神的损失更甚,疾病更加难以康复。患上肝病,要随遇而安,以豁达、乐观的心态对待疾病。对慢性活动性乙肝治疗的长期性、艰巨性要有一个心理准备,采取"既来之,则安之"的态度,要学好养生之道,积极地配合医护人员治疗,这样才能获得最佳的治疗效果。广大乙肝病毒携带者更不要有病乱投医而追求"大、小三阳"转阴治疗,这是不现实的,相反会增加心理负担,给生活投下阴影。只要平时多加注意,绝大部分患者以后不会发病,完全可以快乐生活。

## 乙肝心理治疗的必要性

乙肝的发病不仅与生物学因素、自身免疫机制有关,还与心理和社会因素密切相关。乙肝患者的免疫系统损害会使病情迁延不愈或恶化,而不良的心理因素会加重这一进程。因此,针对不同的乙肝患者进行不同的心理治疗,使患者保持更好的心理状态,才能使乙肝的治疗达到最佳效果。

多年的临床观察可以看出,心理治疗在乙肝的治疗过程中起到了非常大的作用,这些印证了社会—心理—医药模式的治疗原则。社会—心理—医药模式的治疗原则是现代医学工作者新提出的一种医疗模式,指出人类的疾病不仅与生理有关,更与社会和文化有着密切的关系。这种医学理念提出对患者不仅要给予相应的医学治疗,更要给予社会关怀。患者所需要的不仅仅是物质支持,更需要精神支持。只有身体、心理、社会三者相和谐,才能使疾病得到最完美的治疗,使人类的生活状态达到最好。

乙肝是一种长期的慢性病,要想得到很好的稳定治疗,必须辅以相应的心理治疗,使病人和医生能够密切配合,病人与家属、社会之间保持和谐的状态,这样才能实现病情的稳固和恢复。

## 为何情绪会影响肝功能

乙肝患者心理问题多,很多患者由于对乙肝的慢性化、肝硬化和肝癌过分忧虑恐惧,加之来自社会、家庭、亲朋好友的疏远、歧视令他们自卑。一旦患上乙肝,或查出两对半有问题,便情绪低落,忧愁焦虑,并且有苦不敢对人言,本来身体感觉还蛮好的也变得这儿也难受,那儿也不舒服。为此,有些人轻信广告,四处求医,乱治疗,乱用药,不但疗效不好,花费钱财,甚至越治越重。进而增加心理压力,"包袱"越背越重,严重影响了康复。情绪影响肝功能,负性情绪会加剧乙肝的慢性化和恶化,良好心态有利于慢活肝向慢迁肝逆转,这是细心的临床医生不难见到的事实。

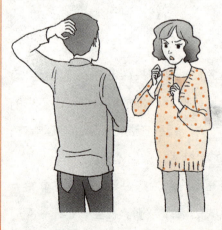

乙肝预后多良好,乙肝人群总感染率较高,这是不容回避的事实,但许多急性乙肝患者可望自愈。慢迁肝的预后多良好,部分患者还可望彻底清除乙肝病毒(HBV)。重症肝炎的生存率在提高,虽然乙肝表面抗原转阴并非易事,但感染者也可望与病毒长期"和平共处",可以照常工作和学习。由此看来,

## 第五章　精神调理解心绪
### ——呵护你的心"肝"宝贝

乙肝感染后大多数人预后良好，不应当悲观，有了信心就有了力量！

实践证明，忧愁焦虑，乙肝难治，良好情绪能提高免疫力。我们在治疗乙肝时，不仅应当避免滥用无可靠疗效的药物，而且应当在"善治者必先治其心"上多下一些工夫。因为乙肝患者，尤其是久治不愈者都有自己的苦处。一种美好的心情胜过许多"保肝"良药。

## 乐观情绪为何对护肝很重要

中医把人体各种情绪变化归纳为"喜怒忧思悲恐惊"等七情。正常情况下，七情只是人们对外界各种刺激所产生的情感反应，一般不具有病因意义，只有当某种情绪变化过激、过频或持续不解，导致脏腑气机失调，才成为致病之因。

肝为刚脏，喜条达而恶抑郁，暴怒伤肝，使木失调达、肝气横逆、气机阻滞、功能失常，表现为胸肋闷痛、腹胀、纳呆、倦怠乏力、大便不调等症。

在我国，肝炎发病率高，病程长，治疗困难，尤其是慢性肝炎和肝硬化，许多患者感到顾虑和恐惧，害怕周围人的疏远，担心以后的工作、经济、生活等问题，恐惧肝炎向肝硬化、肝癌转化丧失劳动能力，因而情绪低落、寝食不安，致使诱发或加重肝炎的临床症状，形成恶性循环。所以肝病患者要保持心情舒畅，树立开朗乐观的态度和战胜疾病的信心，有利于提高机体的抗病能力，促使病变早日康复。正如《黄帝内经》所言"精神内守，病安从来"。

## 为何快乐的心态是病情好转的前奏

人要保持心情好，不要生气，这样对身体就有好处。所以要保持一颗平常心，把有病这个事情忘掉，当做什么都没有发生一样。其实，乙肝说起来也不算是什么病，因为在现实生活中有很多人都感染了乙肝，很正常，只有

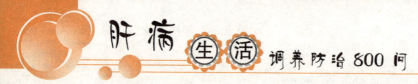

自己平时多注意调理，就会好的。但最重要的是不要给自己施加压力，要保持一颗平静的心，即使有什么要发生也不要生气，这一点要切记。还注意要问医生哪些东西不能吃，千万要记住，这一点也很重要。

患病毒性肝炎后，有些也会有不同程度的情感障碍。又由于部分人群知识缺乏，常会对肝病望而生畏，认为一旦得了肝炎，终身难愈，使患者产生恐惧、焦虑、自卑的心理，承受巨大的精神压力，加上"传染"二字，使患者常会有被隔离之苦，产生感情被剥夺、社会信息被剥夺的感觉，孤独、苦闷一齐袭来，渴望得到医护人员的关怀、支持、帮助、指导，爱与归属感增强。

## 肝病患者如何消除紧张情绪

心情舒畅、胸怀大度的人能身体健康、延年益寿，反之，精神委靡、情绪紧张、意志消沉者则疾病丛生。消除紧张情绪应注意以下几点：

### （1）对人宜宽容

不要去苛求别人的行为，而应发现其优点。

### （2）让自己变得"有用"

许多人有被忽视感，实际上这可能是你自己看不起自己。遇事不要退缩、回避，不要等着别人向你提出要求，而要主动做实事、好事。

### （3）注意修养

要经常注意学习，加强自身的修养。

### （4）改掉乱发脾气的习惯

当你想要发脾气的时候，应尽量克制，把矛盾放一下，同时用你克制后多余的精力去做一些有意义的事情。

### （5）做事做人要谦让

如果你经常与人争吵，就要考虑自己是否过分主观和固执。你可以坚持自己正确的东西，但是要静静地去做，以给自己留有余地，因为你也可能是错的。

**(6) 为他人做些事情**

试一试为他人做些事情,这将使人的烦恼转化为精力。

**(7) 遇到烦恼事要畅所欲言**

遇到烦恼事时应该说出来,不要藏在心里,向你所信赖的头脑冷静的人倾诉。

**(8) 暂时回避**

当事情不顺利时,你可暂时回避。等情绪趋于镇静时,再着手解决问题。

**(9) 一次只做一件事**

先做最迫切的事,把其余的事暂时放下。一旦做好了,你会发现事情本不那么难,再做其余的事就容易多了。

**(10) 抛开"超人"的冲动**

不要凡事都要求尽善尽美,这种想法虽然好,但容易走向极端和失败。没有一个人能把所有的事都做得完美无缺。

## 肝病患者如何消除心理疲劳

肝病患者消除心理疲劳有以下方法:

1) 夜深人静时,悄悄地讲一些只给自己听的话,然后酣然入梦。

2) 既然昨天的日子都过得去,那么今天及往后的日子也一定会度过,多念念"车到山前必有路"这句话。

3) 放慢节奏,把无所事事的时间也安排在日程表中。

4) 沉着冷静地处理各种复杂问题,有助于舒缓紧张压力。

5) 健康的开怀大笑是消除疲劳的最好方法,也是一种愉快的发泄方式。

6) 高谈阔论会使血压升高,而沉默则有助于降压。在没必要说话时最好保持沉默,听别人说话同样是一种惬意的享受。

7) 做错了事不要总是自悔自责,要能够正常地工作。

8) 不要害怕承认自己的能力有限,学会在适当的时候对一些人说"不"。

## 发怒为何会伤肝

中医认为，肝为将军之官，性喜顺畅豁达。如果长期郁愤，可以导致肝气郁结，引起生理功能紊乱。现代医学研究表明，愤怒会使人呼吸急促，血液内红细胞数剧增，血液比正常情况下凝结加快，心动过速，这样不仅会损害心血管系统，更会影响肝脏健康。调查结果表明，易怒的人患冠心病的可能性比一般人高6倍，患肝脏疾病的可能性比一般人高8倍。因此，肝病患者务必保持心胸开阔、积极乐观，这样才能达到治疗和控制疾病的目的。

## 舒缓的音乐对肝病康复能起到什么作用

早在20世纪50年代，音乐疗法就已应用于临床实践。医学专业人士经对7种乐调分析后认为，A调高扬，B调哀怨，C调和谐，D调强烈，E调安定，F调淫荡。肝病患者可根据个人的不同心理状态和思想情绪表现，选择不同乐曲来疗疾解惑，宁神忘忧。

各种肝病患者，特别是慢性肝病患者，经常会陷入恐惧、紧张、急躁、悲观等心理状态，而这些负面心理又常常影响病情的预后。这是药物治疗难以解决的问题，但是经常聆听适宜的音乐，却可以在恢复失衡心态、振奋抗病意志方面收到良好的效果，对疾病起到积极的辅助治疗作用。

## 肝病患者为何要克服治疗中的盲目心理

许多人得了肝病后，由于心情焦急，会盲目投医，进而造成经济损失和心理伤害，所以肝病患者应注意以下几点：

1）忌过于迷信气功，也不要认为中药没有不良反应就可大量服用，往往是因为中药成分复杂，因未能预知不良反应而出现用药失误。

## 第五章 精神调理解心绪
——呵护你的心"肝"宝贝

2）忌在盲目求医及焦虑过程中忽视卧床休息，肝病需要注重休养，过度劳累常常是肝病加重的诱因，故在药物治疗的同时，应加强休息。

3）忌相信一些江湖郎中所鼓吹的疗法，其所谓的祖传秘方、最新成果，都不过是行骗的幌子，即使是某些广播、电视、报纸、杂志上的报道或介绍，水分含量也相当大。试想国内有众多的肝炎患者，若真有药到病除之类的治疗手段，国家怎么不大力推广呢？所以，就医时应保持理智清醒的头脑，不可轻信。

4）忌滥用药物及滋补品，绝大多数药物均需通过肝脏的代谢、解毒，用药多了会使肝脏负担加重，特别是某些滋补品还会引起肝损害，所以用药时应慎重，应听从医师的保肝治疗方案，谨慎用药。

总之，治疗肝病应去正规的专科医院，切记要克服盲目心理。

## 为何说笑是治肝良药

很多肝炎病人尤其是乙肝病人常担心自己的病情长期不愈、害怕会转为肝硬化、慢性肝炎、甚至会转化为肝癌，甚至苦恼于人们对他们的回避或歧视，因而长期情绪忧郁、脾气急躁，这不仅会使病情加重，甚至会造成治疗失败。肝炎病人要知道真正引起肝硬化或肝癌的比例是非常小的。病人自己一定要树立起积极乐观的精神状态和开朗、稳定的情绪，遇事要冷静，做到不忧不恐、不怒不悲。

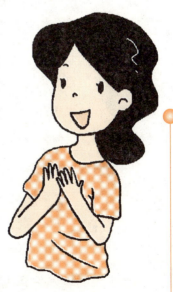

忧郁症系精神紧张，情志不畅所致。这种因情绪而影响健康的现象绝非罕见，肝脏与情绪的关系更为明显。研究表明，一些肝病的发生和迁延不愈的原因之一便是不良情绪，包括焦虑、愤怒、恐惧、沮丧、悲伤、不满、忧郁、紧张等。医学上将后者称为"负性情绪"。经常出现负性情绪的人，体内的交感神经处于亢奋状态，会释放出大量活性物质。如人焦虑时能释放大量肾上腺素；精神过度紧张可释放出大量去甲肾上腺素。这些物质使人的代谢旺盛，耗氧量及肝糖原消耗急速增加，不利于肝病康复。

笑则是愉快情绪中最突出的一种，笑可使肺部扩张，胸部肌肉运动量也随之增加，呼吸加深、均匀，有利于清除呼吸道中的废物。笑还能加速体内血液循环，调节植物神经系统的功能，有益于睡眠和休息。笑能使人乐而忘忧，驱散焦虑、烦躁、苦恼等不利情绪，使人开朗、精神振奋。肝病患者学会笑，掌握这种精神保健法是十分有益的。

## 为何说高尚的爱情观是肝病的良药

两性间的吸引、爱慕和性欲能产生性爱，但只有在理想、情操、个性等方面有共同语言，性爱才能升华为爱情。只有在爱情氛围中的性活动，才能获得完满而持久的幸福。高尚的爱情并不只是单纯地把性行为或占有对方肉体作为唯一的目的，它追求的是双方更广泛意义上的心身交融。

因此，情深意笃、互敬互爱、具有高尚爱情观的夫妇总能使性生活和谐、美妙而幸福，总能保持性生活的平衡，从而有益于身心健康。

肝脏对人体功能的平衡起着重要的调节作用。肝功能受损，将直接影响机体的功能，而肝病的康复需要充足的休息和积极的治疗。因此夫妻双方若一方患了肝病，性生活就要有所限制，相互体谅，保证患病一方能得到充分休息。

因此，肝病患者应树立高尚的情爱观，夫（妻）应在精神上细心地安抚与诱导，使肝病患者保持身心愉快，调动机体的积极因素，使身体早日康复。

## 第五章 精神调理解心绪
### ——呵护你的心"肝"宝贝

## 测量一下你的心理状态

心理状态对肝病的治疗和康复有着非常重要的影响,那么,怎样才能判断自己的心态是好是坏呢?可以做一个简单的小测试:

如果你被困于陡峭的高山上,你选择回到地面的方式是什么?

A. 自己慢慢走下来

B. 一根绳子

C. 降落伞

D. 缆车

E. 飞下来

### 测试分析

**选择 A**:你的压力会慢慢消除,但需要更积极的心态和方式。比如当你遇到压力或者困难的时候会选择默默地承受,日渐积累就会产生负面的情绪。

**选择 B**:你的压力释放时需要顾及很多,想得周全些。比如情绪不开心时,什么都不想做,也没有兴趣,也许会将自己陷入更深的负面情绪中。

**选择 C**:你的压力释放虽然很直接有效,但有时也会把压力重新缠绕。比如当你情绪不好的时候,会把情绪发泄到爱人或亲人身上,事后又后悔。

**选择 D**:你的压力释放是保守的也是有效的,你会想到更好的方式让自己轻松一些。比如当你心理不适时,会选择专业的心理咨询师或者医生帮助。

**选择 E**:你的压力释放方式很乐观,这样才会真正做到让自己轻松,在释放压力时,你会找寻新的快乐。比如当你感觉压力的时候,你会和朋友一起去唱歌,在唱歌过程中既减缓了压力,又找到了快乐。

心理压力是你战胜疾病的最大敌人,想要治愈病患,先要找到正确有效的压力释放方式。心理专家给人们的建议是:

1)释放自己的心理感受,找寻亲人或者信任的朋友多些心灵的沟通,多些倾诉。

2）放松自己的心灵，比如听音乐，看电影，绘画，冥想等。

3）放松自己的身心，比如旅行，野外拓展训练，有氧运动等。

4）向专家教授或者专业医生咨询。

## 第二节 病情不同，调理有异

### 急性肝炎患者的心理表现有哪些

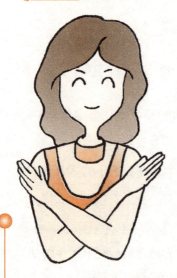

急性肝炎患者最主要的心理表现就是焦躁和恐惧。这是由于急性肝炎起病急，发展迅速，病势较严重，甚至会出现生命危险。再者，患者在此之前又往往没有心理准备，对工作及家庭生活均没有安排。同时，患者及家属对肝炎也没有足够的了解，面对突如其来的情况，特别是面对病情严重、需要抢救的场面、医务人员严肃的面孔、紧张的气氛以及各种没有见过的医疗器械感到害怕。此外，肝炎所表现的各种症状及各种医疗措施给患者身体带来了痛苦与不安，这在一定程度上加剧了患者的焦躁和恐惧心理。

### 急性肝炎患者的心理调节

当出现食欲不振、恶心、呕吐、乏力、尿黄等情况，医生告之患了急性肝炎时，部分患者表现出冷静及积极态度，但大部分患者会出现焦虑、急躁、紧张不安，渴望获得最佳治疗。住院之后，进入了患者角色，立即就会在心

# 第五章 精神调理解心绪
## ——呵护你的心"肝"宝贝

理上、行为上与原环境中的人们划了一道鸿沟。自我价值感丧失,感到自己成了人们望而却步的人,不敢理直气壮地说出自己患了肝炎,而告诉别人自己得了胆管感染或胆囊炎。害怕别人歧视和厌恶自己,又怕失去周围人们的友情和温暖。更有甚者,不敢到专科医院看病,而病情任意发展,丧失无数次治疗机会。有位患者这样描述了自己的心情,"当一个人患了肝炎时,便在单位里被打入另册,普通员工和领导概无例外"。他形容"消息一传开,犹如一颗炸弹",从此,他的桌子没人敢碰,他的电话没人敢接。一个人的健康危机几乎导致一个单位的恐慌,社会给了肝炎患者以巨大的心理压力。以上的心理状况也会随着病情的好转而好转,这种境遇性的反应是暂时的,情感障碍具有流动和变化的性质,患者常会把以上心境化为愤怒,然而愤怒的情绪又会加重病情。对急性肝炎患者,最好的疏导方法是通过交流,向患者传递信息、专业知识,作详细的解释,急性肝炎患者只要心平气和接受治疗及休息,一般不会转化成慢性,痊愈后,仍会投入正常的工作和学习,生活质量不受影响,保持乐观、坚韧的情绪,常会使治疗顺利。另外,对患者倾注爱的暖流,主动接近患者,缩小因病而造成的心理上的距离,使患者孤寂的心有了依靠。热爱患者、热爱生命的心理,往往使患者如释重负而采用积极的心态面对疾病,拂去患者心头的阴影,而诱发其自身的激励机制,缓解患者的紧张心理。

## 慢性肝炎患者的心理表现有哪些

慢性肝炎患者的心理表现主要为沮丧和惴惴不安。这是因为患者经历了长期的肝炎折磨后,虽经多处求治,但多数患者仍疗效不明确。再者,长期患病给工作及家庭正常生活带来了很多不便,使患者身心疲惫而感沮丧。同时,慢性肝炎由于患病时间较长,影响工作和家人的正常生活,并给单位及家庭造成长期的经济负担,加上有些单位及亲属不能充分地理解和体贴,使患者感到来自外界的压力,也特别容易灰心丧气、情绪低落。

惴惴不安主要是因为到目前为止对慢性肝炎的治疗仍无特效方法,有些患者往往久治不愈或反复发作。因此,一旦又出现临床症状、感觉不适,特别是病情加重又有新的发展时,患者就会顾虑加重,惴惴不安,害怕会发展成肝癌的想法普遍存在。

## 慢性肝病患者如何调畅情志

患者主要应该做到以下几点。

1) 首先应该充分认识到不良的情绪对肝病会造成很大的危害。

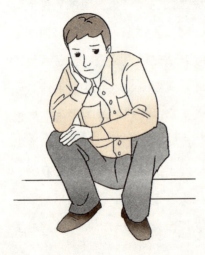

2) 科学地认识肝病,减少不必要的心理负担,比如对"乙肝传染性"的认识,应了解一般的日常生活接触不会感染他人。

3) 学会疏导不良情绪,必要时可找心理医生求助,多交天性乐观的朋友,遇到不顺心的事情多与朋友交流倾诉,培养多方面的兴趣爱好,多参加集体活动。

4) 从实际出发合理安排自己的生活和工作。慢性肝病患者如体质较差,不宜从事重体力劳动,也不宜饮酒、熬夜,患者应有良好的心态,不必自卑,亦不要过于争强好胜,否则可能会得不偿失。

## 重症肝病患者的心理特点及心理护理

大多数重症肝病患者的心理活动主要经历以下5个阶段:

### (1) 否认阶段

一开始不相信自己病情的严重性,对可能发生的严重后果缺乏思想准备,侥幸地期望在治疗上出现奇迹。

### （2）愤怒、恐惧阶段

肝病患者知道自己的病情严重后，不仅会恐惧、心灰意冷，还会表现出烦躁、悲愤情绪而拒绝治疗，甚至还会敌视周围的人，借以发泄自己的情绪。

### （3）妥协阶段

患者由愤怒、恐惧转入妥协阶段，心理状态会相对显得平静、安详、友善、沉默不语。

### （4）抑郁阶段

这个阶段的患者心情比较沮丧和矛盾，不愿多说话，又不愿孤独、寂寞。

### （5）接受阶段

重症肝病患者经过抑郁阶段后，心情会慢慢平静下来，开始接受现实。

针对重症肝病患者的心理特点，首先要安慰患者，帮助他们消除心理障碍，缓解症状，使患者感到心情舒畅，身体舒适。其次，要包容患者，理解患者，不计较患者的错误言行，尽量帮助患者消除心理愤怒与恐惧。再次，尽量满足患者需求，如满足他们想多见亲戚、朋友的愿望等。另外，家人要控制自己的不良情绪，不要在患者面前表现出焦虑与悲伤的神情，否则会增加患者的心理负担，不利于病情的恢复。

## 乙肝心理治疗的具体方法有哪些

乙肝患者要做到良好的心理治疗，需要从以下几方面加以注意：

### （1）建立良好的医患关系

医生在病人就诊时应该详细地了解患者的个人和家庭情况，对患者的个性和脾气也要有个基本的了解。在治疗的过程中要留意患者的精神状态，及时化解患者的不良情绪，这对疾病的康复有很大的帮助。

### （2）要向患者多介绍关于乙肝的常识

有些乙肝患者对自己的病情不是非常了解，因此耽误了疾病的治疗。有的人认为乙肝并不是什么大病，所以在饮食和生活上不多加注意，导致疾病恶化。有的人对乙肝过度恐惧，加重了心理负担，也不利于疾病的治疗和康复。所以应该让乙肝患者最大限度地了解自己的病情，建立科学的饮食和生活习惯，这样才能够保证病情的稳定。

### (3) 要保证患者家属的配合

一个好的家庭环境对患者来说至关重要，能够直接影响患者的健康状况。有一位与艾滋病病魔抗争了8年的患者说："我之所以能够一直生存下去，全都是因为我家人的支持。"一个好的家庭氛围往往能够产生战胜病魔的奇迹，而一个充满矛盾的家庭则会给病人雪上加霜。所以乙肝患者的家属一定要努力创建一个和谐的家庭氛围，才能使患者有一个好的健康状态。

## 接种乙肝疫苗有哪些心理障碍

在给婴幼儿预防接种乙肝疫苗时，其父母常会忧心忡忡，出现各种各样的心理障碍，最常见的有：

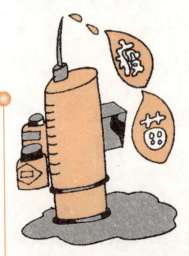

### (1) 怕不安全

担心接种疫苗可能会使婴幼儿感染上艾滋病等经血传播的疾病。

### (2) 怕花钱

在我国给出生婴儿注射乙肝疫苗均为免费，但补种均为自费承担，部分人无经济能力承受。但更多的则是重治疗轻预防的思想作怪，没有真正意识到预防的重要性，故不愿将钱花在肝炎的预防上。

### (3) 对乙肝疫苗的接种理解不够

有些人不愿采血观察乙肝疫苗接种后的免疫效果，对取血有恐惧感，还

# 第五章　精神调理解心绪
## ——呵护你的心"肝"宝贝

错误地认为只要注射了乙肝疫苗，其小儿就得到了保护。其实按程序接种乙肝疫苗后，可发生三种情况：

1）小儿产生表面抗体（保护性抗体）。

2）小儿已在宫内或产时、产后发生了感染，即使注射了乙肝疫苗，也起不到保护作用。

3）部分人对疫苗呈无应答或低应答状态，即免疫失败。如果不采取补救对策，会降低疫苗接种的免疫效果；甚至一段时间后，对免疫接种无应答或低应答者，还存在乙肝病毒感染的机会。

（4）怕受歧视

有些人不愿公开父母或其子女乙肝病毒携带者的身份，认为歧视的目光比病毒更可怕，怕别人的孩子躲着自己的孩子，造成孩子孤独。

（5）担心副作用

对乙肝疫苗的药效安全性认识不够，担心其会发生副作用。

事实上，乙肝疫苗在制备过程中采用的灭活方法可以消灭已知的各类病毒，艾滋病病毒更不在话下。花一点钱，可使孩子不患乙型肝炎，对下一代的健康有重要影响。从卫生经济学角度讲，预防是最经济和有效的。因为预防一个人不得乙型肝炎，比治好一个乙肝患者所需的费用要少几十倍、几百倍。

## 丙型肝炎患者应具备哪些心理准备

丙型肝炎患者症状明显，肝损害程度较重，发展为慢性肝炎的比例较高。据统计，丙肝患者出现胆管损伤时，约85%可发展为慢性肝炎；急性丙肝患者有40%～50%可发展为慢性肝炎。因此丙肝患者应具有以下心理准备：

（1）做好长期与疾病作斗争的准备

病情可能会反复，治疗可能会不顺利，病程可能会长。出现上述情况要有充分的思想准备。即使转成慢性肝炎也不要急躁，而应保持平静心态，安然处之。

**(2) 对丙肝治疗应有充分信心**

丙肝在治疗过程中，虽也可发生 ALT 反复异常，但近年来。α-干扰素（IFN-α）的治疗很有效，患者应有信心。

**(3) 保持情绪稳定**

有的患者怨天尤人，自暴自弃，这种情绪可使机体抵抗力下降，加重肝细胞的损害，从而加重病情。保持顽强的意志，良好的精神状态，将自己作为战胜疾病的主体才是积极的，才会有利于疾病的早日康复。

## 肝癌患者有哪些心理特点

肝癌患者有如下心理特点：

**(1) 恐惧心理**

当患者确切知道自己患有癌症时，常表现为害怕、绝望，失去生的希望，牵挂亲人。

**(2) 猜疑心理**

患者一旦得知自己得了癌症，就坐立不安，多方求证，心情紧张，猜疑不定。

**(3) 悲观心理**

患者证实自己患癌症时，会产生悲观、失望情绪，表现为失望多于期待，抑郁不乐。

**(4) 认可心理**

患者经过一段时间后，开始接受自己患有此病的事实，心情渐平稳，愿意接受治疗，并寄希望于治疗。

第五章 精神调理解心绪
——呵护你的心"肝"宝贝

### （5）失望或乐观心理

因为各人的体质和各人的适应程度不一样，治疗效果也不尽相同，有的患者病情得到控制，善于调适自己的心情，同时生活在和谐感情的环境中，患者长期处于一种乐观状态。有的逐渐恶化，治疗反应大，经济负担重，体力难支，精神委靡，消极地等待死亡。

## 肝癌患者如何进行心理调理

针对肝癌患者以上心理特点，护理人员应采取以下应对措施：

1）护理人员应同情患者，给予安慰，鼓励患者积极接受治疗，以免耽误病情，并强调心理对病情的作用，鼓励患者以积极的心态接受治疗。

2）护理人员应言行谨慎，要探明患者询问的目的，科学而委婉地回答患者所提问题，不可直言，减轻患者受打击的程度，以免患者对治疗失去信心。

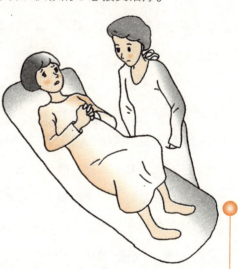

3）护理人员应多关怀患者，说明疾病正在得到治疗，同时强调心情舒畅有利于病情康复，改善其悲观心理。

4）针对患者的认可心理，护理人员应及时应用暗示疗法，宣传治疗的意义，排除对治疗的不利因素，如社会家庭因素。

5）护理人员对消极、失望的患者要分析原因，作好心理安慰，及时调整患者的心态，作好生活指导；对于乐观的患者，要作好康复指导，留心观察其心理变化，以便及时发现问题及时解决。另外，护理人员也要有娴熟的护理技术和良好的心理品质，使患者得到心理满足、精神愉快。护理人员要富有同情心、冷静热情、耐心和果断、有敏锐的观察力，对于不同年龄、不同性格和地位的患者应一律平等，公平公正，取得患者的依赖，建立良好的护患关系，善于谅解患者的过失，不与患者顶撞，宽宏大量。在言语上，护理人员应亲切耐心、关怀和体谅患者，语气温和，交谈时要认真倾听，不随意打断患者的话，并注意观察病情，了解思想，进行合理建议。在交谈过程中，要注意采用保护性语言，对患者的诊断、治疗及预后，要严谨，要有科学依据，切不可主观臆断，胡乱猜想。

## 肝硬化患者自我调节心理的方法

肝硬化是一种在任何年龄段都可能发生的疾病，老年、中年、青少年都有患肝硬化的可能性。近年来，我国步入老龄化社会，因此，老年人患肝硬化的比率越来越高。

当老年人得知自己患上肝硬化以后，会产生焦虑、悲观、抑郁、猜疑、不满的心理及孤独感、老朽感；中年人是社会的中坚力量，中年也是实现自我价值的最好时期，因此，若在这个时期得知自己患有肝硬化，会更悲观、绝望、自卑；青少年对肝硬化这方面的知识了解不够，家庭及社会对此也未引起足够的重视，严重影响了青少年的身心健康。

虽然年龄阶段不同，但对疾病的担忧和情绪的不稳定是相同的。如果不及时调理，会使肝硬化的病情恶化。对老年性肝硬化患者而言，最重要的就是放弃悲观、绝望的心态，要有一颗积极向上的心，用乐观的心态来驱散病魔的影响；中年人是社会中最累的一个群体，所以心理状态也非常不稳定。因此肝硬化患者要注意控制自己的情绪，不要随意发脾气，养成平和的心态对疾病的控制非常有好处；青少年得了肝硬化以后往往会感到孤单无助，这时候不要自己钻牛角尖，可以向父母或是亲友寻求精神帮助，有了他人的支持，就更容易和疾病作斗争。

## 肝硬化代偿期患者的心理变化

肝硬化在发展过程中可以分为肝功能代偿期和失代偿期两个阶段。在肝功能代偿期,肝病的症状较轻,以疲倦乏力、食欲减退及消化不良为主,有些患者会有腹部胀气、上腹不适、隐痛及腹泻等症状。当进入肝功能失代偿期以后,病人的身体情况开始恶化,全身的营养状况较差,身体消瘦,病情严重者可能会卧床不起;消化道出血的危险性也增加,贫血状况更加严重,同时出现肝掌、蜘蛛痣、脾大及腹水等典型肝硬化特征。

肝功能失代偿期的患者心理状态非常不稳定,主要有以下几种心理变化:

### (1) 由环境引发的心理变化

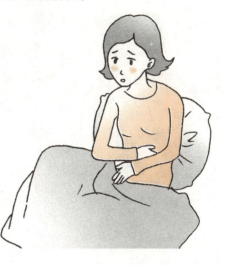

肝功能失代偿期的患者经常需要住院治疗,在医院的环境中常常会使病人产生紧张、孤独、忧郁、焦虑和恐惧等消极情绪。

### (2) 由于疾病所引起的心理变化

肝功能失代偿期患者在经历过出血、肝昏迷等危急情况后,会自然地出现低落、悲观等情绪,甚至出现严重的抑郁反应。

### (3) 由治疗和护理所引起的心理变化

在治疗过程中,如果医护人员与患者的沟通不够,对药品的副作用解释得不够,就会使病人的心理负担进一步加重,甚至产生恐惧心理。

### (4) 由患者自身情况所引发的心理改变

有些患者的经济状况较差,这时经济因素就成了影响情绪的最关键部分。有些患者背井离乡,在患病后会更加想念亲人,同时产生孤独感和被抛弃感。

面对患者的这些心理变化，医护人员和家属要做好相应的调理工作，使肝病患者的健康状况得到稳定。

## 青年肝病患者需要怎样的心理支持

青年正是人生朝气蓬勃的时期，对于自己患肝病这一事实会感到很大的震惊。他们往往不相信医生的诊断，否认自己得病，他们担心疾病对自己恋爱、婚姻和前途有不利的影响，怕耽误自己的学习、生活和工作。

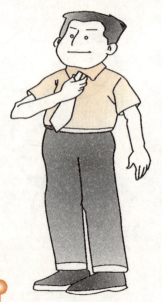

不少青年肝病病人不愿意把自己的病情告诉同事或同学，怕被他人知道自己病情后导致孤立。而且，病人的情绪容易出现不稳定，从自信到自贬，从热心到冷漠，病情稍有好转，他们就盲目乐观，不再认真执行医疗护理计划，不按时吃药。但病程稍微出现一丝反复就自暴自弃、悲观失望，情感变得异常抑郁而捉摸不定。由于疾病的巨大挫折，他们甚至会出现严重的精神紧张和焦虑，导致理智失控，产生自杀念头，发生难以想象的后果。

得了肝炎、肝硬化的青年人由于疾病特点而缺乏朋友间亲密的接触和频繁的交往。所以消除孤独感，也是青年病人的心理支持的重要内容。建议可以让病人阅读一些感兴趣的书籍或者做些感兴趣的工作，来消除孤独。

另外，青年人一般较重视自我评价，自尊心强，任何消极刺激对他们都会是一种伤害。反之，调动他们的积极性，及时给予恰当的鼓励，对其克服困难与疾病作斗争都能起到良好作用。所以，对青年病人要多关怀、同情，要循循善诱，耐心疏导。

## 中年肝病患者需要怎样的心理支持

中年人的社会角色比较突出，既是家庭的支柱，又是社会的中坚力量。当中年人受到疾病折磨时，心理活动尤为沉重和复杂，他们担心家庭经济生活，牵挂着老人的赡养和子女的教育，又惦念着自身事业的进展和个人成就等。

对中年肝病病人一是要劝导他们真正理解自己所患的疾病，并认真对待疾病。治疗疾病是当务之急，身体恢复健康是家庭和事业的根本。另外也要动员其家庭成员妥善安排病人所牵挂的人和事，尽量减少他在养病治病时的后顾之忧。同时可以利用中年人世界观已经成熟稳定，对现实具有评价和判断的能力，对挫折的承受力比较强等特点，鼓励他们充分发挥主观能动性，尽快地把病治好。

此外，中年肝病病人大多数患的是慢性肝病，长期的疾病折磨和心理压力，使病人性格压抑，容易出现情绪低落，在心理支持上应该充分注意这一实际，家属应给予病人更多的关怀。

## 老年肝病患者需要怎样的心理支持

衰老是人体不可抗拒的规律，但老年人一般都希望自己尽量健康长寿。当肝病较重而就医时，他们对病情估计多为悲观，心理上的恐惧和孤独感表现突出。有时情感变得较幼稚，可为不顺心的琐事哭泣，也可为某处照顾不周而生气。老年患者在受到不良刺激时易产生攻击心理，表现为脾气暴躁或抑郁冷漠，

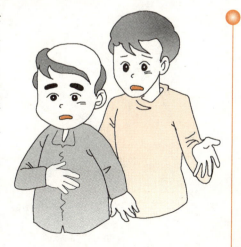

进而造成一些医务人员不愿意接受这类患者。由于老年人在能力、财力、亲人、社会关系等方面渐有所失，使他们倍感孤独、寂寞，因此他们更需要多一点重视和尊敬。

对老年肝病患者进行心理调节，首先要尊重他们，比如与他们交谈、称呼一定要得当、要专心，不怕麻烦，勤于关心问候，多谈一些令他们高兴的话题等。其次，对他们的饮食习惯尽可能照顾，使老年肝病患者有良好的心境，从而更好地促进他们病体的康复。另外，要丰富老年患者的生活，扩大其业余爱好，如鼓励他们种花养鱼、阅读自己喜爱的书籍等。

# 第六章 生命在于运动
## ——运动调理除顽疾

## 第一节 肝病患者的运动要点

### 肝病患者能否进行体育运动

肝病患者能否进行适当的体育锻炼,一直存在着较大的争议。传统的观点认为,患者要绝对卧床休息3~6周,过早活动可使病程迁延,从而影响肝病的治疗和机体的康复。

但新的观点认为,肝病患者可以并且应该进行适当的运动。临床实践证明,过久的休息同样会给人体带来很多不利影响,特别是人体摄取氧气的能力会降低,对肝功能的恢复、肝脏组织的修复并无好处。肝脏的瘀血也加重了肝脏本身的负担,长期卧床还降低了人体的抵抗力,特别是中老年患者,

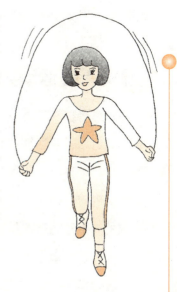

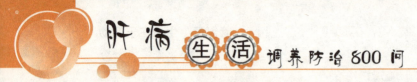

更易因此而引起并发症，使病情更加复杂，影响恢复。因此，当肝病进入恢复期后即不应过分强调卧床休息，而应根据病情，让患者做适当的健身活动，这不但不会迁延病情，还有利于康复。

## 肝病患者运动须知有哪些

运动量要适当，采取小运动量的方法。运动时脉搏每分钟不宜超过100次，应强调指出，任何肝病患者进行剧烈活动都是有害的。

运动时间不要长，应在疲劳出现前结束锻炼。因为肝病患者的耐力较差，且较容易发生低血糖，容易疲乏。一天的运动总时间不超过半小时，运动要分上下午进行。不要在饭后或空腹时运动，饭后要休息1小时。

双杠、单杠、哑铃、扩胸器、仰卧起坐等运动，因在练习时须闭气用力，腹肌过分紧张，也不适宜于肝病患者练习。腹内压变化较大，肝脏受到较大力量的挤压，肝包膜亦受到牵扯，会使肝区产生不适感。腹部运动还会增加内脏压力，对于肝硬化患者可能增加食管胃底静脉曲张的压力而诱发消化道大出血。所以，肝病患者的体育活动必须首先征得医生的同意，并在医生指导下进行，以免发生不良后果。

## 肝病患者运动为何忌盲目

肝病患者在下定决心开始运动后，还要设计一个合理的运动计划，例如进行什么运动、要达到多大的运动量等，这些必须要在医师的指导下进行。不同病情的患者，运动需要有相应的控制，而有些患者可能还需禁止运动。

肝病患者应进行何种运动、运动强度有多大、运动的频率是多少等都是有讲究的。不同的患者具有不同的个体差异，因此仍需在医师的指导下决定最适合自己的运动方案。

在医师指导下制订了运动计划后，最关键的就是要持之以恒，而不应寻找各种借口或因为各种理由间断。同时，也不应运动过量，超过身体的承受能力，而应该从轻量、短时的运动开始，循序渐进地进行运动疗法。

## 为何肝病患者运动不宜剧烈

肝病患者运动时的心率一般以减去其年龄数为每分钟 160～170 次比较好。运动量以运动后微汗，轻松舒畅，食欲、睡眠正常为宜。

肝病患者不宜进行剧烈的运动特别是腹部运动，如仰卧起坐等，以避免因腹压变动较大而牵扯肝脏包膜，引起肝部不适。

## 肝病患者运动前后的饮食应注意什么

肝病恢复期及澳抗阳性者每天都应适当运动，但运动前后的饮食要有讲究。

运动前不宜太饱或太饿。如在饥饿时运动，体内血糖过低，肝糖原要分解，无疑会增加肝脏负担。正确的方法是在运动前半小时进食产热量 418～836 千焦（100～200 千卡）的食品，如 1 杯麦片或果汁，也可吃几块奶糖或巧克力。

运动中每 20 分钟饮半杯至 1 杯水。体力充沛、运动时间超过 1 小时者，可选用运动员保健饮料。含有咖啡因、果糖或带二氧化碳的汽水和饮品，不是运动时理想的选择。

运动后不宜马上吃冷饮，最好喝温热饮料。因为人在运动时产生热量增加，胃肠道表面温度也急剧上升。据测定，运动 1 小时所产生的热量能把 6 千克水烧开，如果运动后吃大量冰块、冰砖、冰淇淋、冰汽水等，强冷刺激会使胃肠道血管收缩，减少腺体分泌，导致食欲锐减、消化不良，对肝脏康复是有害无益的。而且骤冷刺激，可使胃肠痉挛，甚至诱发腹痛、腹泻，牙齿、咽喉因冷刺激而产生功能紊乱，可继发炎症。

## 体育运动对肝炎患者有什么作用

体育锻炼对人体的影响很大,它可以促使大脑清醒、思维敏捷,促进血液循环,提高心脏功能,改善呼吸系统功能,促进骨骼、肌肉的生长发育,调节心理,使人充满活力,提高人体对外界环境的适应能力及增强机体免疫能力等。那么,肝炎患者进行体育锻炼究竟有何作用呢?

目前较一致地认为,肝炎患者进行体育锻炼的作用主要体现在以下两个方面:

1)有利于改善和提高大脑皮层自主神经系统的调节能力,消除神经紧张、头晕、失眠和情绪低落等症状;

2)有助于促进腹腔血液循环,减轻肝脏瘀血,增进食欲,改善消化和吸收功能,从而消除肝区疼痛等症状。

总之,肝炎患者进行科学、合理的体育锻炼可有效地调动人体内的积极因素,加快疾病好转或治愈。

## 为何肝病患者运动要循序渐进

运动可以提高机体的抵抗力,促进细胞的新陈代谢,还能使心情变得愉快,所以肝病患者进行一些日常的锻炼是有好处的。但是肝病患者运动时一定要循序渐进,不能一下子承受很大的运动量,以免导致身体疲乏、免疫力下降,从而使肝病加重或复发。

肝病患者的运动量以不疲劳为准,运动项目可以根据患者的年龄和个人喜好而定。比如年轻人可以选择慢跑、羽毛球、网球等,老人可以选择散步、打太极拳等。运动量大小都没有关系,关键是要坚持。如果一次运动很到位,以后很长一段时间就放弃运动了,也是没有效果的。

如果肝病患者突然病情加重,就要减少运动量,如果病情非常严重,则必须卧床休息,增加肝脏的血流量,使肝细胞得到更好地恢复。

## 第六章　生命在于运动
——运动调理除顽疾

目前慢性肝炎是影响人们生活的一种普遍疾病，所以要进行合理的运动保健。然而现代人生活压力很大，自由时间也很少，有些人只有周末有时间到健身房去锻炼一下，而在工作日里完全没有锻炼的时间，这种情况是非常不利于健康的。因为一次大的运动量不但起不到运动的效果，反而使身体过度疲劳，对肝脏产生损害。最好的方法是每天挤出几分钟的时间用于锻炼，这样积少成多也能起到一个好的效果。

## 肝病患者运动时间如何限定

通常情况下，连续进行 20 分钟的运动后，人体的脂肪才开始燃烧，能量才开始消耗，如果运动时间过短，仅能控制体内脂肪，而无法达到减少脂肪、减轻体重的目的，这对于运动者体质的提高也没有多大的功效。如果运动的时间过长，虽然脂肪得到了燃烧，身体疲惫不堪，肝脏的代谢也会过于旺盛，这样肝脏的负担也会加强。当然，即使同样是适合肝病患者的运动，其消耗的能量也会出现区别，因此，不同的运动应该区别对待，不要拘泥于一个固定的时间。一般来讲，散步、广播体操、高尔夫球的时间消耗的热量较少，时间可以适当延长；而爬山、慢跑、游泳、跳绳消耗的热量较多，则应适当减少运动的时间。总之，运动的时间以不疲劳为限，如果感觉稍微出汗，运动后食欲增加、心情愉快，则是恰当的运动时间。

## 肝病患者为何要注意休息

每次肝病患者在病愈出院的时候，医生都会嘱咐患者一定要注意休息，因为休息对肝病患者非常重要。

中医认为肝是藏血之脏，肝脏需要大量的血液供应和输送。一个正常体质的人，肝脏每分钟大概需要接受 1.5 升的血液才能满足其生理需求，这些血液占到心脏排血量的 25% 之多，所以血液的流量对肝脏来讲是非常重要的。

人在运动时，血液的分布产生了很大变化，肌肉需要大量的养分供应，所以血液就更多地流向肌肉。据测定，当人体进行剧烈运动时，肝脏的血流量会减少40%左右，血流量的骤减使肝脏没有得到很好的营养和修护，使肝细胞出现坏死和恶化。

而人在卧床休息时，肝脏的血流量能够增加30%左右，非常有益于肝脏的养护。所以肝病患者在急性期必须卧床休息，这样才能使肝细胞恢复得更快。

虽然卧床休息有利于肝脏的养护，但是肝病患者也不要整天躺在床上不运动，否则会导致人体产生很多其他方面的健康问题，也会累及肝脏，因此不利于肝脏的养护。正确的方法是要做到劳逸结合，每天安排一些小运动量的活动，也安排好固定的卧床休息时间，这样就会使肝细胞得到充分的营养和修复，也会使整个机体获得良好的调整。

## 肝病患者如何确定运动频度

运动频度一般以每周锻炼次数来决定。在运动频度的确定过程中，要根据人体功能活动的变化规律和身体恢复的实际情况来决定。一般情况下，肝病患者的体育锻炼以每周3~5次为宜，但一些轻微的运动，如散步、小强度慢跑等可以每天坚持。

## 肝病患者制订运动处方有何意义

所谓运动处方，是指对从事体育锻炼者或某些患者，根据医学检查资料，按其健康、体力以及心血管功能等状况，结合自身的生活环境条件和运动爱好，依据医生开出的处方中规定的运动种类、运动强度、时间频率，以及运动中的注意事项，有计划地进行经常性锻炼，以达到健身或治

# 第六章 生命在于运动
## ——运动调理除顽疾

病目的的运动锻炼计划。

肝病患者的运动处方,即是针对肝病患者的特点制订的体育锻炼计划。实践证明,按照运动处方进行科学锻炼,既安全可靠、有实效,又长练不懈、有计划,能增强肝病患者的自身抵抗力,提高肝病患者的治疗效果,加快肝病患者的康复,对肝病患者的健身保健和治疗具有重要的意义。

## 肝病患者运动应选择怎样的天气

肝病患者进行运动大多是户外运动,那么选择什么样的天气进行运动也是很重要的。虽然运动主张坚持不懈、风雨无阻,但是对于肝脏病患者来讲,则需要量"天气"而行。肝脏病患者最好选择在风和日丽的日子进行户外运动,尽量不要在狂风大作、大雨倾盆、鹅毛大雪的日子进行户外运动。首先,肝病患者的身体较为虚弱,抗病能力较差,肝病患者在这种恶劣的天气进行运动,不但不会锻炼身体,反而还是对肝病患者身体的摧残,如果一不小心患上感冒,则更是雪上加霜,不利于肝病的治疗。

## 为何每天运动 30 分钟有利于降脂

运动能够消除脂肪肝,很大程度上是因为运动能够降低血脂。血脂高是导致脂肪肝的罪魁祸首,也是各种心脑血管疾病发作的原因之一。而运动能够使血脂得到明显的下降,主要体现在以下 3 个方面:

**(1) 能够降低血清甘油三酯浓度,也使血清胆固醇和低密度脂蛋白浓度有所下降**

经研究表明,每天步行 5 000 米,坚持 4 个月以上,就能使轻度高脂血症患者明显受益,血清甘油三酯水平基本恢复正常。

**(2) 能够提升人体高密度脂蛋白**

高密度脂蛋白对人体的血管有保护作用,能够降低血液黏稠度,预防心

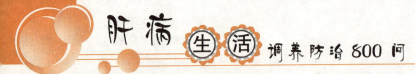

脑血管疾病。常年缺乏运动的人血液中高密度脂蛋白的含量非常低,而坚持运动的人则含量较高,所以心脑血管病和脂肪肝的发病率也小。

### (3) 能够降低心脑血管的发病率和抵制脂肪肝的发展

经常运动的心脑血管病患者和脂肪肝患者会大大减轻病情,阻止疾病的恶性发展。

所以,脂肪肝的患者要坚持每天半小时的运动量,可以散步、慢跑、游泳、骑自行车等,这样坚持一段时间,就会收到非常好的效果。

## 脂肪肝患者运动疗法前需做哪些检查

脂肪肝患者在进行运动疗法的时候首先要进行一些检查,以防止各种危险情况的发生,同时也要根据检查情况确定运动量。那么需要做哪几方面的检查呢?

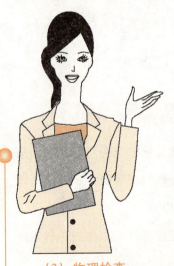

### (1) 医疗检查

医疗检查是要避免因运动而诱发其他疾病引起身体损伤。因为很多患者兼有心脏病、糖尿病等疾病,运动容易对这些疾病构成影响,所以患者在进行运动疗法前一定要进行心电图检查、血糖测试,同时还要进行肺脏、骨骼、关节、神经系统等方面的检查。如有相关方面的疾病,必须在运动前做好处理意外情况的准备,这样就能化解运动的危险。

### (2) 物理检查

物理检查是指根据患者的身高、体重、基础代谢率、身体肌力、柔软性等参考因素制定具体的运动项目和运动强度。全面的物理检查能为患者制定更加合理的运动方案,更有利于患者的康复。

### (3) 生活方式检查

在制定运动处方之前，医生应该调查患者的职业、工作内容、闲暇时间、运动爱好等情况，这对于根据患者自身情况制定出科学的治疗方案非常重要。当运动疗法与患者的休闲时间和兴趣爱好相符合时，患者更容易坚持下去，也更容易有好的效果。

## 为何肝炎患者饭后不宜百步走

对健康人来说，"饭后百步走"是有益无害的运动。但对肝炎病人，尤其是肝炎活动期的病人，就不一定适合了。因饭后胃肠道消化吸收的负担增加，血液循环加快，进入肝脏的各种营养物质也增多了，肝脏的各种功能活动必定要加强，如果饭后散步，四肢血流量增加，而进入肝脏的血液量就相应减少了。

近来用肝血流图观察肝炎病人动、静时的肝血流变化，我们认为凡是处于转氨酶升高阶段的各型肝炎病人，饭后以相对休息为好。所以，为了保证肝脏的血流和减轻肝脏的负担，以利于受损的肝细胞能得到很好的修复，肝炎病人饭后最好先卧床休息一段，再适当散步较为适宜。

## 为何肝病患者运动后忌吃冷饮

现在市场上卖的饮料大多是由少量的水果汁加上香精、色素、苏打、柠檬酸、防腐剂等配制而成的。苏打与柠檬酸发生化学作用产生大量的二氧化碳，饮入过多的二氧化碳气体会使胃肠道产生饱胀感，从而使人变得不爱吃饭。

不但如此，饮料中所含的香精、色素和防腐剂成分都会对人体肝脏产生一定的毒性，长期饮用会造成肝脏的亚健康，有慢性肝病的患者还会加重病情。

有些饮料的分解过程中会产生一定的磷酸盐,这种物质能和血液中的铁结合,长期饮用会造成缺铁性贫血,降低人体营养水平,使肝病更容易乘虚而入。

所以为了保证肝脏的健康,人们最好少喝饮料,多喝白开水或清茶水。

## 第二节
## 巧选运动,轻松调理好肝脏

### 为什么走步锻炼能驱肝疾

走步锻炼是一种安全且实用的锻炼方法,无须学习,场地选择性大,运动量可以自己随时掌控,距离可长可短,步伐可急可缓。所以,通过走步来进行康复锻炼的方法深受一些肝病病人,特别是中老年病人喜欢。尽管走步锻炼属于一种非常安全的运动健身活动,但是,如果不能很好地把握锻炼的要领,就很难达到应有的康复健身效果,甚至还可能产生一定的副作用。走步锻炼应该注意以下方面:

1) 选一双合脚的软底运动鞋。如果是专门的跑鞋更好,这样可缓冲脚底的压力,以防止运动较少的关节受到伤害。

2) 穿一套舒适的运动装。这样能让自己的心情和身体放松,从繁忙的工作生活中走出来。

3) 准备一壶白开水。可适当加些糖、盐,因为白开水是最好的止渴饮品,糖、盐可预防低血糖和防止流汗过多而引起体内电解质平衡失调。

4) 选择一条合适的运动路线。在运动中人体耗氧量会增加,如空气不好,甚至有废气等污染物,反而使运动效果适得其反。所以,行走路线应该是人流量少、通风、空气好,离汽车应有一定距离。

第六章 生命在于运动
——运动调理除顽疾

5）长走时间要恰当。长走只适合轻症肝病病人，对脂肪肝病人效果尤佳。长走锻炼时间最好选择在每天太阳升起以后，下午3点也是最佳的锻炼时间。长走运动不等同于平常的走路、散步或逛街，每周可锻炼2~3次，但每次最好不要超过2个小时。

此外，长走前一定要做一些准备活动，如轻轻压一压肌肉和韧带，做一些下蹲运动等，让自己的心脏和肌肉进入到运动状态。长走健身运动要循序渐进，运动强度应由小到大，运动时间由短到长。运动后别忘了做一些放松运动。

## 为什么慢跑有益护肝

目前，许多国家，出现了慢跑热。慢跑已成为肥胖症、孤独症、忧郁症和虚弱症等许多疾病的治疗手段，肝病也不例外。

慢跑动作简单，易于掌握，活动全面，运动量易调整，锻炼效果显著。但是一般中老年病人及体弱者要把握好运动的尺度和正确的方法，否则，运动的效果会适得其反，得不偿失了。

慢跑的姿势应为两眼平视前方，肘关节前屈呈90°平行置于体侧，双手松握空拳。略抬头挺胸，上体略向前倾与地平面呈85°左右。双脚交替腾空、蹬地，脚掌离地约10厘米。全身肌肉放松，用轻而略带弹跳的步伐前进，上肢屈肘保持60°~90°，在身体左右侧平行地自然摆动。呼吸自然，鼻吸鼻呼或鼻吸口呼，必要时口鼻可同时呼吸。

慢跑中应注意：跑时躯体保持正直，除微前倾外，切勿后仰或左右摆动；肌肉及关节要放松；上肢要前后摆动，以保持前进时的动作及惯性，保证胸廓的正常扩张；尽量用鼻子呼吸，这样可有效地防止咽炎、气管炎；跑时脚的前半部先着地，蹬地时亦为前半部用力，而不能整个脚掌同时着地或用力。脚掌不应有擦地动作，否则会加大前进阻力，易使脚掌疲劳、碰伤甚至使人摔倒。还要量力而跑，跑步过程中如遇头晕、胸部有紧束感、心悸气促及肝区胀痛不适等情况,切勿突然停跑,而要改跑为走,慢慢停止。若这种情况反复出现要果断地改慢跑为走步锻炼,同样可达到康复运动效果。

在进行运动时,应注意对关节的保护,避免关节过度屈伸;膝、距小腿关节(踝关节)要有缓冲等。运动后应注意身体的保温,有些人运动后马上洗冷水澡、吹电扇,冬天运动后到室外吹风去凉快等;这些都会对身体造成伤害。

运动中大量出汗,会消耗体内的水分,从而影响肝脏血液供应能力。所以在运动前1~2个小时和运动中都要喝些水,但在运动中饮水不要过多,运动后还要有计划地饮用些液体,不要等到口渴才想起补充。

## 为什么说散步是肝病患者的最佳运动方式

两千多年前,医学之父希波克拉底说过:"阳光、空气、水和运动,这是生命和健康的源泉。"运动之重要,不言而喻。对于已患肝病的人来说,医生时刻强调注意休息,他们能运动吗?选什么运动项目最好?经过长期的观察研究,专家们认为,散步是肝病患者的最好运动选项。

散步,一种走路的方式。人类花了300万年,从猿到人,整个人的身体结构就是为步行设计的。1992年世界卫生组织提出:最好的运动是步行。《黄帝内经》也早有"广步于庭"的保健名言。在美国出版的《走路!不要跑步》一书中,作者史塔曼博士指出:"因为散步比慢跑更安全。"对于心、肝、肾等脏器有问题的人,跑步会加重血氧供应不足,而采用散步走路的方法,每跨一步脚底所受的冲击大约是体重的1~2倍,仅为跑步的1/3左右,最宜于肝病患者的保健和康复。

散步,关键在于一个"散"字。散,没有约束;散步,随便走走,像蓝天轻轻飘动的白云,也像绿树山野缓缓流动的溪水,自然放松,无忧无虑,恬静逍遥,故也有"散心"的说法。前苏联外交家莫洛托夫,他把散步作为一大嗜好,直到96岁高龄,每天仍然兴致勃勃地去森林中漫步。著名作家贾

# 第六章 生命在于运动
## ——运动调理除顽疾

平凹，身患慢性肝病，他曾说：疾病丰富了体验，健康保证了创作，一个重要原因就是每天坚持散步，在散步中构思，在散步中康复。当然，如何选择散步运动的时机，用好散步这一法宝，其中还大有学问。

一般而言，把握散步的原则是：走多走少，因人而异，步调节气快慢，辨病制宜。具体的方法有如下几点：

### （1）半卧于床，争取散步

凡需要卧床休息的肝病患者，虽然每天有部分时间在输液，或自觉周身无力，懒于起床、房间内或走廊里走一走，哪怕几分钟也很有益。

### （2）病情反复，适时散步

凡病情时轻时重的患者，在病情稍有好转，医生允许活动时，抓紧时间散步，并随时根据病情，自己调整散步的时间和速度。

### （3）阴虚内热，赤脚散步

不少慢性肝病患者，自觉口干知燥，心烦易怒，特别是手脚，心发烧不舒服，这是久病耗伤，阴虚内热所致，应采用赤脚散步的方法，尤以在铺有卵石的路面上散步效果更好，因为通过脚底按摩，穴位刺激，可以起到保肝益阴，舒筋活血的作用。肝病一般病程较长，很多患者因担心病情恶化而惶惶不安，甚至对疾病能否康复缺乏信心，这种心理状态，对治疗极为不利。建议患者每天与家人、亲朋相约结伴，一起散步，通过亲情的交流，别有一番舒肝解郁之效。

### （4）腰膝酸软，倒行散步

倒行，即反其道而行之，一般散步是前进，而倒行散步，则是一步步往后退。据观察，倒行的优点是较好地让腰椎骨骼、腓肠肌、背阔肌等得到必要的锻炼，能有效地缓解因慢性肝病引起的腰膝酸软等症。

### （5）失眠多梦，睡前散步

肝病不论在早期还是在晚期都会产生睡眠障碍。尤其是在早期阶段引起的苦恼、焦虑、恐惧最容易出现失眠多梦等症，又因为大多数安眠药都要经

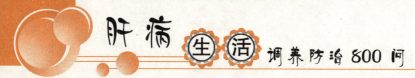

过肝脏解毒,想用安眠药也不敢用。躺在床上睡不着,越害怕,越紧张,无法放松,往往使失眠更加严重。因为"放松"是睡眠的重要前提,什么办法能让我们精神、心理和身体放松呢?最好的方法莫过于散步,尤其是睡前在绿树丛中散步,能让你轻松安然入睡。

## 坐位运动"十步走"对肝病患者有何意义

肝病患者练坐位运动步骤如下:

### (1) 转头呼吸

自然端坐椅上(不靠椅背),心情愉快,安静。首先睁眼,将头自左向右转动,边转头边吸气;然后当头转至90度时,长深呼气。双侧交替重复10～20次。

### (2) 转眼训练

端坐,两手放在膝上。首先两眼慢速向上看,吸气;再两眼向下看,呼气。然后两眼慢速向左看,吸气;两眼向右看,呼气。最后两眼由左向右旋转,吸气;两眼由右向左旋转,呼气;重复10～20次。

### (3) 擦掌训练

端坐,两掌相擦8～10次,擦手背左右各4次。

### (4) 双肩后拉训练

姿势同上。首先外体伸直,屈肘举臂;然后两肩用力后拉,使背肌紧缩,肩胛骨靠拢,保持此姿势4～6秒后还原,重复4～8次。

### (5) 踝环绕训练

端坐,两手垂于体侧。首先抬起右足,足踝部用力由内向外环绕;然后由外向内绕环。双腿交替重复10～20次。患者两手可扶椅面支撑。

### (6) 转腰绕腕旋指训练

端坐。首先双足不动,上体右转约45度,同时右臂外展外旋,绕右腕从小指开始依次屈指成拳状,拳心向上;然后上体转回正面,同时右臂内收内旋，绕右腕的同时从小指开始依次伸指直至五指伸直，掌心向下。双手交替重复 8~16 次。

### (7) 双手支撑训练

端坐。首先两手在体侧撑住椅面，用力支撑，尽可能把身体抬起，保持这种姿势 3~4 秒钟，然后还原，重复 4~10 次。

### (8) 前臂支撑训练

面向椅背端坐。首先收腹，双肘屈曲靠在椅背，两手握椅扶手；然后双臂用力使肘部从椅背上微微抬起一点，保持此姿势 4~5 秒钟后还原，重复 4~8 次。

### (9) 髋、膝屈曲训练

端坐，首先双腿屈膝抬起，然后双手抱紧小腿，尽力使膝盖贴近胸部后还原。重复 4~8 次。

### (10) 膝上抬训练

跪坐，足尖伸直，两臂垂于体侧，上体微向前倾。

## 为什么春季常练"养肝功"对护肝有益

中医认为，春天是肝气升发的季节，所以在春天养好肝，能够使周身的气血运行通畅，对身心的保健非常重要。

春天养肝的方法有很多，"养肝功"就是其中之一，下面介绍一下具体做法：

1）面朝东站立，两脚分开与肩同宽，两膝微屈，挺直腰背，两手自然下垂，眼睛平视前方。

2）采用腹式呼吸，收腹提肛，身体重心向后移，脚跟着力，足尖轻微点地。注意调节呼吸，以鼻吸气，以口呼气。

3）两手缓慢抬起，手心朝上，上肩、过头顶后，两手重叠，右手掌覆在左手掌上，掌心向里，轻压于脑后。头慢慢转向右侧，微向右上方仰起，上半身随之向右侧转，转动过程中慢慢吸气，待身体立定之后，同时

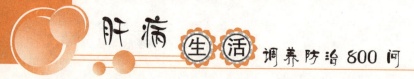

发出"嘘"字。

4)"嘘"字完毕之后,再将头微微转向左侧,上半身也随之向左侧转,转的过程中慢慢吸气,待身体立定之后,同时发出"嘘"字。如此反复3次,共嘘6次。之后,双手从两侧移开,缓缓放下,自然垂于身体两侧。

5)调整呼吸到正常频率,但仍坚持用鼻吸口呼的方式,同时平定情绪,两目微合。舌抵上腭,上下齿轻叩36次,在叩击过程中产生的津液用力咽下,能够补充人体的正气。

这套养肝功宜每天早晚各练习1次,在春季天天坚持,对调节肝脏的机能有非常好的作用。

## 卧位运动对肝病康复有何意义

乙型肝炎患者出院时,一般仅是临床痊愈,肝炎的病并非完全消失。急性乙型肝炎患者一般在患病6个月左右才能完全康复,而慢性乙型肝炎患者则需要更长的时间。这时进行轻微的运动,有助于身心健康。而卧位是康复初期最适合进行的运动,其训练依次为:

**(1) 足指屈伸训练**

仰卧,两腿伸直。首先左或右足指用力弯曲,足背绷直,足弓内收,五指并拢;然后足指松开,伸展。两足交替重复10~20次。

**(2) 足踝绕环训练**

姿势同上,足跟固定,踝部放松。以右踝关节为轴,先顺时针方向转动,然后逆时针方向转动。两踝交替重复10~20次。

**(3) 俯卧打腿训练**

俯卧,身体伸直,头侧转。首先一膝关节屈曲,使小腿尽量靠近大腿后部,然后再伸直还原。两腿交替重复10次。

**(4) 大腿旋转训练**

左侧卧,右臂放于胸前,左臂放于头下。首先左腿自然弯曲平放,右腿伸直上抬；然后以髋关节为轴，小腿带动大腿先顺时针方向，再逆时针方向进行绕环。双腿交替重复5~10次。

(5) 仰卧屈膝训练

仰卧，两臂放于身体两侧。首先腹部收起，左侧屈膝抬腿使大腿靠近胸部，然后做踢腿动作。双侧交替各重复5~10次。

(6) 屈膝侧倒腿训练

仰卧。首先两腿并拢屈膝，然后尽量向一侧倒，带动腰部扭动。左右交替进行，每侧5次。

(7) 髋部外展训练

仰卧。首先两足不离床，以髋部带动两腿，同时向左右两侧外展，幅度越大越好，且动作要缓慢，然后还原。重复5次。

(8) 伸展转体训练

仰卧，身体伸直，两腿并拢，两臂放于体侧。首先一臂侧上举，同时身体随之向对侧转体，使侧上肢伸直向下伸，后还原。两侧交替重复5次。

注意：按照循序渐进的原则，运动量的大小要视年龄、体质而定，以身体微微发热出汗，有轻松、舒适之感为宜。

## 强肝操为何对肝炎患者有益

(1) 头膝扭转

仰卧床上，膝关节弯曲，脚跟着床，头部和膝关节各自向相反的方向扭转，左右各8~16次。

(2) 上身扭转

半坐半卧在床上，双膝关节稍微屈曲，上半身做向左右扭转体操，反复练习8~16次。

(3) 肩部活动

站立，双腿稍屈，深吸气后，再慢慢地呼气，同时两肩随着呼吸上下、左右做大幅度活动。

### （4）身体旋转

站立，双腿分开稍宽于肩，两脚尖稍向外侧，背部挺直，双手抱头，两肘关节向外尽量分开。面部稍向上仰，上半身从右向左做旋转，右肘关节从后向上抬，身体向左转。恢复原位后，做相反动作，上半身由左向右转，左肘关节从后向上抬，身体旋转反复做 8～16 次。

### （5）腹部支撑

站立，双膝关节稍屈，腰部放松，两手上举抓住一根木棒（其他东西均可），用右侧腹部支持身体，然后换左侧腹部，支撑和变换姿势时要缓和。

### （6）全身活动

起式：站立，闭眼，两手在丹田处做开合 3 次。做合时先吸后呼，鼻吸，嘴缓慢呼气，然后两手手背相对做开合时离丹田至胯部后翻掌，再做合的手式。如此开合 3 次后，右脚向前迈出半步，脚尖着地，用鼻做短促吸气，两手自然摆动，收回右脚，再迈出左脚，如此连续做 9 次。

行式：接起式后，睁开双眼，两手摆动，右手摆至胯部，左手至胸前，右腿放松向前迈半步，落步时用鼻做一短促吸气。随后双手开始向相反方向摆动，左手摆胯处，右手至胸前，左腿向前半步，也用鼻做一短促呼气。这样，手、头、脚、腰、呼吸等各种动作相互配合，很有节奏，每分钟为 50 步左右。

收式：停步后，闭眼，先做起式开合 3 次，然后两手由丹田上抬至膻中穴（指尖相对）；大拇指向气户穴，做 3 次嘘息后，两手重叠下落再放回两胯旁，睁眼，恢复原姿势。

## 立位运动为何对肝病患者有益

肝病患者练立位运动步骤如下：

### （1）提跟呼吸

两足分开同肩宽站立，两臂自然下垂。首先吸气时向上提起双足跟，然

### 第六章 生命在于运动
——运动调理除顽疾

后呼气时落下足跟。注意吸气要缓慢，呼气要自然。

**（2）抱手呼吸**

两足分开同肩宽站立，全身放松，稍屈膝。首先双手在胸前呈抱球状，做深长的慢吸气；然后缓缓呼气。

**（3）蹲起呼吸**

两足分开相距约30厘米站立，两臂前平举，手心向上。首先手掌稍屈，吸气；吸满气后缓缓下蹲，呼气；下蹲到一定程度后再缓缓起立，同时手心向上翻，吸气。

**（4）臂上举呼吸**

两足分开与肩同宽站立。首先左足向前迈出半步，同时两臂上举，深吸气，使胸部充分扩张；然后呼气时两臂下落并后摆。

**（5）侧屈呼吸**

两足分开稍宽于肩站立。首先吸气时右臂从右侧上举，左臂从左侧下摆；然后呼气时上体左前屈，右手触摸左足尖，左臂后上摆；最后还原。方向相反重复做以上动作。

**（6）弯腰呼吸**

自然站立，双手交叉置于头上。首先吸气时头稍转向一侧，同时两足跟提起；然后呼气时慢慢向前弯腰，至极限时手放下抱膝下蹲后还原。以上呼吸训练各重复10～15次。

## 瑜伽强肝健身操对护肝有何意义

近年来，风靡全球的古印度瑜伽已发展到时尚的最前沿，成为减压、调神、健体的秘密武器。瑜伽是一种身心合一的运动，只要你能静下心来练习，短时间内对于肝病的康复都有很大的功效。

练习场所：可以在桌椅前、垫子上、床上。

练习时间：清晨、课间、傍晚或睡前，练习20～30分钟即可，但一定要空腹。

瑜伽调息术（小声播放优美、轻柔、静心有山水意境的音乐）静心，集中注意力。有意识调整呼吸，让身体进入平静状态。

### (1) 坐姿调息法

坐在椅子上，或盘腿坐地，背伸直（2～3分钟），闭上眼睛，双手掌心朝上放松置于大腿。嘴轻闭，用鼻子进行呼吸。深呼吸（吸至丹田），呼吸尽量做到匀、缓、细、长。用腹式呼吸法，短时间做不到，用深呼吸也行。

### (2) 站式调息法

直立，两脚并拢，两臂垂放体侧。两腕相交，自然放于脐前二寸处，同时伸直颈项。吸气，保持两腕相交，同时颈项向后弯，慢慢将两臂向上方升起，举到头顶，脖子向后弯，保持6秒，慢慢呼气，将两臂自体侧慢慢放下，正常呼吸。重复4～6次。

### (3) 床头简易瑜伽

白天诸多烦事全都放下，让心安静下来，这是练瑜伽的第一要素。心放松，思无虑，体松弛。衣带宽舒，血脉顺畅。

然后盘起双腿交叉，分别将一只脚压到另一条腿上，脚掌心朝上，至高功力的打坐是在朝上的脚掌心之间仅可插入两个指头。然后放松腰背，双手搁至腿上，示指和拇指触及成一"圆"。

两眼微开微闭，呼吸平和，开始了瑜伽静坐课。盘坐于床，静默再静默，思绪任意驰骋，感觉身体像一条河流，那里有条小鱼正自由地游弋，悠然轻灵，感觉到它穿游过五脏六腑，又游经头和四肢，慢慢地吸去身体糟粕，纯净躯体。有种欲睡非睡，似梦非梦般的舒怡和享受，身子轻得像要飘起来。

经常练习此法，受益颇大。

## 瑜伽护肝养生操对护肝有何意义

瑜伽呼吸法是重要的组成部分，呼吸是联系生理和心理的桥梁，是了解生理状况和心理状况的窗口。正常的呼吸是人身心健康的基础,也是瑜伽修炼的灵魂。现代人偏离正确、健康的生活法则越来越远,于是生理、心理的问题和疾病也越来越多,这种偏离的表现就是呼吸的失衡和紊乱。关注呼吸是矫正、改善这种偏离的最好方法。正如瑜伽所言:改变你的呼吸,就改变了你的身体;改变你的呼吸,就改变了你的心灵;改变你的呼吸,就改变了你的命运。因此,认识呼吸的重要意义和掌握正确的呼吸方法是进行瑜伽锻炼的当务之急。

(1) 瑜伽调息方法之呼吸方式

1) 腹式呼吸:仰卧,手轻轻放在肚脐上;吸气时,把空气直吸向腹部;吸气正确,手轻按腹部,随腹部抬起而抬起;吸气越深,腹部升起越高,随着腹部扩张,横膈就向下降;接着呼气,腹部向内朝脊柱方向收,凭着尽量收缩腹部的动作,把所有废气从肺部全部呼出来,这样做时,横膈就自然而然地升起。

2) 胸式呼吸:仰卧或伸直背坐着,深深吸气,但不要让腹部扩张;代替腹部扩张的是胸部区域扩张,腹部应保持平坦;然后,当吸气越深时,腹部向内朝脊柱方向收入;吸气时,肋骨是向外和向上扩张的,呼气时,肋骨向下并向内收。

3) 完全呼吸:即把以上两种呼吸结合起来完成,这是一种自然的呼吸方式,略加练习后,这种呼吸方法就会在全部日常的练习和生活中自动地进行,习以为常。瑜伽的这种完全呼吸有许多益处,由于增加了氧气供应,血液得到了净化;肺部组织健壮,增强了抗病能力;胸腹活力和耐力均有增长,精神也变得更好。

(2) 瑜伽调息的具体方法

1) 渐进调息:舒适打坐,合上双眼,始终放松,不要使劲;像风箱式那样做腹式呼吸,不同处是,使劲做呼气的过程,吸气须慢慢自发地进行;每次呼气之后,只作一刹那的悬息,然后慢慢吸气;呼气50次后,再做最后1

次呼气，尽量呼出肺部的空气。完成一个回合，再做2~5个回合。

2）昏眩调息：舒适打坐，双眼闭合约90%，缓慢而深长地吸气；悬息由一数到三，做收颌收束法和凝视一点；非常缓慢而彻底地呼气，抬起头，吸气，重复练习此法2~3次。

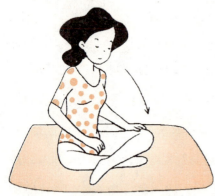

3）清凉调息：舒适打坐，背部伸直，双手放在膝上；张开嘴，把舌头伸出一点，卷成管状；把舌头当作一条吸管，吸入空气；能听到和感觉到清凉的空气经过舌头，沿气管向下送；吸气应缓慢深长，吸满空气后，闭上嘴巴，悬息，把头向前放低，悬息由一数到四，抬头，接着慢慢通过鼻孔呼出空气，最好用喉呼吸方式。这是一个回合，共做25~50个回合。

4）经络调息：呼吸交替地通过左、右鼻孔进行调试，以平衡左经和右经中生命之气的流动。初级功法为，用大拇指闭住右鼻孔，通过左鼻孔吸气；接着，闭住左鼻孔，通过右鼻孔呼气；然后，再通过右鼻孔吸气，闭着它，通过左鼻孔呼气。这是1个回合，可做25个回合。高级功法是在吸气和呼气之间之后都要悬息，用左鼻孔吸气，悬息；用右鼻孔呼气，悬息；用右鼻孔吸气，悬息；用左鼻孔呼气，悬息。此为1个回合，可做25个回合，这种清理经络调息法对心身有很多益处。总之，练好呼吸调息法，为练瑜伽冥想法做好了准备。

5）风箱式调息：要把肺部当作铁匠的风箱那样来使用，当这个练习做得正确时，是相当有效的。但是，如果做得不好，就有可能产生有害的结果，因此，要非常小心。就算做得正确，如果风箱式调息练得太多，也会使人体受到伤害。在整个练习中，记住放松身体。开始时，你的呼吸应当相当快速，但也不要用力猛烈地做。

第六章　生命在于运动
——运动调理除顽疾

## 为何说气功最保肝

气功是我国一项具有两千多年历史的养生保健活动，在古时又被称为"导引"。气功在防病治病方面具有独特的效果。练气功能够增强人体的元气，提高身体免疫力，有助于益寿延年。

气功在我国的古籍中也有记载，《黄帝内经》中就有这样一段话："恬淡虚无，真气从之，精神内守，病安从来。"这句话描写的正是气功疗法，并成为现代气功疗法的理论依据。

肝病患者练习气功也有保肝的效果。当人在练习气功时，需要深呼吸来配合，深呼吸能够使体内的横膈大幅度地上下移动，这种移动对肝脏来说是一种理想的按摩，能够改善肝脏的血液供应，促进肝细胞的修复与再生。

此外，气功还能够增强胃肠的消化吸收能力，改善全身的营养状态，从而使肝脏得到更好的修复。练习气功还能使肝病患者血清转氨酶下降、血浆白蛋白升高，减轻腹水和浮肿的症状。

虽然练习气功对肝病患者有这么多的好处，但是肝病患者也不能随意练习，必须有专人的指导。气功非常注重呼吸和意念，如果练习不当会导致呼吸紊乱、精神障碍等症状，更加不利于患者的康复，所以肝病患者要特别注意。

## 为什么说太极拳有益护肝

太极拳是我国传统武术中的一种拳术。因太极拳的每一个动作都圆柔连贯，每一式都是绵绵不断，好像一个完整的圈，如太极图而得名。近年来，我国的医疗和体育科研工作者通过对太极拳研究发现，太极拳确实有健身和防治疾病的积极作用，因此急性肝炎恢复期、慢性肝炎、代偿期肝硬变及无症状 HBsAg 携带者若病情稳定，体力允许，均可以把太极拳作为一种锻炼方式，以促进身体康复。

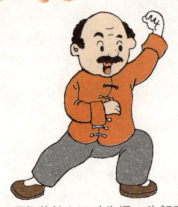

打太极拳最基本的要求是"心神安静"和"身体放松"。所谓"心神安静"就是要排除杂念，思想集中，专心致志地以意识引导动作。"身体放松"则要求身体各个部位自然舒展，不要使用僵力和强力，用力部位应自然顺适；其次要求呼吸"气沉丹田"，动作要与腹式呼吸运动自然协调，做到"形神合一"。姿势与动作要以腰部的轴心运动为纲，头部正直，舌顶上腭，手到、意到、气到而眼神先至。上肢部分要求沉肩、垂肘、坐腕；躯体部分要求含胸拔背，气沉丹田，腰部松竖，尾闾中正；下肢部分要求分清虚实，屈膝松胯，调整重心。练拳时，动作要求柔和、圆活、连贯、协调，一个姿势连着一个姿势，绵绵不断。要求做到"内外合一""一气贯穿""一气呵成"。

## 为什么说八段锦养肝又健体

八段锦简单易学，而且消耗的体力较少，是一种较好的健身养生方法，比较适合肝病患者。它一方面可以锻炼人体的五脏六腑，提高人的体质，陶冶人的情操；另一方面还可以帮助患者排解焦虑、紧张、抑郁的情绪。八段锦的具体训练方法如下：

### (1) 双手托天理三焦

立正，两臂自然下垂，眼看前方。两臂慢慢自左右两侧向上高举过头，十指相交翻掌，掌心向上，两足跟提起，离地1寸；两肘用力挺直，两掌用力上托，两足跟再尽量上提，维持这种姿势片刻；两手十指分开，两臂从左右两侧慢慢降下，两足跟仍提起；两足跟轻轻落地，还原到预备姿势。

此式能够对腑脏形成刺激，有利于增强腑脏功能。

### (2) 左右开弓似射雕

立正，两脚尖并拢。左脚向左踏出一步，两腿弯曲成骑马势，上身挺直，

# 第六章 生命在于运动
## ——运动调理除顽疾

两臂于胸前十字交叉，右臂在外，左臂在内，手指张开，头向左转，眼看右手；左手握拳，示指向上翘起，拇指伸直与示指成八字撑开，左手慢慢向左推出，左臂伸直，同时右手握拳，屈臂用力向右平拉，做拉弓状，肘尖向侧挺，两眼注视左手示指；左拳五指张开，从左侧收回到胸前，同时右拳五指张开，从右侧收回到胸前，两臂十字交叉，左臂在外，右臂在内，头向右转，眼向左看，恢复到立正姿势。

此式能够对肺部形成强烈的刺激，能够提高人体的呼吸能力，还能够增强心脏功能。

### (3) 调理脾胃举单手

站直，双臂屈于胸前，掌心向上，指尖相对。先举左手翻掌上托，右手翻掌向下压，上托下压吸气，而还原时则呼气。左右上下换做8次。

此式能够对胃部和脾脏形成强烈的刺激，从而有效地促进血液循环，提高胃肠的消化功能，还能够缓解压力。

### (4) 摇头摆尾去心火

两腿开立，比肩略宽，屈膝成马步，双手扶膝上，虎口对着身体，上体正直；头及上体前俯、深屈，随即向左侧作弧形摆动，同时臂向右摆。再复原成预备姿势；头及上体前俯、深屈，随即向右侧作弧形摆动，同时臂向左摆，复原成预备姿势。

此式可以去心火，练习者的血液循环开始缓慢，周身气体运行也较为舒缓，心中的烦躁、焦虑不安等负面情绪可得到缓解。

### (5) 两手攀足固肾腰

两足平行并立与肩宽，双臂平屈于上腹部，掌心向上；然后向前弯腰，翻掌下按，掌心向下，手指跷起，逐渐以掌触及足背，前俯呼气，还原吸气。

此式能够对肾脏形成较强的刺激，可以提高肾脏的功能，同时，腰部也得到锻炼。

### (6) 五劳七伤往后瞧

自然站立，两臂自然下垂。慢慢向右转头，眼看后方，复原，成直立姿势；再慢慢向左转，眼看后方，复原。

此式的目的在于五劳七伤，即练习者开始出汗，其心脏、肝脏、脾脏、肺、肾脏处于疲倦状态。

### (7) 攒拳怒目增气力

两腿开立，屈膝成骑马势，两手握拳放在腰旁，拳心向上；右拳向前方缓缓用力击出，臂随而伸直，同时左拳用力紧握，左肘向后挺，两眼睁大，向前虎视。

此式具有充实、提高气力的效果。

### (8) 背后七颠百病消

两腿并拢，立正站好。两足跟提起，前脚掌支撑身体，依然保持直立姿势，头用力上顶；足跟着地，复原为立正姿势。

此式如同对全身进行按摩，可达到防治疾病的效果。

练八段锦可根据自己的体力条件，选用坐位或站立。八节动作近似现代徒手体操，易学易练。做动作时也要结合意念活动，想着动作的要求而自然引出动作来，并注意配合呼吸。八段锦除有强身益寿作用外，对于头痛、眩晕、肩周炎、腰腿痛、消化不良、神经衰弱诸症也有防治功效。另外，肝病患者练习八段锦的时间不宜太长，以半小时为宜。

# 第七章 药物治病之道
## ——肝病患者的终极选择

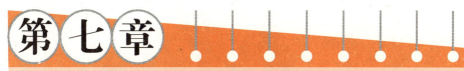

## 第一节 肝病患者的用药要点

### 肝病患者如何正确看待新药

随着医学界的快速发展,治疗肝病的新药如雨后春笋般大量问世,给一些疑难肝病患者带来了希望。

但由于新药的化学结构是新近合成的,其药理、毒理学特征都不同于老药,所以,需要经过长期临床实践,才能作出最后评价。因此,即使是值得推广的新药,在应用早期仍属研究性质,一定要严格掌握适应证,不能滥用。

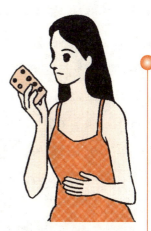

不过对新药采取怀疑观望的态度也是不可取的。任何新药投放市场,都必须经过药效和毒性两方面的严格检测,都要经过动物实验和临床药理实验。此外,老药也未必都比新药差,如阿司匹林问世几十年，不但广受应用，而且还发现了许多新的用途。因此，对待新药既要大胆试用，又要小心谨慎，积极配合医生，严格掌握适应证、用药剂量和疗程，以期达到临床应有的疗效。

总之，新药并不见得都是好药，老药并非都是差药，用药不要贪新求贵，应根据实际情况，分别对待。

## 肝病患者服药为何不能干吞药片

有些肝病病人嫌服用药物倒水比较麻烦，喜欢干吞药片，这是很不科学的。因为有些药物如阿司匹林对食管黏膜有刺激性，会引起炎症和溃疡。

## 甲肝为何不需过多服药

甲肝在发病的早期有畏寒、发热、乏力、肌肉酸痛、食欲不振、恶心呕吐等症状，很容易被误诊为是感冒或是急性胃肠炎。4~5天后。患者出现了皮肤黄染、尿色加深等症状，这时候人们到医院去做相关方面的检查，就会发现肝功能的损害已经非常严重。

甲肝是一种自限性疾病，不用使用过多的药物，也没有必要使用抗病毒的药物，最好的方法就是休息和支持疗法。避免患者饮酒、劳累，也不能使用那些容易加重肝脏负担的药物。要让患者多吃容易消化的食物和新鲜蔬菜、水果等。如果患者不能自主进行，可以通过静脉注射身体所需要的相关营养成分。如果患者有恶心、呕吐等症状，要使用一些药物进行对症治疗。中药对甲肝的治疗效果比较好，如板蓝根、夏枯草、蒲公英等汤剂都是不错的选择，静脉点滴复方茵陈注射液、清开灵注射液等也有很好的效果。

在感染过甲肝病毒之后，一般不会再得甲肝，在6~8年内有非常好的免疫效果。如果再度感染甲肝病毒，可以使体内的抗体滴度再次上升，从而获得更加稳定的免疫效果，甚至可以终身免疫。

## 为何不能用茶水果汁等饮品服药

有些人服药时使用茶水、果汁或牛奶送服,其实这也是一个误区。要知道,茶水中含有大量的鞣酸,能与酶制剂和铁制剂结合成难溶性物质,使酶失去活力,减少药物有效成分的吸收,影响药效;而果汁中含有多种有机酸,药物在酸性环境中会增加副作用,增加对肝脏的损害。

## 选药为何不能跟着广告走

有些肝病患者治病心切,在广告永无休止的狂轰滥炸面前,不知不觉跟着广告求医,以为广告做得多的就是好药。现在的药商在推广药品时都是广告先行,药品广告通常是针对某种病的共性而言的。具体到每个人来说,是否适合、剂量用多大都不能一概而论。此外,有些新开发的广告药品临床应用时间较短,很难对其治疗效果做出正确评估。

选用广告药品应注意以下几点:

(1) **慧眼识药**

千万不要盲目相信广告上宣传的高治愈率,奇特的疗效,祖传秘方或什么宫廷秘方。在购药前,最好在医生的指导下查阅相关资料,找准自己的病症,再对症购药。

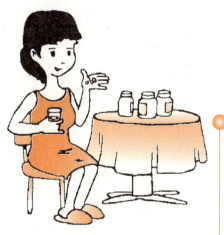

(2) **细心鉴别**

不要轻信广告材料所宣扬的内容,应对药品本身作详细的了解,包括药品的标签、有无批准文号、生产厂家、生产日期、有效期、有效成分、适应证、剂量、用法、禁忌证等,判断其是否为伪劣药品。一般最好是购买正规大药店和知名厂家的药品。

**(3) 谨慎试用**

对没使用过的内服药物，最好先按规定剂量试服几次。如果没有不适感觉可以按药品的疗程服用；一段时间后及时化验复查，不要以自我感觉为标准。如主观症状与客观检查都有所改善，则说明药物显效。

**(4) 观察不良反应**

用药期间要密切注意有无不良反应，如果有较为严重的恶心、呕吐、腹痛、腹泻及皮疹等不良症状，应立即停止使用。另外，广告药品尤其是首次使用的广告药品，最好不要与其他药品同时混用，如有不良反应很难正确做出判断。

## 为何站着服药效果好

肝病患者在服用药物时，采用姿势的对错也会影响到药物的疗效，即身体的健康。

据国内外的医学家报道证明，躺着服药片、药丸，如果送服的水少，只有一半到达胃里，另一半会在食管中溶化或黏附在食管壁上。这种情况往往会给患者带来严重的后果。有的药物是碱性、有的是酸性、有的具有很强的刺激性，倘若在食管壁上溶化或停留时间过长，就可引起食管发炎，甚至发生溃疡。外国医生通过X线观察，发现躺着服药且只喝一口水送服药物的人，有60%的药物到不了胃里，而黏附在食管壁上。而站着服药的人，用60~100毫升的水送服，5秒钟左右药就可到达胃里。

这就充分表明，站的姿势服药比躺着服药效果要好得多。因此希望大家在服药过程中应站着服用，而且在服药时还要多喝水，服用后不要马上躺下，最好站立或走动一两分钟，以便药物完全进入胃里。

# 第七章 药物治病之道
## ——肝病患者的终极选择

## 为什么打针不能完全替代吃药

虽然打针和吃药各有千秋,但是打针并不能完全代替吃药。

打针具有药物数量准确、吸收迅速、发挥作用快、疗效确实可靠等优点,但是打针也有很多不便,比如打针会引起疼痛,特别是会给婴幼儿带来恐惧心理。另外,打针操作比服药复杂得多,还需要注射器及消毒用具。打针时稍不注意(尤其在家庭内注射)就会发生感染、化脓,甚至经注射传染上疾病,还有时出现弯针、折针、刺伤神经及血管等事故。更重要的是,打针把药物直接注射到体内,一旦发生药物反应就比较严重,一些严重的药物反应多是由打针引起的。

吃药则没有这些弊病,而且很多药口服就可治好病。所以有病是打针还是吃药,应由医生根据病情和药品的特点来决定,绝不可认为打针见效快就比吃药好。

## 肝病患者为何忌乱用保肝药

肝脏是进行药物生物转化和代谢的最重要的器官之一。患肝病时肝脏受损,会有不同程度的功能障碍,因此,如果进入肝脏的药物过多,会造成肝脏的负荷过重,诱发内环境紊乱,加重对肝脏的损害。

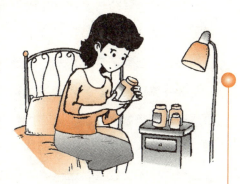

由于药物进入人体以后都必须在肝脏内分解、转化、解毒,因此滥用保肝药就必定增加肝脏的负担。另外某些药物中还存在有毒成分。药物之间可能会发生拮抗或化学作用,其相互作用的结果又往往导致肝细胞再受损,发生脂肪肝或纤维化。

长期滥用保肝药还会增加患者对药物的依赖心理,干扰用药的科学性和针对性，副作用也会随之发生。如长期大量补充葡萄糖，可加重胰腺胰岛细胞的负担，能诱发糖尿病。过多服用维生素，可造成体内维生素代谢失调，引起头痛、头晕、恶心、呕吐、疲乏，甚至过敏现象。又如降脂药物仅对肝脂肪浸润或脂肪肝有治疗意义，对急性肝炎、肝硬化有害无益；蛋氨酸吃多了还可诱发肝昏迷；丙酸睾酮和苯丙酸诺龙等蛋白合成药可诱发黄疸，促发内分泌紊乱。长期使用三磷酸腺苷和辅酶 A 可引起心悸、胸闷、出汗、眩晕甚至过敏性休克。大多数中草药对肝炎的疗效不确切，盲目使用也有害无益。因此，肝炎患者的治疗应以适当休息、合理饮食和正确用药为原则，不可滥用保肝药。

## 为何药和酒不可同服

药物都有一定的毒性，需要经过肝脏的解毒才能被人体吸收和排除。酒精也是对肝脏损伤非常大的因素之一。如果酒精和药物一起使用，就会对肝脏造成很大伤害，导致肝脏出现严重的病变。

不仅是感冒药与酒精合用会引发肝脏的疾病，其他药物与酒精合用也会引发肝脏的病变。如抗结核药利福平、异烟肼等，降血脂药非诺贝特、氯贝丁酯等，心血管药物华法令、胺碘酮等，抗风湿药物消炎痛、芬布芬等，抗过敏药物氯雷他定、异丙嗪等，抗溃疡药物法莫替丁、雷尼替丁等，退烧药百服宁、扑热息痛等。

所以当人们在服用以上药物的时候，一定不要饮酒。同时在身体状况不良的时候也不要饮酒，这样才能有效避免药物和酒精对肝脏构成的损伤。

## 肝病患者服药的水温有什么讲究

我们知道，服药须用水送服，西药通常都用温开水送服。而中医学认为，热水具有助阳气、行经络之用，而凉水则具有祛邪调中、下热气的功效。

中医学认为疾病有寒热之分。热病者，应用清热之剂，若用凉开水送服，则可增加清热药的效力。反之，若为虚寒之症，应服散寒助阳之品，此时就应用热开水送服了，因热开水可助阳气，抗寒冷。所以中医在诊脉处方时通常会向患者交代，用热开水还是用凉开水服药。

## 为什么服保肝药不宜超过3种

在些肝炎患者非常迷信保肝药品的作用，只要是具有保肝作用的药物都不节制地服用，以为这样对肝脏很有好处。有些患者仅仅是查出携带乙肝病毒，就开始自作主张地服用各种保肝药物，其实这样做反而损伤了肝脏。

现在市场上卖的保肝药物多达几百种，不同的患者应该根据自身的情况选择合适的保肝药物。如果自己随便买来几种保肝药吃，反而会加重肝脏的负担。

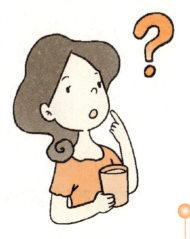

肝病专家指出，各类保肝药都有降低转氨酶、保护肝细胞膜、促进肝功能恢复的作用，然而这些药物都需要肝脏的代谢和分解，所以这些药物的种类最好不超过3种，否则药物的代谢负担就容易使肝脏病情加重。

有些肝病的药物如果用得不对症也会对肝脏造成损伤。以中药五味子为例，这是一味对肝脏有良好恢复作用的药，但是如果肝病初期的患者服用，反而不利于病情的康复，导致病情久治不愈。

其实肝病的治疗主要是以抗病毒为主，保肝药只能作为一种辅助的治疗。多数情况下，肝病患者只需要抗病毒即可，不需要服用保肝药物，所以肝病患者在服用保肝药物的时候一定要事先询问医生的意见，并且保证保肝药的品种在3种以内，这样才能有很好的养护效果。

## 脂肪肝服药要遵从什么原则

一般来说，脂肪肝患者在使用降脂药的时候要遵从以下原则：

1）血脂不高的患者不应服用降脂药。

2）酒精性脂肪肝伴有血脂增高的患者，应采用戒酒的疗法，而不是服用降脂药物。

3）由肥胖症、糖尿病引起的脂肪肝并伴有高脂血症的患者，应该首先采用饮食控制和增加运动等方法治疗原发病。如果这样的疗法仍不能解决血脂高的问题，可以采用一些对肝脏影响较小的降脂药物。

4）对由高血脂所引发的脂肪肝，应该给予相应的降血脂治疗。但是在治疗的同时要加上保肝的治疗，同时严密地检测肝功能的情况，以免引起药物性肝损害。

其实对脂肪肝患者来说，运动和饮食控制是最好的治疗方法，药物干预的效果则比较差。所以提醒脂肪肝患者应该改掉自己不健康的生活方式和饮食习惯，增加运动量，减少食物中的油脂摄入，这样脂肪肝的情况就能得到控制和好转。

## 为何要严格控制服药剂量

肝脏具有强大的解毒能力，当有肝病时，有人便大把大把地吃下各种各样的药物，认为这样会好得快。

肝最常见的疾病，是病毒性肝炎。由于肝再生力很强，患这种病并不需要大量吃药。然而，有些人总在这时把肝宁、胆碱、肌苷、利肝灵，以及电视广告中令人眼花缭乱的治肝药物，吞下肚子。肝为分解这些药中的化学物质，只好带病"多劳"，而被弄得每况愈下。长此以往会慢慢地使肝的功能紊乱，甚至变得僵硬起来——得了肝硬化。

患急性病毒性肝炎的人，在滥用药物治疗期间，重新出现体温增高，黄疸加深，肝变得越来越肿大，而且有继续加重的趋势。但是，当人们停止用药，肝便得到休息而逐渐好转和恢复。专家们发现：在肝功能异常的患者中，虽生活条件差，且照常劳动，却并未见肝病恶化，而当有些患肝病者，条件好转，开始吃各种药物后，反而导致黄疸、腹水，并因肝功能丧失而死于药物性肝硬化。

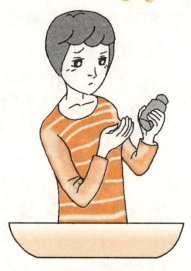

药物的剂量直接关系到疾病的治疗效果，因此服药的剂量必须严格控制。服药剂量必须正确，既不能少，也不能多，更不能随意胡来。若用量不足，不仅达不到治疗效果，还有可能使机体产生抗药性。如肝病合并感染时，抗生素用量不足，不仅不能杀菌，反而会促使细菌产生耐药性，给彻底治愈带来困难。而超过规定用量，一方面会加重肝脏负担，加重对肝脏的损害，使病情恶化，影响肝病的治疗与康复；另一方面由于药物本身的毒副作用，有可能会引起药物中毒，甚至造成生命危险。

为了让肝更好地为人们工作，医学专家早已告诫善良的人们，在患了肝病的时候，应尽量少用药，尤其要少用那些对肝并无益处的"治疗药"。即使非用药不可，也应由医生有计划地选用，以1月为1疗程，不见效果，立即停药。连续使用某一种药物达数月、数年之久的行为，无疑是对肝的慢性摧杀。

## 肝病患者购买非处方药应注意什么

原则上不提倡肝病患者购买非处方药服用。因为肝病患者本身有肝功能损害，而药物对肝脏是一种负担，所有药物进入人体以后都必须经肝脏代谢和解毒。因此，万一使用不当便会增加肝脏的负担，于病情不利。肝病患者在购买非处方药时必须注意以下事项：

1）征得医生的同意，在医生的指导下购买。

2）一定要仔细阅读药品说明书，弄清楚药物的功能、主治、副作用及用药的次数和药量。特别是要重视该药的注意事项，包括用药禁忌证、不良反应、毒副作用及服用方法等，以防意外。

3）加强自我监护，如服药后出现感觉不适等，应及时去医院诊治。若病情发生变化，应在医生的指导下及时调整用药。

4）定期去医院复查，及时取得医生的帮助。

# 第二节

## 肝病患者的用药治疗

### 常用护肝药物的种类有哪些

目前，治疗肝病的药物很多，护肝药通常可分为以下几类：

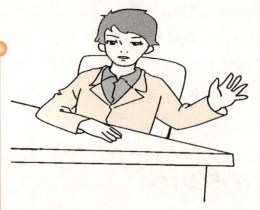

**（1）肝制剂**

如肝提取物、肝精、肝浸膏，是在许多国家应用的一种传统药物，含有丰富的维生素$B_2$、维生素$B_{12}$、叶酸、肝细胞刺激因子、嘌呤核苷和各种氨基酸，主要作为血液病用药，对实验性肝损伤的肝细胞具有修复作用。

**（2）肌苷**

其可直接进入细胞，参与物质代谢，并可使受损害的肝细胞恢复，改善脏器功能，对白细胞、血小板的减少也有一定的疗效。

用法：肌苷片口服，每次 200～400 毫克，每日 3 次。

### （3）腺苷三磷酸（ATP）

它是细胞能量的主要来源，对许多代谢过程都有重要的调节作用，对肝细胞的修复具有促进作用。

用法：口服，每次 40 毫克，每日 3 次。每次 20～40 毫克加于葡萄糖液 500 毫升中，静脉滴注，每日 1 次。个别患者可有过敏反应。过多、过快易出现低血压、眩晕等症状。

### （4）辅酶 A

其主要参与物质的氧化代谢，有利于肝功能恢复。

用法：静脉滴注，每次 50 国际单位加入 5%～10% 的葡萄糖 500 毫升，每日 1 次。

### （5）丹参

其有活血化瘀、养血安神之功效。近年来研究发现，丹参能改善肝内微循环、降低血液黏滞度、降低肝门静脉压力、调节免疫功能、促进肝细胞再生、抗肝纤维化，并有使早期形成的肝纤维溶解及抗肿瘤的作用。它可作为治疗急性黄疸型肝炎、慢性肝炎、重型肝炎及瘀胆型肝炎的最基本药物之一。

用法：复方丹参液 10～20 毫升，加入 5%～10% 葡萄糖液中静脉点滴，或丹参片 2～3 片，每日 3 次。

### （6）细胞色素 C

其是生物氧化的一个非常重要的电子传递体，参与细胞呼吸过程。

用法：静脉滴注，每次 15～30 毫克，加入 5%～10% 葡萄糖注射液 500 毫升，每日 1 次。注意预防过敏反应，用前应作皮肤过敏试验。

### （7）水飞蓟宾（益肝灵）

其对细胞膜结构及细胞代谢有稳定作用，能抗肝细胞的坏死，减轻脂肪变性，促进蛋白合成，抑制血精丙氨酸基转移酶的升高，可用于治疗各型病毒性肝炎、药物性肝炎、酒精性肝炎。目前临床常用的有益肝灵、西利宾胺（水飞蓟宾葡甲胺）、复方益肝灵（为水飞蓟宾与五仁醇的复方片剂）。

用法：益肝灵，每片38.5毫克，每日3次，每次2片。西利宾胺片，每次50～100毫克，每日3次。复方益肝灵，每次3～4片，每日3次。长期服用未发现有明显不良反应。

### (8) 葡醛内酯

葡醛内酯与胆红素、代谢废物、药物、毒素结合后，从胆汁排泄，有解毒作用。

用法：口服，每次100～200毫克，每日3次。肌内注射，每次100～200毫克，每日1～2次。

## 药物为什么能损伤肝脏

药物本来就是治疗各种疾病的，怎么反而还会引起肝炎呢？事物都有双重性。俗话说"凡药三分毒"。药物若使用得当，则能治百病；但若使用不当，其毒副作用必然"致病"。因为肝脏是药物进入人体后最主要的代谢、解毒的场所，特别是来自胃、肠等消化道和门静脉的药物，首当其冲受害的就是肝脏。

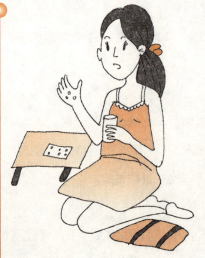

药物引起的肝损伤取决于两个因素：一是药物对肝脏的损伤程度，二是身体对药物的反应。因此，药物性肝病的发病可能是直接的或间接的。早期发现肝脏损伤与药物有关是非常重要的。如果症状出现或ALT升高后继续使用这种药物治疗，肝损伤的严重程度就会大大增加。不同的药物可以引起相似的肝脏损伤，一种药物引起的肝损伤也可能不止一种表现，并且可以出现肝炎、胆汁瘀积等重叠现象。

因此，任何肝病患者都应该慎重用药，并且能够尽量寻找线索将肝脏损伤与某种药物联系起来。

## 什么是胸腺制剂

如胸腺肽、胸腺素，是非特异性的免疫促进剂。胸腺制剂的有效成分主要为胸腺素 $\alpha_1$。胸腺制剂能起到促使外周血淋巴细胞的 T 细胞成熟的作用，增加 T 细胞在各种抗原或致有丝分裂原激活后产生各种淋巴因子例如 α、γ 干扰素、白细胞介素-2 和白细胞介素-3 的分泌和增加 T 细胞上的淋巴因子受体的水平。它同时通过对 T4 辅助细胞的激活作用来增强异体和自体的人类混合的淋巴细胞反应。胸腺肽 $\alpha_1$ 可能影响 NK 前体细胞的募集，该前体细胞在暴露于干扰素后变得更有细胞毒性。在活体内，胸腺肽 $\alpha_1$ 能增强经刀豆球蛋白 A 激活后的小鼠淋巴细胞增加分泌白细胞介素-2，和增加白细胞介素-2 受体的表达作用。

胸腺制剂是用来治疗慢性乙型肝炎患者，且患者的肝病有代偿性和有乙肝病毒复制（血清 HBV-DNA 阳性），在那些血清乙肝表面抗原阳性最少 6 个月，且有血清转氨酶升高的患者所做的研究显示，本药治疗后可产生病毒性缓解并使转氨酶水平恢复

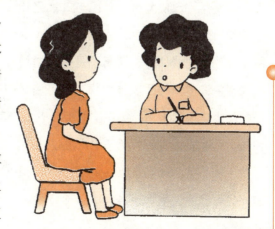

正常。在一些做出应答的患者，本药治疗可除去血清表面抗原。临床试验提示当本药与 α 干扰素联用时可能比单用本药或单用干扰素具有更高的应答率。

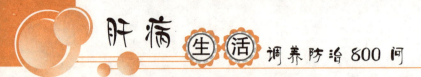

## 什么是白细胞介素-2

白细胞介素-2是体内最主要、最强的T细胞生长因子，是一种非特异性的免疫促进剂，可提高辅助性T细胞数量和活性以增强机体的免疫功能；可诱导和增强NK和CTL的效应；可促进细胞的增殖和分化；可促进多种细胞因子及其受体的表达。提高巨噬细胞的活性，并刺激淋巴细胞分泌免疫干扰素等多种功能。由于慢性HBV感染者白细胞介素-2活性显著下降，细胞毒性T细胞的功能降低，不能有效地清除感染的肝细胞，因此白细胞介素-2可用于乙型肝炎的抗病毒治疗。不良反应主要有发热、恶心、肌肉酸痛，偶有皮疹。

## 什么是门冬酸钾镁

门冬酸钾镁又称脉安定，含天门冬氨酸、钾离子、镁离子等。最早是用于治疗洋地黄中毒引起的心律失常，后来发现它有退黄疸作用。

天门冬氨酸在人体内是草酰乙酸的前体，在三羧酸循环及鸟氨酸循环中有着重要作用，使氨（$NH_3$）与二氧化碳生成尿素，这是肝细胞为维持其正常功能所必不可少的生化代谢。钾离子是细胞生命所必需，是高能磷酸化合物合成分解的催化剂。镁离子是生成糖原及高能磷酸酯不可缺少的物质，是糖代谢中许多酶的活性催化物，还可增强门冬氨酸钾盐的治疗效应。临床上门冬酸钾镁常用于治疗黄疸型肝炎，有加速黄疸消退、改善临床症状等功效。另外，门冬酸钾镁还可用于治疗肝性脑病。

用法：门冬酸钾镁20~40毫升加入10%葡萄糖250~500毫升中静脉点滴，也可静脉注射，2~4周为1个疗程，可反复使用。

## 什么是苦黄注射液

苦黄注射液。其是由苦参、大黄、茵陈、柴胡、大青叶5味中药提取的灭菌注射液。其中茵陈、大黄都具有很好的退黄作用，柴胡能疏肝解郁，引药入肝经，苦参、大青叶能清热解毒、利湿，所以苦黄注射液具有利湿退黄、清热解毒的作用。

用法：苦黄注射液30～60毫升加入5%～10%的葡萄糖液250～500毫升中静脉滴注，每日1次，15日为1个疗程，可反复使用。

## 什么是茵栀黄注射液

其由茵陈提取物12毫克，栀子提取物6.4毫克，黄芩苷40毫克共同组成，具有清热、解毒、利湿、退黄之功效。

茵栀黄在治疗肝炎方面有以下作用：首先能通过诱导肝脏酶系统，增加肝脏对胆红素摄取、结合和排泄能力；其次减轻肝实质炎症，防止肝细胞变性坏死，促进肝细胞修复和再生；最后增强肝脏解毒功能，增加肝细胞内糖原蓄积，还有抑菌作用。临床上用于治疗黄疸型肝炎，包括急、慢性肝炎及重型肝炎。

用法：茵栀黄注射液10～20毫升溶于10%葡萄糖液250～500毫升中，静脉点滴，每日1次。症状缓解后可改为肌内注射，每日2～4毫升。2～4周为1个疗程，可反复使用。

## 什么是苯巴比妥

其是一种长效镇静催眠剂，因有肝酶诱导作用，故在肝病时可用于退黄。其作用机制首先在于诱导尿嘧啶二磷酸葡萄糖醛酸转移酶，促使胆红素的排泄；其次可诱导肝内蛋白，促使胆红素运输；最后可诱导胆固醇降解酶，促使胆固醇分解成胆酸，排出体外。临床主要用于瘀胆型肝炎，由于苯巴比妥对肝脏有轻微的损害，所以肝功能损害较重的肝炎患者须慎用。

用法：苯巴比妥片口服，每次 30～60 毫克，每日 3 次，疗程一般 4～8 周。通常治疗后 5～7 天黄疸开始下降，2 周内胆红素水平可以下降 40%～60%。

## 什么是干扰素抗病毒药

干扰素是由人体细胞产生的一类天然诱生性蛋白质，对人几乎无毒性。研究发现干扰素具有广谱抗病毒、免疫调节及抗肿瘤三大作用。干扰素进入人体后，可以激活细胞的干扰素基因，主要编码合成 3 种抗病毒蛋白：

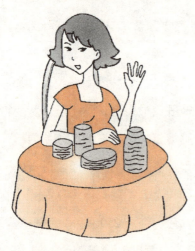

1）2，5—寡腺苷酸合成酶，以激活细胞内核酸酶，使病毒 mDNA 降解。

2）2，5—磷酸二酯酶，可去除运载核糖核酸的末端，从而抑制蛋白质转译的过程。

3）蛋白激酶，可使蛋白转译的起始因子 α 亚单位磷酸化，从而抑制蛋白质的合成。所以干扰素并不直接灭活病毒，而是通过细胞基因组产生另一些蛋白因子来发挥疗效。

临床试验表明，对应用干扰素患者的肝脏活检追踪检查证明干扰素还有抗纤维化的作用。目前干扰素已发展成为与病毒学、免疫学、临床医学有关的一个崭新的领域。

## 长效干扰素与普通干扰素有什么区别

聚乙二醇干扰素（PEG 干扰素）是一种长效干扰素，其机制在于在干扰素分子上交联了一个无活性、无毒性的聚乙二醇分子，从而延缓了干扰素注射以后吸收和清除的速度，使其半衰期延长，只要每周注射 1 次即可维持有效的血药浓度。

普通干扰素。半衰期在 4~6 小时之间，在肌肉注射或皮下注射后 3~8 小时达到血药浓度峰值。注射 24 小时后体内残留的干扰素很少或无法检测到。因此，为了维持干扰素的有效血药浓度，需要多次用药（如每周 3 次）。然而，即使是采用这种方案血药浓度波动仍很大，造成药物浓度出现高峰与低谷。血药浓度处于峰值时，干扰素相关不良反应，如流感样症状的发生率增高，这会影响药物的耐受性。相反，当血药浓度处于谷值时，血液循环中没有干扰素，因此不能持续抑制病毒。此时可能出现病毒量反跳。长效干扰素（派罗欣或佩乐能），克服了普通干扰素半衰期短的缺点。能够持续抑制病毒，1 次注射后有效血浓度可维持 7 天。

每周 1 次的注射剂型中有最高水平的抗病毒活性和安全性，将与长半衰期药物和药物蓄积有关的风险降到最低。

## 降酶药有哪些

降酶药物主要有以下几种：

### （1）山豆根注射液（肝炎灵）

其是从山豆根中提取的生物碱，能减轻肝细胞的变性坏死、促进肝细胞的再生和白蛋白的合成，减少球蛋白的合成，调节免疫功能。降酶效果明显，但停药后也可"反跳"。

用法：肝炎灵注射液肌注，每次 4 毫升，每日 1 次，2~3 个月为 1 个疗程，可重复 1 个疗程，宜逐步减量。常用剂量下，一般无明显的不良反应。

### （2）垂盆草

其有清热解毒、利尿作用，对急、慢性肝炎患者均有良好的降酶效果，它的降酶作用快、幅度大，但也有"反跳"现象。

用法：口服，每次 10 000~20 000 毫克，每日 3 次。一

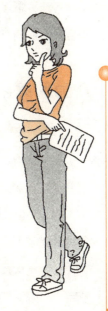

一般需用药半年以上。

### （3）五味子

五味子是益气养五脏的良药，该药有护肝、养肝、促进肝脏合成蛋白和肝细胞再生的功能，并可增强肝脏的解毒功能，使血清ALT明显下降，但停药后ALT会出现"反跳"，通常需用药半年以上。本品通常不单用，往往与其他护肝药组成复方制剂使用。

### （4）联苯双酯

联苯双酯是合成的五味子丙素的一种中间产物，具有降低肝细胞膜对丙氨酸氨基转移酶（ALT）的渗出及提高肝脏解毒功能的作用。临床上近期降酶效果约为90%，且多在4周内降到正常，但对降血清门冬氨酸氨基转移酶（AST）无效，多用于慢性肝炎轻度或无黄疸的慢性肝炎，对有黄疸的慢性肝炎或活动性肝硬变的患者要慎用。联苯双酯的远期疗效不够巩固，停药后约半数患者的ALT会出现"反跳"，"反跳"病例再服联苯双酯，血清ALT仍然明显下降。肝脏病变的恢复比ALT恢复慢，因而即使ALT恢复正常也不宜立即停药。

用法：联苯双酯片口服，每次5~10粒，每日3次，连用3个月，或ALT降至正常后需继续服药2~3个月，再逐渐减量。不良反应少见。

## 甲型肝炎如何用药治疗

### （1）一般疗法

避免饮酒、过度劳累及使用损害肝脏的药物。

### （2）支持疗法

黄疸型肝炎患者，早期卧床休息，给以容易消化、富于营养、色香味俱全的食物及新鲜蔬菜、水果等。不能进食者，应静脉补液，供给足够热量，注意水、电解质平衡，供给维生素C及维生素B族。有厌食、恶心者，给予多酶片、甲氧氨普胺（胃复安）等对症治疗。

### （3）中医中药治疗

出现黄疸或丙氨酸氨基转移酶升高者，可予以清热解毒剂，如蒲公英、夏枯草、板蓝根、金银花、金钱草水煎服或茵陈、金钱草、白茅根、茯苓及赤芍水煎服，一般可奏效。对退黄及降胆固醇效果不满意者，可加用茵陈、栀子、黄连、黄芩、黄檗及大黄水煎服，或茵栀黄注射液 40~60 毫升，加 10% 葡萄糖液 400 毫升，静脉滴注。如黄疸较深，可同时加维生素 K 120 毫克莫菲管静脉滴注。亦可用凉血活血、重用赤芍的中药方剂。

## 抗乙肝病毒的中成药有哪些

目前完全清除乙肝病毒在医学上难度相当大，完全清除率一般只有 10% 左右。目前治疗乙肝的药物非常多，因此患者一定要在医生的指导下用药，千万不要只根据广告去吃药，这样不仅得不到好的治疗，甚至还会引起肝脏的炎症，加重对肝脏的损害。下面提供几种抗乙肝病毒的中成药，仅供参考。

1）肝毒净颗粒。
2）臌症丸。
3）黄连羊肝丸。
4）六味五灵片。
5）乙肝健片。
6）五灵肝复胶囊。
7）乙肝清热解毒片。
8）乙肝健片。
9）茵胆平肝胶囊。
10）清热疏肝口服液。
11）肝康宁。
12）茵胆平肝胶囊。

13）七种熊胆胶囊。

14）胆利舒胶囊。

15）乙肝清热解毒胶囊。

16）葫芦素片。

17）扶正化瘀胶囊。

18）猪苓多糖注射液。

19）乙肝宁冲剂。

20）三效乙肝贴。

21）肝速康胶囊。

22）肝加欣片。

23）乙肝扶正胶囊。

24）乙肝解毒胶囊。

25）澳泰乐。

## 急性病毒肝炎如何用药治疗

在急性病毒性肝炎中，甲型肝炎和戊型肝炎是自限性疾病，常在发病后2~3个月内自然痊愈；而乙型肝炎与丙型肝炎则易转为慢性，约有10%~50%的人会转为慢性。

可选用适当的对症、保肝及退黄疸药物，如进食很少时，可给予葡萄糖液静脉滴注；腹胀不适时，可给予适当的胃动力药，如多潘立酮（吗丁啉）、甲氧氯普胺（胃复发）等；黄疸明显时，可给予退黄疸药，如茵栀黄、苦黄针静脉滴注等。另外，还可给予多种维生素制剂、降ALT药及中药复方制剂等。应尽量鼓励患者口服进食，减少静脉输液量。

# 第七章 药物治病之道
## ——肝病患者的终极选择

## 慢性肝炎如何用免疫调节剂治疗

所谓免疫调节剂，主要包括干扰素（含天然干扰素和人工重组干扰素）、胸腺因子、转移因子、促肝细胞生长素、免疫核糖核酸、乙肝疫苗、单磷酸阿糖腺苷等。如口服干扰素片（每片含α-干扰素200U）每日1片，连续用药半年，经北京大学医学院、广州中山医科大学等单位5年临床观察，乙肝HBeAg转阴率为30%~47.6%，肝功能恢复率为50%~81%。新疆额敏县医院用免疫核糖核酸每日5毫克肌注，联合乙肝疫苗30微克每周肌注1次，3个月为1疗程，有效率为70%。用免疫调节剂治疗慢性乙肝的缺点是价格昂贵，疗程较长，且疗效难尽如人意，需进一步完善和提高。

## 慢性肝炎如何用中药治疗

许多中药（或中药提取物）如冬虫夏草、猪苓多糖、枸杞多糖、香菇多糖、丹参、大黄、板蓝根等，都有抗病毒或保护肝细胞、调节免疫等作用。近年来不少中药方剂在治疗慢性肝炎中取得很好效果。如临床广泛应用的乙肝宁冲剂、乙肝散、护肝片等中成药，在改善症状、缩小肿大的肝脾、降低胆红素、提高血清蛋白、纠正白/球蛋白比例、恢复肝功能等方面均有明显的作用，且毒副作用小，药价低，一般患者都能承受，是治疗慢性肝炎较为理想的药物。如果去有关中医肝病专科专家处应诊服药，疗效有望进一步提高。

## 肝病患者忌用的药物有哪些

### （1）抗生素和激素

肝脏是人体重要的代谢器官，大多数的药物都要在肝脏进行解毒，一方面把某些物质转化为人体需要的物质而被机体吸收，另一方面，把有毒物质转化为无毒物质并排出体外；当肝脏受损时，解毒功能无法正常工作，肝病患者此时滥用抗生素或激素，会加重肝脏的负担，使病情进一步恶化。抗生

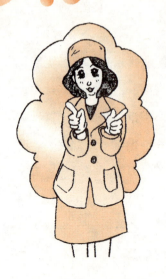

素药物有氯霉素、四环素、土霉素、红霉素等，激素药物有甲基睾丸酮、苯丙酸诺龙、他巴唑、乙烯雌酚等。以上药物肝病患者须慎用，要在医生的指导下合理用药。

### （2）有毒性的药物

当肝病发生病变时，其解毒功能将因减退而影响对某些药物毒性的解除，从而使肝脏的正常结构受到破坏或损害，继发中毒性肝病或加重肝硬化发展进程，使肝病久治不愈。所以，肝病患者应慎用以下有毒性的药物：

1）中枢抑制药及抗痛风药：氯仿、三氯乙烯、苯巴比妥、水合氯醛、氯丙嗪、苯妥英钠、扑热息痛、保泰松、消炎痛、辛可芬、秋水仙碱。

2）抗肿瘤药：丝力霉素、更生霉素、光辉霉素、氮芥类、氨甲蝶呤、巯嘌呤（6-MP）、门冬酰胺酶、农吉利碱等。

3）抗生素类及其他化疗药物：氯霉素、四环素、土霉素、红霉素、洁霉素、麦迪霉素、对氨基水杨酸、异烟肼、利福平、吡嗪酰胺及磺胺类药物。

4）其他：甲基多巴、安妥明、双氢克尿噻、利尿酸、硫唑嘌呤、大剂量烟酸、金属类药物（如砷剂、铋剂、锑剂等）。

## 肝炎患者转氨酶长期不降怎么办

肝炎患者由于种种原因导致转氨酶长期不降，要认真分析其发生的可能原因，并根据不同的情况针对性地进行治疗。

1）长期、过多使用肝炎药物的轻度慢性肝炎患者，不妨停药观察一段时间，有时会收到意想不到的效果。

2）伴有脂肪肝者应节食并适当活动，适当使用降脂药物。

3）伴有酒精性肝炎者，必须立即禁酒。

# 第七章 药物治病之道
## ——肝病患者的终极选择

4）伴有药物性肝损害者，立即停用相关药物。

5）伴有其他全身性疾病者，要查明原因，针对原因治疗。

6）轻度慢性肝炎虽转氨酶可长期不降，但预后多良好。要合理治疗和调养，用药切忌换得过勤过杂。

7）伴明显乙肝病毒复制的慢性肝炎患者，除一般治疗外，要选用抗病毒与免疫调节药物。

## 应用降酶药后为何要逐步停药

目前，我国应用的降转氨酶药物主要有五味子制剂及其化学合成物联苯双酯、垂盆草、山豆根、水飞蓟素等，其中以联苯双酯降酯降酶作用为优。

长期的临床实践证明，降酶药能减轻肝细胞的损害，降低 ALT。但大量临床应用亦证明降酶药停服后易反跳。如联苯双酯，近期降酶效果十分显著，服药之后 ALT 降为正常的就达 72.8%，3 个月后转正常的达 85.6%。但远期疗效不够理想，停药后会引起反跳，半年内反跳率达 53.9%，1 年内反跳率达 56.7%，再次服药大多又能显示降酶作用。因此，为了防止 ALT 反跳，只能逐步停药。

## 丙型肝炎怎样选择抗病毒药物

急性丙型肝炎，虽然有部分患者可以自愈，但患者若不及时治疗，转成慢性的概率可高达 50% 以上。所以，对所有急性丙型肝炎患者应该给予积极治疗。包括适当休息、保肝、降酶及抗病毒等，其中抗病毒治疗尤其重要。如果慢性丙型肝炎患者的转氨酶不正常，也要进行系统的抗病毒治疗。

现在虽然用于抗病毒的药物较多，但首选干扰素。大多数肝病专家已达

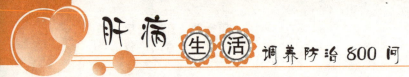

成共识：对于丙型肝炎，不使用干扰素抗病毒治疗，即等于放弃治疗。从中可看出干扰素在治疗丙型肝炎中的重要作用。

目前全世界公认的抗 HCV 治疗方法为干扰素＋利巴韦林联合抗病毒治疗。单纯使用干扰素，其疗效将比联合治疗降低许多。因此，如果没有禁忌证或者无法耐受及危险的副作用，最好选择联合抗病毒治疗。

干扰素的每次使用剂量一般在 300 万~600 万单位，隔日肌注 1 次。疗程一般为 6~12 个月（根据 HCV 基因型而定）。有条件者可使用更长时间。疗程过短，肯定影响疗效，且易复发。目前长效干扰素已应用于临床，其半衰期可长达 40 小时，相当目前使用的普通干扰素的 10 倍。对病毒可产生持续的压力，因此其疗效可明显增高。

## 药物性肝炎如何治疗

药物性肝病的治疗是特异的。立即停用有关可疑药物是最关键的步骤。但是如果某些病人的药物是不能停用的，甚至不能改用其他药物取代，此时应权衡利弊，通过减少剂量、改变用法等达到目的。对于一些严重的药物性肝病，仅仅停用相关的药物远远不够，这时的治疗包括：适当休息，加强营养，支持疗法，给予高蛋白、高糖低脂饮食，补充维生素 C、维生素 B 和维生素 E。特殊的药物引起的肝损害可用相应的解毒药物。应用还原型谷胱甘肽有利于药物的生物转化。

瘀胆者可试用苯巴比妥，有利于肝细胞内运载蛋白 Y 和 Z 的生成，使间接胆红素转化为直接胆红素，改善胆红素代谢。也可短程使用糖皮质激素和强力宁。腺苷蛋氨酸是一种治疗肝内胆汁瘀积的新药。

绝大多数病人停药后可恢复，发生临床和组织学的改善，快者仅需几周，慢者则需几年。少数发生严重和广泛的肝损伤，引起暴发性肝功能衰竭或进展为肝硬化，如不进行肝移植，将发生死亡。

## 哪些药物治疗酒精肝有效

1）糖皮质激素可改善重症酒精性肝炎患者的生存率。

2）美他多辛可加速酒精从血清中清除，有助于改善酒精中毒症状和行为异常。

3）多烯磷脂酰胆碱对酒精性肝病患者有防止组织学恶化的趋势。甘草酸制剂、水飞蓟素类和多烯磷脂酰胆碱等药物有不同程度的抗氧化、抗炎、保护肝细胞膜及细胞器等作用。但不宜同时应用多种抗炎保肝药物，以免加重肝脏负担及因药物间相互作用而引起不良反应。

4）酒精性肝病患者肝脏常伴有肝纤维化的病理改变，应重视使用抗肝纤维化药物。

## 肝损害病因和程度及其药物代谢有什么影响

肝损害因素可分为可避免和不可避免两类。自身免疫性肝炎、垂直传播的慢性乙型肝炎、先天性肝病等属于前者；而酒精性肝炎、某些药物性肝炎、某些脂肪性肝炎等则属于可以避免的因素。一般来说，可避免的肝损害因素，在祛除病因后肝脏损害会减轻或终止；而不可避免的肝损害，也可以通过有效治疗而控制病情。但遗憾的是，不少肝病目前还缺乏特效治疗药物，即使是近年来药物研发进展迅速的慢性乙型肝炎治疗领域，前景仍然不十分乐观。如果肝损害未得到有效控制，就会发展为严重肝病或者不可逆的终末期肝病，包括肝功能衰竭、肝硬化、肝癌等。

不论什么原因引起的肝病，一旦严重影响了肝脏的储备能力，势必导致肝脏的药物代谢功能降低，结果药物半寿期延长，血药浓度增加。其机制主要是参与药物代谢的酶的催化代谢功能发生改变。

需要注意的是，CYP对药物的作用并不完全是"解毒"，某些酶亚型可以使药物毒性增加，如果某一酶亚型活性降低，则在不同亚型酶之间的相互作用下，可能会使某种药物的毒性增加或下降。换言之，若"解毒"酶活性下降，"增毒"酶活性就会相应提高。

值得一提的是，某些慢性肝病患者，也包括老年人，体内代谢酶活性并不像我们所想的那样低下，甚至是完全正常的。这点提示我们，当前应用广泛的多种补充酶活性的药物，可能没有太大的"保肝"作用。

## 治疗肝炎的民间偏方有哪些

### 田螺黄酒汤

**原料。** 大田螺10~20个，黄酒半小杯。

**做法。** ❶ 田螺放于清水中漂洗干净，捣碎去壳。

❷ 取螺肉加入黄酒拌和，再加清水炖熟。饮其汤，每日1次。

**功效。** 清热利湿，通便解毒。用于治湿热黄疸、小便不利及水肿。

### 三根汤

**原料。** 白花蛇舌草、白茅根各15~30克，夏枯草12~15克，甘草6~12克，板蓝根、山豆根各10~15克。

**做法。** 每日1剂，水煎服。

**功效。** 治慢性乙型肝炎。

### 当归炖母鸡汤

**原料。** 当归、党参各15克，母鸡1只，葱、姜、料酒、盐各适量。

**做法。** ❶ 将母鸡开膛去内脏，洗净。

❷ 将当归、党参放入鸡腹内，置沙锅内，加水，下葱、姜、料酒、盐各适量。

# 第七章 药物治病之道
## ——肝病患者的终极选择

❸ 沙锅放武火上烧沸,改用文火煨炖至烂。吃肉饮汤,分次吃完。

**功效** 补血强体。适用于肝脾血虚的慢性肝炎和各种贫血患者。

### 米醋鲜猪骨饮

**原料** 米醋1000毫升,鲜猪骨500克,红、白糖各120克。

**做法** 共煮,不加水,沸后30分钟取出过滤,成人每次服30~40毫升。

**功效** 本方可用于治疗急、慢性传染性肝炎。

### 黄芩鳖甲汤

**原料** 黄芩12克,鳖甲15克,丹参18克,柴胡、白芍、三棱、甘草、佛手、郁金、法半夏、太子参各9克,生姜3片。

**做法** 水煎服。

**功效** 治慢性肝炎。

### 茵陈蒿白藓皮汤

**原料** 茵陈蒿、白藓皮各30克。

**做法** 加水煎2遍,去渣,分服。每日1剂。

**功效** 治黄疸型肝炎。

### 虎杖根五味子汤

**原料** 虎杖根500克,北五味子250克,蜂蜜1000克。

**做法** ❶ 将虎杖根、北五味子洗净,用沙锅加水浸泡半小时,水量以浸没药物为度,中火煎沸后,改用文火煎半小时,等剩下1大碗药液时,滤出头汁。

❷ 再加水2大碗,煎二汁,约剩下1大碗药液时,滤出,弃渣。

❸ 最后将头、二汁及蜂蜜一起倒入大沙锅内，文火煎沸5分钟后，离火，冷却，装瓶，盖紧。每日3次，每次1匙，饭后开水冲服，2个月为1个疗程。

**功效**。本方柔肝解毒，祛瘀止痛，利湿，适用于慢性肝炎。

## 薏苡仁根汤

**原料**。薏苡仁根适量。

**做法**。加水煎汤，频频饮服。

**功效**。治黄疸型肝炎。

## 绵黄芪舌草汤

**原料**。绵黄芪、白花蛇舌草、女贞子各10~15克，生军、龙胆草各3~5克，虎杖5~10克，粉猪苓12~15克，淫羊藿、鸡骨草、菟丝子、鹿衔草各6~12克，生麦芽12~20克。

**做法**。加水煎服，随症加减，每日1剂，水煎服。

**功效**。治疗乙肝病毒携带者。

## 柴胡茵陈汤

**原料**。柴胡、当归、莪术、党参、茯苓、炒白术各9克，黄芪、茵陈、丹参、女贞子各20克，板蓝根、五味子各15克。

**做法**。水煎服，每日1剂。头煎、二煎药液相混，早、中、晚分3次服。亦可共碾为末炼蜜为丸，每丸重9克，日服3丸。

**功效**。本方功能舒肝解郁，活血化瘀，清解祛邪，培补脾肾，可主治慢性、毒性肝炎及早期肝硬化、肝脾肿大、肝功能异常等。

## 第七章 药物治病之道
——肝病患者的终极选择

### 金钱草山楂汤

**原料：** 金钱草、山楂、草河车、车前子（包）、泽泻、（何）首乌、薏苡仁各12克，丹皮、丹参、生地黄、黄精、草决明、白花蛇舌草各15克，桑枝30克，大黄炭、桃仁各10克，生黄芪5克。

**做法：** 水煎服，每日1剂，分2次服。

**功效：** 为治疗慢性乙型肝炎偏方，功能清除里邪，扶正补虚，调理气血。

## 治疗肝硬化的民间偏方有哪些

### 苍术白术汤

**原料：** 苍术、砂仁、茯苓、白术各10克，青皮、陈皮、厚朴、枳实各9克，香附、灯芯、丁香各6克，腹皮、猪苓、泽泻各15克，生姜3片。

**做法：** 水煎服。

**功效：** 主治肝硬化腹水。

### 健脾分消汤

**原料：** 黄芪、山药、丹参各20克，薏苡仁、车前子、大腹皮各30克，党参、茯苓、白术、仙灵脾、鳖骨各15克，泽泻、郁金、青皮、陈皮各12克，附子、甘草各6克。

**做法：** 水煎服，每日1剂，10日为1个疗程。

**功效：** 治肝硬化水肿。

### 柴胡甘草汤

**原料：** 柴胡、川芎、苍耳、杭芍各15克，甘草、枳壳、香附、青皮、厚朴各 10 克。

**做法**．水煎服，每日 1 剂，分 2 次服。

**功效**．本方舒肝理气，消满除胀，适用于气滞肝郁型之肝硬化。

## 地黄沙参汤

**原料**．生地黄 15 克，沙参、麦芽、鳖甲、猪苓各 12 克，麦门冬、当归、枸杞子、郁金各 9 克，川楝子、丹参各 6 克，黄连 3 克。

**做法**．加水煎沸 15 分钟，滤出药液，再加水煎 20 分钟，去渣，两煎所得药液对匀。分服，每日 1 剂。

**功效**．治肝硬化。

## 半枝莲汤

**原料**．白花蛇舌草、半枝莲、黄芪各 30 克，党参、丹参、白术、当归、赤芍、白芍、鸡内金、熟地黄、枳实、枳壳、大腹皮、车前子、木香、香附各 10 克，三棱、莪术、桃仁、红花、甘草各 5 克。

**做法**．水煎服。每日 1 剂。

**功效**．治肝硬化。

## 海带牵牛子汤

**原料**．海带 30 克，牵牛子 15 克。

**做法**．将上 2 味放入沙锅，加水煎煮，取汁去渣。每日 1 剂，分 2 次服。

**功效**．软坚散结，清热利水。治疗肝硬化腹水。

## 当归赤芍汤

**原料**．当归、郁金、太子参、生地黄、茵陈、赤芍各 9~15 克，丹参、小蓟、鸡白花、鳖甲各15～30克，炮山甲、丹皮各6～12克，桃仁、砂仁各3～9克。

**做法**：水煎服，每日1剂，分2次服。

**功效**：本方活血化瘀，适用于血瘀所致的肝硬化。

## 二甲蜜丸汤

**原料**：穿山甲、鸡内金各500克，醋炙鳖甲300克，蜂蜜2000克。前3味药共为细末，炼蜜为丸，每丸10克。

**做法**：日服3次，每次1丸。

**功效**：治肝硬化。

# 肝病患者出院后如何正确服药

肝炎患者出院后为巩固疗效，可在医生指导下适当服用保肝药物。但肝炎患者恢复期不要随便用药，尤其是不能用药过多，以免加重肝脏负担。

肝炎患者出院后服药应注意以下几点：

1）一般保肝药、利尿药以及健胃药宜在饭前半小时服用。

2）对肠胃有刺激的药物如阿司匹林、抗生素及助消化药等，均应在饭后服用。

3）中成药制剂如茵栀黄口服液、茵连口服液、金钱草冲剂等均应在饭前半小时摇匀或温水冲后服用。

4）肝硬化门静脉高压患者口服药应研碎后用温开水冲服。特别苦或刺激性较大的药可研碎后装入空心胶囊再服用，以避免药片刺破胃底或食管下端高度充盈的静脉而诱发大出血。